“十二五”职业教育国家规划教材
经全国职业教育教材审定委员会审定

U0877992

YIYONG HUAXUE

医用化学

（第2版）

傅春华 主编
欧英富 石宝珏 李岩 副主编

编　者（以姓氏汉语拼音为序）

戴静波（浙江医药高等专科学校）
傅春华（山东医学高等专科学校）
官　波（山东医学高等专科学校）
黄春花（四川卫生康复职业学院）
李杰红（邵阳医学高等专科学校）
李维斌（楚雄医药高等专科学校）
李　雯（山东省立医院）
李　岩（邢台医学高等专科学校）
林晓辉（泰山医学院）
刘　兰（武汉大学医学职业技术学院）
欧英富（辽东学院医学院）
石宝珏（济南护理职业学院）
王　青（商丘医学高等专科学校）
闫冬良（南阳医学高等专科学校）

高等教育出版社·北京

内容提要

本书为“十二五”职业教育国家规划教材，共分14章介绍了基础化学和有机化学知识，内容包括化学的基本知识及操作技能，与医学密切相关的碳氢化合物及其衍生物，包括溶液、化学反应速率和化学平衡、电解质溶液、物质结构、常见元素及其化合物、有机化合物概述、烃、醇酚醚、醛酮醌、羧酸和取代羧酸、脂类、糖类、含氮有机化合物及相应的实验。编写内容重点突出、简明扼要，注重化学与医学的融合，强化化学在医学上的应用，适合高职高专医药院校应用型人才培养的需要。

本书主要供高职高专医药院校临床医学类、护理类、医学技术类、药学类、公共卫生类专业学生使用，亦可作为成人教育相关专业的教学用书和自学用书。

图书在版编目（CIP）数据

医用化学 / 傅春华主编 .--2 版 .-- 北京：高等教育出版社，2014.8 (2015.9重印)
ISBN 978-7-04-040634-4

Ⅰ.①医… Ⅱ.①傅… Ⅲ.①医用化学－高等职业教育－教材 Ⅳ.①R313

中国版本图书馆 CIP 数据核字（2014）第 158892 号

策划编辑 夏 宇　责任编辑 肖 娴　封面设计 王 琰　版式设计 于 婕
插图绘制 宗小梅　责任校对 张小镝　责任印制 尤 静

出版发行 高等教育出版社
社　　址 北京市西城区德外大街4号
邮政编码 100120
印　　刷 北京市昌平百善印刷厂
开　　本 787mm×1092mm 1/16
印　　张 15.25
字　　数 360千字
购书热线 010-58581118
咨询电话 400-810-0598
网　　址 http://www.hep.edu.cn
　　　　 http://www.hep.com.cn
网上订购 http://www.landraco.com
　　　　 http://www.landraco.com.cn
版　　次 2006年9月第1版
　　　　 2014年 8 月第2版
印　　次 2015年 9 月第2次印刷
定　　价 25.00元

本书如有缺页、倒页、脱页等质量问题，请到所购图书销售部门联系调换
版权所有 侵权必究
物 料 号 40634-00

出版说明

教材是教学过程的重要载体，加强教材建设是深化职业教育教学改革的有效途径，推进人才培养模式改革的重要条件，也是推动中高职协调发展的基础性工程，对促进现代职业教育体系建设，切实提高职业教育人才培养质量具有十分重要的作用。

为了认真贯彻《教育部关于"十二五"职业教育教材建设的若干意见》（教职成〔2012〕9号），2012年12月，教育部职业教育与成人教育司启动了"十二五"职业教育国家规划教材（高等职业教育部分）的选题立项工作。作为全国最大的职业教育教材出版基地，我社按照"统筹规划，优化结构，锤炼精品，鼓励创新"的原则，完成了立项选题的论证遴选与申报工作。在教育部职业教育与成人教育司随后组织的选题评审中，由我社申报的1 338种选题被确定为"十二五"职业教育国家规划教材立项选题。现在，这批选题相继完成了编写工作，并由全国职业教育教材审定委员会审定通过后，陆续出版。

这批规划教材中，部分为修订版，其前身多为普通高等教育"十一五"国家级规划教材（高职高专）或普通高等教育"十五"国家级规划教材（高职高专），在高等职业教育教学改革进程中不断吐故纳新，在长期的教学实践中接受检验并修改完善，是"锤炼精品"的基础与传承创新的硕果；部分为新编教材，反映了近年来高职院校教学内容与课程体系改革的成果，并对接新的职业标准和新的产业需求，反映新知识、新技术、新工艺和新方法，具有鲜明的时代特色和职教特色。无论是修订版，还是新编版，我社都将发挥自身在数字化教学资源建设方面的优势，为规划教材开发配备数字化教学资源，实现教材的一体化服务。

这批规划教材立项之时，也是国家职业教育专业教学资源库建设项目及国家精品资源共享课建设项目深入开展之际，而专业、课程、教材之间的紧密联系，无疑为融通教改项目、整合优质资源、打造精品力作奠定了基础。我社作为国家专业教学资源库平台建设和资源运营机构及国家精品开放课程项目组织实施单位，将建设成果以系列教材的形式成功申报立项，并在审定通过后陆续推出。这两个系列的规划教材，具有作者队伍强大、教改基础深厚、示范效应显著、配套资源丰富、纸质教材与在线资源一体化设计的鲜明特点，将是职业教育信息化条件下，扩展教学手段和范围，推动教学方式方法变革的重要媒介与典型代表。

教学改革无止境，精品教材永追求。我社将在今后一到两年内，集中优势力量，全力以赴，出版好、推广好这批规划教材，力促优质教材进校园、精品资源进课堂，从而更好地服务于高等职业教育教学改革，更好地服务于现代职教体系建设，更好地服务于青年成才。

高等教育出版社

2014年7月

第二版前言

在国家大力发展职业教育的新形势下，高等职业教育教学改革不断深入，为了更好地满足新时期高职教学需求，在高等教育出版社的组织下，本书参与了“十二五”职业教育国家规划教材申报立项，并获批修订出版《医用化学》第2版教材。

本教材的主要内容包括基础化学、有机化学的基础知识和基本操作技能。本着基础理论“实用为主，必需、够用和管用为度”的原则，结合高职高专医药院校各专业的特点及后续专业课程的需要，打破学科体系，将基础化学和有机化学两门课程的基本内容进行有机整合，形成了以职业能力为主线，构建知识→能力→素质新的课程结构。避免重复，提高教学效率，使课程设置更加科学。

本教材在秉承第1版编写特色的基础上，进行了适当修订。修订后的教材具有以下特点：

1. 定位于高等职业教育临床医学类、护理类、医学技术类、药学类、卫生管理类各专业，体现其职业性，增强了各专业的针对性，同时能够更好地满足学生考取职业证书的需要。

2. 进一步简化烦琐的理论知识阐述，删减了一些理论性强、与后续课程联系少且不具有专业特点的内容，简化各类定律、公式等的推导过程，注重理论知识的应用，并扩充了一些与医药学有关的新知识。

3. 按照实际需要调整部分章节内容，进一步加强教材内容与医药学的联系，让学生了解实际工作岗位知识和技能需求，做到学有所用，与时俱进，体现时代特点。

4. 修订后的教材采取栏目设计，增加新颖性和可读性，如增设“课堂活动”、“知识链接”、“难点解析”、“目标检测”等栏目，希望对教学有所裨益。

5. 本教材为理实一体化教材，教材中安排了实践教学的内容，供各校在教学中选用。

本书由傅春华担任主编，具体分工如下(按章节先后顺序排列)：王青编写第一章，傅春华编写第二章，黄春花编写第三章，欧英富编写第四章，闫冬良编写第五章、石宝珏编写第六章，李雯编写第七章，李岩编写第八章，刘兰编写第九章，官波编写第十章，李杰红编写第十一章，林晓辉编写第十二章，李维斌编写第十三章，戴静波编写第十四章。

本教材编写过程中，得到了高等教育出版社、各位编者所在院校及有关专家的大力支持帮助，在此致以衷心感谢，并对本书所引用文献资料的原作者深表谢意。

鉴于编者水平所限及时间仓促，教材难免存在不足之处，敬请批评指正。

编　者

2014年5月

前　言

《医用化学》是全国医学高等专科教育应用型人才培养规划教材之一。

本书以高等专科教育培养应用型人才的总体目标为依据，注重面向现代化、面向世界、面向未来，尽量反映本学科最新信息、最新成果和最新技术，坚持在教材中贯穿科学素养、创新精神、职业道德等教书育人的理念，为培养适应建设具有中国特色的社会主义事业所需要的高素质医学人才服务。教材的知识结构体系，努力体现以人为本的精神，按照需用为准、够用为度、实用为先的原则，使编写内容顺应国际行业发展趋势，尽可能以医学、药学中的化学现象为实例，体现化学在医药科学领域中的重要性以及二者之间的密切关系，以适应医学科学发展需要。

本书汲取国内外优秀教材的经验，尽量简化繁琐的理论分析和复杂的计算推导，着力强化与后续课程的内在联系。为适应学生的整体接受能力，每章列出学习要点，选配一定量的自测题；在章节后以阅读知识的形式介绍当前重大科学发展、重要临床应用等知识，以便于学生了解最新科学发展动态，形成科学的思维方式。为适应各学校不同的教学安排，兼顾知识面的拓宽和化学学时的缩减，理论部分分为必修、选学两部分，共十四章60学时，其中选学14学时，在目录中用“*”标注。实验部分共编写了九个实验，各院校可酌情选用。为提高教材表述的准确性，全书采用国家法定计量单位，使用《中华人民共和国国家标准3102.8—93》所规定的符号及化学名词和术语。

本书由傅春华担任主编，具体分工如下（按章节先后顺序排列）：傅春华编写第一、第二章，欧英富编写第三、第五、第六章及相应实验，闫冬良编写第四、第五章及相应实验，石晓霞编写第七、第八章及相应实验，官波编写第九、第十章及相应实验，李杰红编写第十一、第十二章及相应实验，李维斌编写第十三、第十四章及相应实验。

本书编写过程中，得到了高等教育出版社及各位编者所在院校及有关专家的大力支持帮助，在此致以衷心感谢，并对本书所引用文献资料的原作者深表谢意。

鉴于编者水平所限以及时间仓促，教材难免存在不足之处，敬请批评指正。

编　者

2006年4月

目　录

第一章 绪论

学习要点

1. 化学及其研究的对象。
2. 化学与医学的关系。
3. 学习要求与方法。

一、化学研究的对象

自然界是由物质组成的，物质是人类赖以生存的基础。物质有两种基本形态，即实物和场。实物具有静止质量，如分子、原子和电子等。场没有静止质量，如电场、磁场等。化学研究的对象是实物，习惯上实物也称为物质。**化学**（chemistry）是在原子和分子水平上研究物质的组成、结构、性质、变化规律及其应用的自然科学。

化学是一门历史悠久而又充满活力的学科，是人类用以认识和改造物质世界的重要方法和手段。17 世纪后半叶到 19 世纪末，科学元素论和原子－分子论相继提出，元素周期律被发现，碳键的四面体结构和苯的六元环结构被认定，化学实现了从经验到理论的重大飞跃。相继建立了包括研究无机物的组成、结构、性质及应用的**无机化学**（inorganic chemistry）；研究碳氢化合物及其衍生物的**有机化学**（organic chemistry）；研究物质的化学组成及含量的**分析化学**（analytical chemistry）；运用物理学原理和实验方法研究物质化学变化的基本规律的**物理化学**（physical chemistry）。从 20 世纪开始，随着科学的迅猛发展，化学又衍生出许多新的分支，如高分子化学、结构化学、量子化学、核化学、放射化学和生物化学等。化学学科在其飞速发展的过程中，推动着其他学科的发展，并与其相互渗透、相互交叉，形成多种边缘学科，如医学化学、农业化学、环境化学、地球化学、海洋化学、计算机化学等。由此可见，化学不仅是一门实用性和创造性都很强的中心学科，而且与其他学科的联系也十分密切，带动和影响着其他相关学科研究的深入发展。

二、化学与医学的关系

化学是医学的基础，两门学科之间的关系密不可分。医学的主要任务是通过研究人体中生理、心理和病理现象的规律，寻求预防和治疗疾病的有效途径，从而保障人类健康。利用药物治疗疾病是化学对医学和人类文明的重大贡献之一。1800 年，英国化学家戴维（H. Davy）发现了一氧化二氮的麻醉作用，后来又发现了更加有效的麻醉药物，如乙醚、盐酸普鲁卡因等，使无痛外科手术成为可能。1932 年，德国科学家 G. Domagk 发现了一种偶氮磺胺染料 prontosil，使一个患细菌性败血症的孩子得以康复。此后，化学家先后研究出数千种抗生素、抗病毒药物及抗肿瘤药物，使许多长期危害人类健康和生命的疾病得到控制，挽救了无数生命，充分显示出化学在医学和人类文明进步中的巨大作用。

化学和现代医学的关系更加密切。20 世纪初，化学家开始研究糖、血红素、维生素等生物小分子，20 世纪 50 年代，对核酸、蛋白质等生物大分子的研究取得了重大突破。化学家对基因的研究为人类根治疾病、延长寿命展现了光明的前景。乐观估计，在 21 世纪，一些遗传疾病、癌症、艾滋病等将不再是不治之症。因此，人们在长期的社会生活和科学实验中形成了这样的共识：现代医学的发展和进步离不开化学。美国医学教授、诺贝尔奖获得者 Kornberg A 提出了“把生命理解为化学”的著名论断，将两者的关系做了十分精辟的论述和定位。

化学和医学的关系，主要表现在如下几个方面。

1. 人体内的生理现象和物质转化都以化学反应为基础　化学家认为，人体是一个化学系统，是一个每时每刻都在发生着化学反应的反应器。人体的各种组织是由蛋白质、核酸、脂肪、糖类、维生素、无机盐和水等物质组成的，这些物质由 60 多种化学元素构成，多达上万种。整个生命过程包含着极其复杂的物质变化，从出生、成长、繁衍到衰老，包括疾病和死亡等所有生命过程，都是化学变化的表现。生命活动如呼吸、消化、循环、排泄及各种器官的生理活动，都是以体内的化学反应为基础的。人体的基本营养物质是糖类、蛋白质、脂肪、维生素和无机盐等，这些物质在体内的代谢也同样遵循着化学的基本原理和规律。生物化学就是在化学和生理学的基础上发展起来的，它运用化学的原理和方法，研究人体的物质组成、物质结构与功能，以及物质代谢和能量变化等生命活动。

2. 药物的药理作用和疗效是由药物的化学结构及性质决定的　医学研究的目的是预防和治疗疾病，而疾病的预防和治疗则需要广泛地使用药物。药物的主要作用是调整因疾病而引起的机体的种种异常变化，抑制或杀死病原微生物，帮助机体战胜感染。药物的药理作用和疗效是与其化学结构及性质相关的。例如，碳酸氢钠、乳酸钠等药物，因为在水溶液中呈碱性，所以是临床上常用的抗酸药，主要用于治疗糖尿病及肾炎等引起的代谢性酸中毒。药物多巴分子中有一个手性中心，存在一对对映异构体——右旋多巴和左旋多巴，右旋多巴对人体无生理效应，而左旋多巴却被广泛用于治疗帕金森病。氯化钾可用于治疗低钾血症。钙是人体的必需元素，钙缺乏能造成骨骼畸形、手足抽搐、骨质疏松等许多疾病，老年人与儿童常需要服用葡萄糖酸钙、乳酸钙等药物以防止钙缺乏。枸橼酸钠能通过将体内的铅转变为稳定的无毒的 $[Pb(C_6H_5O_7)]^-$ 配离子，使之经肾脏排出体外，以治疗铅中毒。顺式二氯二氨合铂(Ⅳ)是第一代抗癌药物，能破坏癌细胞 DNA 的复制能力，抑制癌细胞的生长，从而达到治疗的目的。由于药物在防病和治病方面的重要作用，越来越多的科学家、医学家为开发利用新的药物而进行不懈的探索和试验，而药物的研制、生产、鉴定、保存及新药的合成等都有赖于丰富的化学知识。

3. 疾病的诊断需要运用化学的原理和方法　在临床上，经常运用化学原理和化学方法对各种人体组织和体液进行分析检验，为诊断疾病提供科学的依据。例如，要确诊糖尿病，需要用化学方法测定尿液中葡萄糖、丙酮等的含量；测定血液中转氨酶活性的变化，就能判断肝和心肌的功能等。

从以上分析中我们可以清晰地看出，化学与医学具有不可分割的密切联系。随着医学科学的飞速发展，人造器官、血管、皮肤、代血浆等在临床上的使用，以及放射性核素在临床上的广泛应用，分子生物学、分子生理学、分子遗传学不断取得的新进展，更加充分地证明了化学在医学研究和发展中的极端重要地位。美国化学家 R. Breslow 深刻指出:“考虑到化学在了解生命中的重要性和药物化学对健康的重要性,在医务人员的正规教育中包括不少化学课程一事就不足为奇了……今天的医生需要为化学在人类健康中起着更大作用的明天做好准备。”

三、学习方法与要求

医用化学是高等医学院校学生的一门重要基础课,医用化学的内容是根据医学专业的特点及需要选定的,它主要包括医学院校学生必须掌握的基础化学、有机化学两部分内容。基础化学部分主要介绍化学的基本概念、基本理论和原理,元素及其化合物的性质和应用,有关化学的基本计算等。有机化学部分主要讨论与医学密切相关的碳氢化合物及其衍生物的有关知识及应用,包括有机化合物的基本概念、结构、官能团、分类、命名、同分异构现象、合成、性质、反应、鉴别、应用等。对高等医学院校学生来说,学好医用化学这门课程十分重要,可为学习后续课程及从事医学研究打下必备的基础。

在学习医用化学的过程中,没有捷径可寻,但要注意科学的学习方法。

1. 做好预习　课前快速阅读、浏览整章的内容,对本章内容的重点和知识难点有一定的了解。争取主动,安排好学习计划,提高学习效率。

2. 认真听课　上课认真听讲,紧跟教师的讲课节奏,勤于思考,产生共鸣,积极主动地参与教学活动,主动回答问题;适当做笔记,记下重点、难点内容,以备复习和深入思考。

3. 适时复习　化学课程理论性强,有些概念、原理比较抽象,需要经过反复思考,并应用其说明或解决一些问题,才能逐渐加深理解和掌握。因此,要适时复习、适量做题、举一反三、总结规律。通过总结使知识条理化、系统化、网络化。

4. 正确处理理解和记忆的关系　学会善于运用分析对比和联系归纳的方法,弄清相关概念、原理和方法的涵义、特点、联系和区别。在理解的基础上强化记忆,做到熟练掌握,灵活运用,融会贯通,将知识系统化。

5. 培养自学能力　当今的教育是终身教育,知识财富的创造速度非常之快。毫无疑问,将来从事的工作所必需的很多知识,仅在学校学习期间所获是远不能满足的。需要不断地学习、更新知识来适应社会的发展,创造性地解决实际问题,培养自学能力是非常重要的。掌握知识是提高自学能力的基础,而提高自学能力又是掌握知识的重要条件,两者相互促进。为此提倡有目的地阅读一些参考资料,有助于加深对所学知识的理解,拓宽知识面,提高学习兴趣。

6. 重视实践能力的培养　化学是一门实践性的学科,因此要充分认识到化学实践的重要性。既要重视理论的掌握,更要重视实践技能的训练,注重实验环节,仔细观察实验现象,认真做好实验记录。注意实验结果的分析与评价。把应试学习变为创新性、探索性学习,通过实验培养实事求是、严谨治学的科学态度。

总之,医用化学的学习,不仅要学习基本知识、原理和方法,更主要的是培养科学的思维方式,善于总结归纳,抓住关键,找联系,寻规律,做到多听、多记、多思、多问、多看、多练,这样才能获得满意的学习效果,自由遨游在化学知识的海洋中。

(王　青)

第二章　溶　　液

学习要点

1. 溶液的组成标度的五种表示方法及有关计算。
2. 溶液的配制与稀释。
3. 渗透现象、渗透压和渗透浓度的概念。
4. 渗透压的计算及在医学上的意义。
5. 溶胶的光学、动力学、电学性质及胶团结构。
6. 高分子溶液的特性及对溶胶的保护作用。

溶液是由溶质和溶剂组成的分散体系，溶液与人类的生产活动、科学实验及生命过程的关系十分密切。很多化学反应需要在溶液中进行；临床上许多药物需要配制成一定浓度的溶液；人体的组织间液、血液、淋巴液及各种腺体的分泌液等都属于溶液的范畴，人体内的新陈代谢也必须在溶液中进行。因此，溶液的有关知识是学习医学基础知识和临床知识的重要基础。

第一节　溶液的组成标度

溶液的组成标度是指一定量的溶液或溶剂中所含溶质的量。溶液的性质常常与溶液中溶质和溶剂的相对含量有关。如给患者输液或用药时，必须规定药液的标度和用量；溶液渗透压的大小与溶液的组成标度有关。因此，溶液的组成标度是溶液的一个重要特征。

一、溶液的组成标度的表示方法

（一）物质的量浓度

溶液中溶质 B 的物质的量（n_B）除以溶液的体积（V），称为物质 B 的**物质的量浓度**（amount of substance concentration），简称**浓度**（concentration），用符号 c_B 或 c(B)表示，即：

$$c_B = \frac{n_B}{V} \tag{2-1}$$

物质的量浓度的 SI 单位为 $mol \cdot m^{-3}$，化学和医学上常用 $mol \cdot L^{-1}$、$mmol \cdot L^{-1}$或 $\mu mol \cdot L^{-1}$等单位表示。

使用物质的量浓度时，必须指明物质的基本单元，如 $c(HCl)$、$c(H_2SO_4)$等。

在计算物质的量浓度时，需要知道物质的量 n_B 与物质的质量 m_B、物质的摩尔质量 M_B 之间的关系。即：

$$n_B = \frac{m_B}{M_B} \tag{2-2}$$

例 1　正常人 1 000 mL 血清中含 100 mg Ca^{2+}，计算正常人血清中 Ca^{2+} 的物质的量浓度（用 $mmol \cdot L^{-1}$ 表示）。

解：根据式（2－1）和（2－2）得：

$$c(Ca^{2+}) = \frac{n(Ca^{2+})}{V} = \frac{m/M(Ca^{2+})}{V} = \frac{0.1\ g/40\ g \cdot mol^{-1}}{1.0\ L} = 0.002\,5\ mol \cdot L^{-1} = 2.5\ mmol \cdot L^{-1}$$

（二）质量浓度和质量摩尔浓度

1. 质量浓度　溶液中溶质 B 的质量（m_B）除以溶液的体积（V），称为物质 B 的**质量浓度**（mass concentration），用符号 ρ_B 或 $\rho(B)$ 表示，即：

$$\rho_B = \frac{m_B}{V} \tag{2-3}$$

质量浓度的 SI 单位为 $kg \cdot m^{-3}$，化学和医学上常用 $g \cdot L^{-1}$、$mg \cdot L^{-1}$ 或 $\mu g \cdot L^{-1}$ 等单位表示。

世界卫生组织（WHO）提议，在医学上凡是已知相对分子质量的物质在体液内的含量，原则上均应用物质的量浓度表示。例如，人体血液中葡萄糖含量正常值为 $c(C_6H_{12}O_6) = 3.9 \sim 5.6\ mmol \cdot L^{-1}$。对于未知相对分子质量的物质，可用质量浓度表示。对于注射液，一般应同时标明物质的量浓度和质量浓度。

因为 ρ 为密度的表示符号，因此，在使用时要特别注意质量浓度 ρ_B 和密度 ρ 的区别。

例 2　在 0.5 L 注射用生理盐水中含 NaCl 4.5 g，计算生理盐水的质量浓度。

解：根据式（2－3）得：

$$\rho(NaCl) = \frac{m(NaCl)}{V} = \frac{4.5\ g}{0.5\ L} = 9\ g \cdot L^{-1}$$

课堂活动

如给某患者输入 1.5 L 生理盐水，则进入患者体内的 NaCl 为多少克？

2. 质量摩尔浓度　溶液中溶质 B 的物质的量（n_B）除以溶剂的质量（m_A），称为物质 B 的**质量摩尔浓度**（molality），用符号 b_B 或 $b(B)$ 表示，单位为 $mol \cdot kg^{-1}$。即：

$$b_B = \frac{n_B}{m_A} \tag{2-4}$$

例 3　将 1.38 g 甘油溶于 100 mL 水中，已知 $M(C_3H_8O_3) = 92.0\ g \cdot mol^{-1}$，计算该溶液的质量摩尔浓度。

解：根据式（2－4）得：

$$b(C_3H_8O_3)=\frac{n(C_3H_8O_3)}{m_A}=\frac{1.38\ g}{92.0\ g\cdot mol^{-1}\times 0.100\ kg}=0.150\ mol\cdot kg^{-1}$$

(三) 质量分数和体积分数

1. 质量分数

溶液中溶质 B 的质量(m_B)除以溶液的质量(m),称为物质 B 的**质量分数**(mass fraction),用符号 w_B 或 $w(B)$表示,即:

$$w_B=\frac{m_B}{m} \tag{2-5}$$

公式中 m_B 与 m 单位相同,质量分数可用小数或百分数表示。例如,市面上销售的浓硫酸的质量分数为 0.98 或 98%。

2. 体积分数

溶液中溶质 B 的体积(V_B)除以(同温同压下)溶液的体积(V),称为物质 B 的**体积分数**(volume fraction),用符号 φ_B 或 $\varphi(B)$表示,即:

$$\varphi_B=\frac{V_B}{V} \tag{2-6}$$

公式中 V_B 与 V 单位相同,体积分数可用小数或百分数表示。例如,外用消毒乙醇的体积分数为 0.75 或 75%。体积分数常用于表示溶质为液体的溶液。

二、溶液组成标度的换算

根据实际工作的需要,可选择不同的方法来表示同一种溶液的组成,在具体工作中经常涉及溶液组成标度的换算。

(一) 物质的量浓度 c_B 与质量浓度 ρ_B 之间的换算

根据公式(2-1)和(2-3),可推导出它们之间的换算关系为:

$$c_B=\frac{\rho_B}{M_B}\quad 或\quad \rho_B=c_BM_B \tag{2-7}$$

(二) 物质的量浓度 c_B 与质量分数 w_B 之间的换算

根据公式(2-1)、(2-2)、(2-5)和密度 $\rho=m/V$,可推导出它们之间的换算关系为:

$$c_B=\frac{w_B\rho}{M_B}\quad 或\quad w_B=\frac{c_BM_B}{\rho} \tag{2-8}$$

例 4　实验室常用密度为 1.84 $kg\cdot L^{-1}$,质量分数为 0.98 的浓 H_2SO_4,计算该 H_2SO_4 溶液的物质的量浓度。

解:$\rho=1.84\ kg\cdot L^{-1}=1\ 840\ g\cdot L^{-1}$

$$c(H_2SO_4)=\frac{w(H_2SO_4)\rho}{M(H_2SO_4)}=\frac{0.98\times 1\,840\ g\cdot L^{-1}}{98\ g\cdot mol^{-1}}=18.4\ mol\cdot L^{-1}$$

三、溶液的配制与稀释

溶液的配制与稀释是化学和医药工作中常用的基本操作，在进行这些基本操作时应根据具体要求首先进行有关计算。

（一）溶液的配制

配制溶液时，首先要了解所配制溶液的体积、组成标度的表示方法、溶质的纯度等。通过计算得出所需溶质的量，按计算量进行称取或量取后，置于适当的容器中，加溶剂溶解到一定的体积，混匀即可。通过以下实例说明溶液的配制方法。

例 5　如何配制 1 000 mL 生理盐水？

解：(1) 计算所需 NaCl 的质量：

$$m_{NaCl}=9.0\ g\cdot L^{-1}\times 1\ L^{-1}=9.0\ g$$

(2) 配制：称取 9.0 g 纯净 NaCl 置于小烧杯中，加适量蒸馏水溶解后，转移至 250 mL 量筒（或量杯）中，再用少量蒸馏水冲洗烧杯 2 ~ 3 次，冲洗液全部转移至量筒（或量杯）中，此过程称为定量转移。最后加蒸馏水至刻度混匀即可。

课堂活动

如何配制 500 mL 1.0 $mol\cdot L^{-1}$ 的乳酸钠（$NaC_3H_5O_3$）溶液？

一般情况下，可用台秤称取物质的质量，用量筒量取液体的体积来配制溶液。若需精确的溶液组成标度时，则要用分析天平称量物质的质量，用移液管量取液体的体积，用容量瓶配制溶液。

知识链接

50 $g\cdot L^{-1}$ 葡萄糖注射液的配制

50 $g\cdot L^{-1}$ 葡萄糖注射液具有补充体液、营养、强心、利尿、解毒等作用，临床用于大量失水、血糖过低、高热、中毒等症。该注射液的配制非常重要。

如配制 1 000 mL 50 $g\cdot L^{-1}$ 葡萄糖注射液：需要注射用葡萄糖 50 g、盐酸适量、注射用水、活性炭等。取 50 g 注射用葡萄糖加入盛有 80 mL 注射用水的烧杯中，搅拌使之溶解，用 HCl 调节 pH 至 3.8 ~ 4.0，同时加 1 g 活性炭混匀，煮沸约 20 min，趁热过滤脱炭，将滤液加注射用水至 1 000 mL。并测 pH 及含量，合格后灌装封口，热压灭菌即可。

（二）溶液的稀释

在实际工作中，经常将浓溶液稀释，配制成所需要的稀溶液。溶液的稀释只是改变了溶液的体积，而溶质的量不变。稀释前溶质的量等于稀释后溶质的量。即：

$$c_1V_1 = c_2V_2 \qquad (2-9)$$

公式中 c_1、V_1 分别代表稀释前溶液的浓度和体积，c_2、V_2 分别代表稀释后溶液的浓度和体积。只要已知公式中的任意三个量，可计算出未知量。

例 6　临床上配制体积分数为 0.75 的消毒乙醇溶液 200 mL，需要体积分数为 0.95 的乙醇溶液多少毫升？

解：

$$\varphi_{B1}V_1 = \varphi_{B2}V_2$$

$$V_1 = \frac{\varphi_{B2}V_2}{\varphi_{B1}} = \frac{0.75 \times 200\ \text{mL}}{0.95} = 157.9\ \text{mL}$$

第二节　溶液的渗透压

一、渗透现象和渗透压

在一杯蔗糖溶液的液面上慢慢地加上一层清水，过一会就会得到一杯均匀的糖水。将一滴蓝墨水滴入一杯清水中，不久整杯水就会显出蓝色。这些现象说明分子在不停地运动和迁移，从而产生扩散。当两种浓度不同的溶液相互接触时，都会发生同样的扩散现象，最终形成浓度均匀的溶液。

如果用一种只允许溶剂（如水）分子透过，而溶质（如蔗糖）分子不易透过的半透膜，把溶液和纯溶剂隔开，如图 2－1（a）所示。则溶剂分子将通过半透膜进入溶液，使溶液的体积增大，溶液液面上升，如图 2－1（b）。将两种不同浓度的溶液用半透膜隔开，同样可以使稀溶液的溶剂分子通过半透膜扩散到浓溶液中去。这种溶剂分子通过半透膜由纯溶剂进入溶液或由稀溶液进入浓溶液的现象称为渗透现象，简称**渗透**（osmosis）。

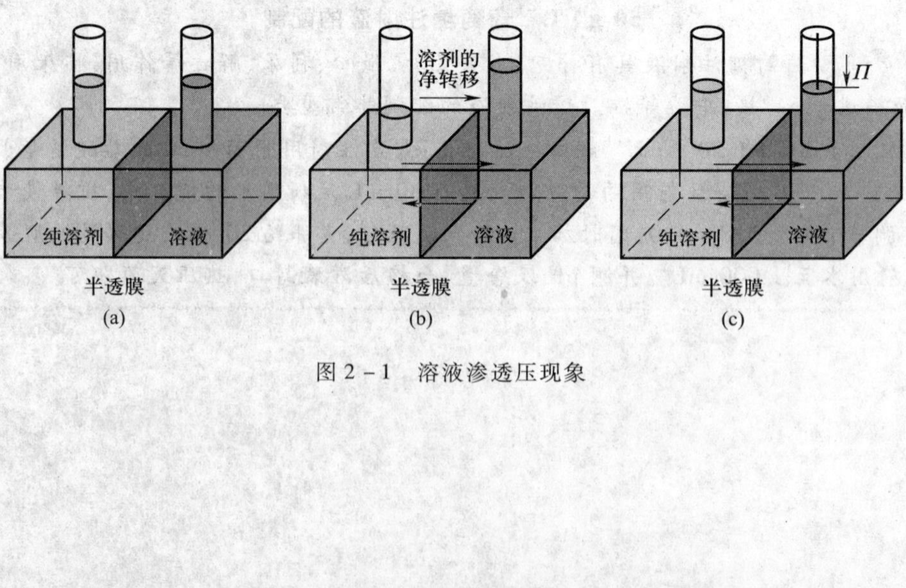

图 2－1　溶液渗透压现象

渗透现象的产生必须具备两个条件：① 有半透膜存在；② 半透膜两侧溶液的浓度不相等，即半透膜两侧单位体积内不能透过半透膜的溶质粒子的数目不相等。半透膜的种类很多，通透性也不同。常用的半透膜有生物体内的细胞膜、动物的膀胱膜、人造羊皮纸和火棉胶膜等。

渗透现象的产生是由于溶质分子不易透过半透膜，而溶剂分子可以从两个相反的方向透过半透膜。单位时间内，从纯溶剂（或稀溶液）一方通过半透膜进入溶液（或浓溶液）的溶剂分子数目多，因此产生了渗透现象。由于渗透作用，溶液的液面缓缓上升，同时产生静水压。随着液面的上升，产生的静水压也随之增大，导致溶液中溶剂分子进入纯溶剂的速度增大。当液面上升到一定高度时，溶剂分子向两个方向渗透的速率趋于相等，渗透作用达到动态平衡，液面停止上升。

为了预防渗透现象发生，如图 2-1(c) 所示，必须在溶液（或浓溶液）液面上施加一超额的压力。国家标准规定：为维持只允许溶剂分子透过的半透膜所隔开的溶液与溶剂之间的渗透平衡而需要的超额压力等于溶液的**渗透压**（osmotic pressure）。渗透压的符号为 Π，单位为 Pa 或 kPa。

二、渗透压与浓度、温度的关系

实验证明，溶液的渗透压与溶液的浓度和温度有关。1886 年荷兰物理学家范特霍夫（van't Hoff）通过实验得出稀溶液的渗透压与溶液的浓度、热力学温度的关系：

$$\Pi V = nRT \tag{2-10}$$

$$\Pi = cRT \tag{2-11}$$

式中 Π 为溶液的渗透压；

c 为溶液的物质的量浓度（$mol \cdot L^{-1}$）；

T 为热力学温度（$T/K = 273.15 + t/℃$）；

R 为摩尔气体常数，$R = 8.314\ kPa \cdot L \cdot mol^{-1} \cdot K^{-1}$。

由上式可知，在一定温度下，稀溶液的渗透压只与单位体积溶液中所含溶质的"物质的量"（或微粒数）成正比，而与溶质本身的性质无关。

课堂活动

对于电解质溶液和非电解质溶液，在公式 $\Pi = cRT$ 中的 c 是否相同？

对于非电解质稀溶液，其物质的量浓度近似地等于质量摩尔浓度，即 $c_B \approx b_B$，因此，公式（2-11）可改写为

$$\Pi = b_B RT \tag{2-12}$$

对于电解质溶液，在计算渗透压时应考虑电解质的解离。因此，在计算渗透压公式中引入一个校正因子 i，即：

$$\Pi = icRT \tag{2-13}$$

对于强电解质稀溶液，校正因子 i 值是一"分子"电解质解离出的粒子个数。

例如，$NaCl$、KI、$NaHCO_3$　　$i=2$

　　$CaCl_2$、Na_2SO_4、$MgCl_2$　　$i=3$

例 7　计算 37 ℃时 0.15 $mol \cdot L^{-1}$ KCl 溶液的渗透压是多少？

解：$T=(273+37)\ K = 310\ K$　　$R=8.314\ kPa \cdot L \cdot mol^{-1} \cdot K^{-1}$

$c=0.15\ mol \cdot L^{-1}$　　$i=2$

$$\Pi = icRT = 2 \times 0.15\ mol \cdot L^{-1} \times 8.314\ kPa \cdot L \cdot mol^{-1} \cdot K^{-1} \times 310\ K = 773.2\ kPa$$

难点解析

将相同物质的量浓度的葡萄糖和 KCl 溶液用半透膜隔开，会有渗透现象发生。

因为葡萄糖是非电解质（$i=1$），而 KCl 是电解质（$i=2$），因此相同物质的量浓度的 KCl 溶液的渗透压比葡萄糖溶液的渗透压大。故用半透膜将两种溶液隔开，会产生渗透现象。渗透方向是水分子由葡萄糖溶液向 KCl 溶液渗透。

三、渗透压在医学上的意义

（一）渗透浓度

溶液都具有一定的渗透压。我们把溶液中能产生渗透效应的溶质粒子（分子或离子）统称为渗透活性物质，渗透活性物质的总的物质的量浓度称为**渗透浓度**（osmolarity），符号为 c_{os}，单位为 $mol \cdot L^{-1}$ 或 $mmol \cdot L^{-1}$，医学上常用 $Osm \cdot L^{-1}$（渗量每升）或 $mOsm \cdot L^{-1}$（毫渗量每升）表示。

一定温度下，稀溶液的渗透压只与单位体积溶液中所含溶质的粒子数成正比，而与溶质的本性无关。由于生物体本身的温度变化不大，因此，医学上常用渗透浓度来表示溶液渗透压的大小。

例 8　计算 50 $g \cdot L^{-1}$ 葡萄糖溶液的渗透浓度（$mOsm \cdot L^{-1}$）。

解：$$\frac{50\ g \cdot L^{-1}}{180\ g \cdot mol^{-1}} \times 1\,000\ mmol \cdot mol^{-1} = 278\ (mOsm \cdot L^{-1})$$

表 2-1 列出了正常人血浆、组织间液和细胞内液中常见渗透活性物质的渗透浓度。

表 2-1　正常人血浆、组织间液和细胞内液中常见渗透活性物质的渗透浓度（$mOsm \cdot L^{-1}$）

渗透活性物质	血浆中浓度	组织间液中浓度	细胞内液中浓度
Na^+	144	37	10
K^+	5	4.7	141
Ca^{2+}	2.5	2.4	–
Mg^{2+}	1.5	1.4	31
Cl^-	107	112.7	4
HCO_3^-	27	28.3	10
$H_2PO_4^-$、HPO_4^{2-}	2	2	11

续表

渗透活性物质	血浆中浓度	组织间液中浓度	细胞内液中浓度
SO_4^{2-}	0.5	0.5	1
磷酸肌酸	–	–	45
肌肽	–	–	14
氨基酸	2	2	8
肌酸	0.2	0.2	9
乳酸盐	1.2	1.2	1.5
三磷腺苷	–	–	5
一磷酸己糖	–	–	3.7
葡萄糖	5.6	5.6	–
蛋白质	1.2	0.2	4
尿素	4	4	4
总浓度	303.7	302.2	302.2

（二）等渗、低渗和高渗溶液

溶液渗透压的高低是相对的。渗透压相等的两种溶液，互称为等渗溶液。对于渗透压不相等的两种溶液，渗透压相对高的溶液称为高渗溶液；渗透压低的溶液称为低渗溶液。在医学上的等渗、低渗和高渗溶液是以血浆总渗透压（或渗透浓度）为标准的。正常人血浆的渗透压为720 ~ 800 kPa，相当于渗透浓度为 280 ~ 320 $mOsm \cdot L^{-1}$，因此临床上规定：凡是渗透浓度在 280 ~ 320 $mOsm \cdot L^{-1}$范围内的溶液称为**等渗溶液**（isotonic solution）。高于 320 $mOsm \cdot L^{-1}$ 的称为**高渗溶液**（hypertonic solution）；低于 280 $mOsm \cdot L^{-1}$的称为**低渗溶液**（hypotonic solution）。如临床上常用的等渗溶液有 0.154 $mol \cdot L^{-1}$ 的 NaCl 溶液、50 $g \cdot L^{-1}$ 的葡萄糖溶液、18.7 $g \cdot L^{-1}$ 的乳酸钠溶液和 12.5 $g \cdot L^{-1}$ 的 $NaHCO_3$ 溶液等。

渗透现象广泛存在于自然界，等渗、低渗和高渗溶液与医学的关系十分密切。在临床治疗中，当给患者大剂量补液时，应尽可能不因输入液体而影响血浆渗透压，否则可能会导致机体内水分的调节发生紊乱及细胞的变形和破坏。下面以红细胞在三种不同浓度的 NaCl 溶液中的形态变化加以说明。

如将红细胞置于 9.0 $g \cdot L^{-1}$ NaCl 溶液（等渗溶液）中，在显微镜下观察，红细胞维持正常的形态，如图 2－2(a)。这是因为红细胞内外液渗透压相等，处于渗透平衡状态。

如将红细胞置于 3.0 $g \cdot L^{-1}$ NaCl 溶液（低渗溶液）中，在显微镜下观察，红细胞逐渐膨胀，最后破裂，释放出红细胞内的血红蛋白，使溶液染成红色，如图 2－2(b)，医学上将这一过程称为**溶血**（hemolysis）。产生这些现象的原因是红细胞内液的渗透压高于细胞外液的渗透压，外液的水分子向细胞内渗透所致。

如将红细胞置于 15 $g \cdot L^{-1}$ NaCl 溶液（高渗溶液）中，在显微镜下观察，红细胞内的水分外逸，红细胞逐渐皱缩，如图 2－2(c)，这种现象称为**胞质分离**（syrup separate）。产生这一现象的原因是红细胞内液渗透浓度低于细胞外的高渗溶液的渗透浓度，于是红细胞内液的水分子

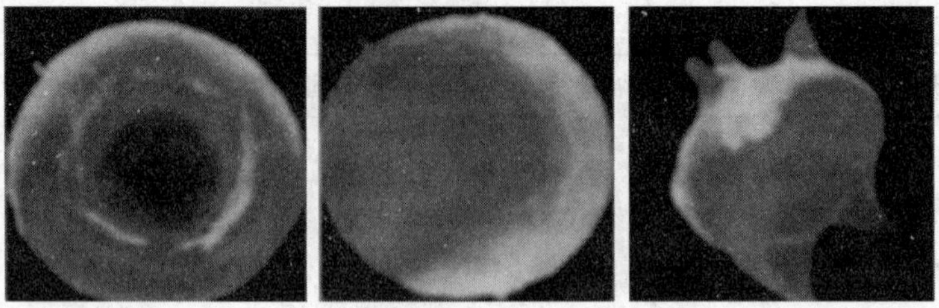

(a) (b) (c)

图 2－2 红细胞在不同浓度溶液中的形态

向外液渗透所致。皱缩的红细胞易粘在一起，甚至堵塞小血管形成血栓。

临床上除了使用等渗溶液外，有时由于治疗的需要，也常常使用一些高渗溶液。如 2.8 $mol \cdot L^{-1}$的葡萄糖溶液。但要注意的是，使用高渗溶液静脉注射时，输入量不能太多，输入速度不能太快。这样进入血液的高渗溶液可被大量流动的血液稀释，再被消耗利用。因此，不会引起红细胞皱缩等不良后果。

（三）晶体渗透压和胶体渗透压

正常人体中，体液能够维持恒定的渗透压，对水盐的代谢过程非常重要。血浆的渗透压是小分子晶体物质（如 NaCl、葡萄糖、氨基酸等）和高分子胶体物质（如脂质、蛋白质等）所产生的渗透压的总和。医学上，习惯把小分子晶体物质产生的渗透压称为**晶体渗透压**（crystalloid osmotic pressure）；把高分子胶体物质产生的渗透压称为**胶体渗透压**（colloidal osmotic pressure）。在37 ℃时，血浆的总渗透压约为 769.9 kPa，其中胶体渗透压仅占 2.9 ~ 4.0 kPa，因此，血浆的渗透压主要决定于晶体渗透压，约占 99.5%，胶体渗透压只占极少一部分。

课堂活动

为何人体血浆中晶体渗透压和胶体渗透压二者相差那么多？

由于生物半透膜（如细胞膜、毛细血管壁等）的通透性不同，晶体渗透压和胶体渗透压在生物体内维持水盐平衡功能上也各不相同。

细胞与其外环境的一切联系都必须通过细胞膜。细胞膜是一种生物半透膜，功能非常复杂，它将细胞内、外液隔开。细胞膜不仅不允许蛋白质等高分子物质自由透过，也不允许 Na^+、K^+等离子自由透过，只允许水分子自由透过。因此，晶体渗透压对维持细胞内、外液水盐平衡起主要作用。当人体由于某些原因缺水时，细胞外液盐的浓度升高，使晶体渗透压增大，引起细胞内液的水分子向外渗透，造成细胞内失水。当大量饮水或输入过多的葡萄糖溶液，若体液中的水量增加过多，将使细胞外液的盐浓度降低，使晶体渗透压减小，引起细胞外液的水分子向细胞内液渗透，造成细胞膨胀，严重时产生水中毒。

毛细血管壁与细胞膜不同，它允许水分子、离子和小分子物质自由透过，而蛋白质等高分子不能透过。在正常情况下，血浆中的蛋白质浓度比组织间液中的蛋白质浓度高，一方面毛细血管从组织间液“吸取”水分(水从组织间液向毛细血管渗透),另一方面又可以阻止血管内水分过多渗透到组织间液中,从而维持着毛细血管内、外水盐的相对平衡,保持血容量。因此,胶体渗透压对维持毛细血管内外水盐的相对平衡起主要作用。如果由于某种疾病造成血浆蛋白质减少,血浆胶体渗透压降低,血浆中的水和低分子溶质就会过多的透过毛细血管壁进入组织间液,从而导致组织液增多而引起水肿。临床上对大面积烧伤或由于过多失血而造成血容量降低的患者进行补液时,除补充生理盐水外,同时还需要输入血浆或右旋糖酐等代血浆,以恢复血浆的胶体渗透压并增加血容量。

知识链接

血液透析

人体的肾脏是一个特殊的渗透器,它能将代谢过程中产生的废物,如尿素、尿酸和肌氨酸酐等经渗透随尿液排出体外,而将有用的蛋白质保留在肾小球内。肾病患者由于肾功能障碍,血液中大量的代谢废物,不能通过肾脏随尿液自然排出体外,致使其在血液中的浓度不断增高,严重时会由于尿毒症而危及生命。因此,需要按时做血液透析排出废物。

血液透析是血液净化的一种方式,也是一种渗透作用。透析装置中的半透膜管能阻止红细胞和蛋白质等有用的物质透过,使其仍然留在血液中,而小分子盐类、葡萄糖、代谢废物均可透过。在透析液中溶解人体必需的各种盐类和葡萄糖,血液经过体外循环使得以净化。血液透析的目的,在于替代肾衰竭所失去的部分生理功能,维系生命。故此,血液透析并不能治愈尿毒症或肾衰竭。

第三节 胶体溶液

一种或几种物质分散在另一种物质中所形成的系统称为**分散系**(disperse system),被分散的物质称为分散相,容纳分散相的连续介质称为分散介质。根据分散相粒子直径的不同,分散系可分为3类:分散相粒子直径小于1 nm的分散系称为分子或离子分散系;分散相粒子直径在1~100 nm之间的分散系称为**胶体分散系**(colloidal system);分散相粒子直径大于100 nm的分散系称为粗分散系。在人体的生命过程中,机体组织和细胞所需要的各种物质,如无机盐、蛋白质、核酸、糖类等,大多数以分子或离子分散系、胶体分散系或粗分散系的形式存在,这些分散系被不同的组织膜分隔开,既独立地发挥各自的生理功能,又彼此相互平衡,构成统一的有机整体,从而维持正常的生命活动。

胶体分散系是分散相粒子直径在1~100 nm范围内的分散系,按分散相粒子的组成不同分为溶胶和高分子溶液。胶体分散系在医学上具有重要的意义。

一、溶胶

溶胶是由分子、离子或原子的聚集体高度分散在不相溶的分散介质中形成的。

溶胶的制备方法一般有两种。将较大的颗粒粉碎(或分散)成细小的胶粒的方法称为分散法;使分子或离子聚集成胶粒的方法称为凝聚法,包括物理凝聚法和化学凝聚法。其中化学凝聚法是通过化学反应使其生成难溶性物质聚集成胶粒的方法。如将 $FeCl_3$ 溶液逐滴加入沸水,$FeCl_3$ 与水发生反应形成红棕色透明的 $Fe(OH)_3$ 溶胶。

(一) 溶胶的性质

1. 光学性质　在暗室中,将一束聚焦的光射入溶胶时,在与光线垂直的方向观察,可以看到溶胶中有一道明亮的光柱,这种现象称为**丁铎尔现象**(Tyndall phenomenon)。

丁铎尔现象的产生原因与分散相粒子的大小和入射光的波长有关。溶胶粒子的直径(1~100 nm)略小于可见光的波长(400~760 nm),光束照射溶胶时,光波环绕着溶胶粒子向各个方向散射,因此可以观察到丁铎尔现象。而真溶液的分散相粒子直径太小(小于 1nm),对光线主要以吸收和透射为主,光的散射现象十分微弱,故无明显的丁铎尔现象。所以,丁铎尔现象是溶胶区别于真溶液的一个基本特征。

2. 动力学性质　在超显微镜下观察溶胶时,可以看到胶体粒子在介质中不停地做无规则的运动,这种运动称为**布朗运动**(Brownian motion)。

布朗运动的产生原因与溶胶粒子周围分散介质的分子运动有关。由于分散介质的分子从各个方向以不等的力撞击溶胶粒子,胶粒在每一瞬间受到碰撞的合力大小和方向不同,因此,胶粒处于不定向的、无规则的运动状态。胶粒质量越小,温度越高,布朗运动越激烈。布朗运动是溶胶稳定的原因之一。

3. 电学性质　在外电场的作用下,溶胶粒子在介质中定向移动的现象称为**电泳**(electrophoresis)。例如,在一个 U 形管内注入红棕色的氢氧化铁溶胶,在管的两端插入电极,通直流电后,可观察到阴极附近溶液颜色逐渐变深,表明氢氧化铁溶胶粒子向阴极移动,此溶胶粒子带正电荷。若改用黄色的硫化砷溶胶做上述实验,则阳极附近溶液颜色逐渐变深,表明硫化砷溶胶粒子向阳极移动,此溶胶粒子带负电荷。

电泳实验证明,胶粒带电,由电泳的方向可以判断胶粒所带电荷的性质。大多数金属氢氧化物溶胶的胶粒带正电,称为正溶胶;大多数金属硫化物、非金属氧化物、硅胶、金、银等溶胶的胶粒带负电,称为负溶胶。研究电泳现象,不仅有助于了解溶胶的结构及其电学性质,而且在蛋白质、多肽、氨基酸和核酸等物质的分离和鉴定方面有着广泛的应用。如在临床检验中,常用电泳法分离血清中的各种蛋白质,为医生诊断疾病提供依据。

(二) 胶团结构

1. 胶粒带电的原因　胶粒带电主要是由于胶核选择性吸附离子所引起的。胶核是胶粒的中心,为某种物质的许多分子或原子的聚集体,胶核与分散介质之间存在着巨大的相界面,可以选择性地吸附某种离子而带电。

2. 胶团结构　胶核表面吸附离子时,优先吸附与自身有相同成分的离子。如用 $AgNO_3$ 在过量 KI 中制备 AgI 溶胶时,大量的 AgI 分子聚集成 AgI 胶核,其表面优先吸附过剩的 I^- 而带负电。I^- 又吸引溶液中过剩的带相反电荷的 K^+,K^+ 一方面受到 I^- 的静电吸引,有靠近胶核的倾向,同时又因本身的热运动有扩散分布到整个溶液中去的倾向,两种作用的结果,只有一

部分 K^+ 紧密地排列在胶核表面上，与 I^- 组成吸附层。电泳时，吸附层和胶核一起运动，因此胶核和吸附层构成胶粒。在吸附层之外，还有一部分 K^+ 疏散地分布在胶粒周围形成一个扩散层。胶粒和扩散层一起总称为胶团。通常所说的溶胶带电是指胶粒带电，整个胶团是电中性的。

在过量 KI 中，AgI 胶团结构可表示为：

$$[(AgI)_m nI^-(n-x)K^+]^{x-}xK^+$$

胶核　　吸附层　　扩散层（带正电）

胶粒（带负电）

胶团（电中性）

（三）溶胶的稳定性和聚沉

1. 稳定性　溶胶能够在相对较长时间内稳定存在的性质称为溶胶的稳定性。溶胶稳定的主要原因：一是胶粒带电。同一溶胶的胶粒都带有相同符号的电荷，彼此之间相互排斥而不易合并。带电越多，斥力越大，溶胶越稳定。二是胶粒表面存在水化膜。水是偶极分子，在胶粒的吸附层中，所有离子都是水合离子（如果是非水溶剂就称为溶剂合离子），胶粒表面便形成了一层水化膜，使胶粒彼此不易聚集。水化膜越厚，溶胶越稳定。三是胶粒的布朗运动。布朗运动能够促使胶粒在溶胶中分布均匀，保持相对稳定。其中，胶粒带电是最主要的原因，水化膜不是溶胶稳定的独立因素，如果胶粒不带电，水化膜也就不存在了。

2. 聚沉　削弱或消除溶胶稳定的因素，溶胶粒子会聚集成较大的颗粒从分散介质中沉淀析出，这种现象称为聚沉。使溶胶聚沉的主要方法有：

（1）加入强电解质：向溶胶中加入少量的电解质能够使溶胶聚沉。因为电解质的作用能够影响胶粒的双电层结构。胶粒扩散层中的反离子，由于受到电解质相同符号离子的排斥而进入吸附层，使胶粒所带的电荷数减少甚至消除，使胶粒间的斥力减小，扩散层和水化膜随之变薄或消失，这样胶粒就能迅速凝聚而聚沉。例如，向 $Fe(OH)_3$ 溶胶中加入少量的 K_2SO_4 溶液，立即出现聚沉，析出氢氧化铁沉淀。

电解质不同，对溶胶的聚沉能力亦不同。在电解质中，对聚沉起主要作用的是与胶粒带相反电荷的离子（反离子），反离子的价数越高，电解质对溶胶的聚沉能力越强。

（2）加入带相反电荷的溶胶：两种带相反电荷的溶胶按适当比例混合，彼此所带的电荷相互抵消，引起溶胶的聚沉。如用明矾净水就是溶胶相互聚沉的实例。水中的胶状悬浮物一般带负电，明矾水解生成 $Al(OH)_3$ 正溶胶，两者相互聚沉，达到净化水的目的。

（3）加热：加热能使溶胶发生聚沉。因为加热增加了胶粒的运动速度和碰撞机会，削弱了胶粒的吸附作用和溶剂化程度，使溶胶发生聚沉。如将 As_2S_3 溶胶加热至沸，即析出黄色的 As_2S_3 沉淀。

二、高分子溶液

高分子溶液是指高分子化合物溶解在适当的溶剂中所形成的均相体系。其属于胶体分散系，既具有溶胶的某些性质，又与溶胶有不同之处。溶胶是非均相体系；高分子溶液是均相体系，但因分子大，与低分子溶液在性质上也有许多不同。

（一）高分子溶液的特征

1. 稳定性　高分子化合物在溶液中的溶剂化能力很强，分子结构中有许多亲水能力很强的基团，如—OH、—COOH、—NH_2 等，当以水作溶剂时，高分子化合物表面能通过氢键与水形成很厚的水化膜，使其能稳定分散于溶液中不易凝聚，而溶胶粒子的溶剂化能力比高分子化合物弱得多。

2. 黏度大　由于高分子化合物是链状分子，长链之间互相靠近而结合，把一部分液体包围在结构中失去流动性，结合后的大分子在流动时受到的阻力也很大，高分子的溶剂化作用束缚了大量溶剂，因此高分子溶液的黏度比溶胶和真溶液的黏度要大得多。

3. 盐析　高分子溶液稳定的主要因素不是胶粒带电，而是其分子表面有很厚的水化膜，只有加入大量电解质才能将高分子化合物的水化膜破坏，使高分子化合物聚沉析出。在高分子溶液中加入大量电解质，使其从溶液中析出的过程称为盐析（salting out）。可用盐析法分离纯化中草药中的有效成分。

（二）高分子溶液对溶胶的保护作用

在溶胶中加入适量的高分子溶液，可以显著地提高溶胶的稳定性，这种现象称为高分子溶液对溶胶的保护作用。例如，在含有明胶的硝酸银溶液中加入适量的氯化钠溶液，则反应生成的氯化银不易出现沉淀，而容易形成氯化银溶胶。

高分子溶液之所以对溶胶具有保护作用，是由于高分子化合物都是链状且能卷曲的线形分子，很容易被吸附在溶胶粒子表面，将整个胶粒包裹起来形成一个保护层。又由于高分子化合物的水化能力很强，在高分子化合物外面又形成了一层水化膜，阻止了溶胶粒子的聚集，从而提高了溶胶的稳定性。

高分子溶液对溶胶的保护作用，在人体的生理过程中具有重要意义。血液中的碳酸钙、磷酸钙等微溶性的无机盐类，均以溶胶的形式存在，其中的蛋白质对它们具有保护作用。虽然微溶性无机盐类在血液中的浓度比在水中的浓度提高了近 5 倍，但仍然能稳定存在而不聚沉。如果某些疾病使血液中的蛋白质浓度降低，减弱了对微溶性无机盐类溶胶的保护作用，则这些盐类就可能沉积在肝、肾等器官中形成结石，这是形成各种结石的原因之一。

医药上用于胃肠道造影的硫酸钡合剂，其中就含有足够量的高分子化合物阿拉伯胶，它对硫酸钡溶胶具有保护作用。当患者口服后，硫酸钡胶浆能均匀地黏附在胃肠道壁上形成薄膜，从而有利于造影检查。医药用的防腐剂胶体银（如蛋白银），也是利用蛋白质的保护作用制成的银的胶态制剂，使银稳定地分散于水中。这些被保护的溶胶可以蒸干，在需要时加入水即恢复成溶胶状态。

目标检测

一、选择题

（一）单项选择题

1. 100 mL 溶液中含 8 mg Ca^{2+}，则溶液中 Ca^{2+} 的浓度为（　　）

A. 0.2 $mol \cdot L^{-1}$　　B. 0.2 $mmol \cdot L^{-1}$

C. 2 $mol \cdot L^{-1}$　　D. 2 $mmol \cdot L^{-1}$

2. 配制 250 mL 0.1 $mol \cdot L^{-1}$的 $CuSO_4$ 溶液,需要称取 $CuSO_4 \cdot 5H_2O$ 多少克?(　　)

A. 4 g　　B. 6.25 g

C. 0.025 g　　D. 250 g

3. 9 $g \cdot L^{-1}$的生理盐水的物质的量浓度为(　　)

A. 0.015 4 $mol \cdot L^{-1}$　　B. 308 $mol \cdot L^{-1}$

C. 0.154 $mol \cdot L^{-1}$　　D. 15.4 $mol \cdot L^{-1}$

4. 下列温度相同、质量浓度相同的四种溶液,渗透压最大的是(　　)

A. 葡萄糖溶液　　B. 氯化钠溶液

C. 氯化钙溶液　　D. 蔗糖溶液

5. 下列 NaCl 溶液能使红细胞产生溶血现象的是(　　)

A. 9.0 $g \cdot L^{-1}$　　B. 15.0 $g \cdot L^{-1}$

C. 0.154 $mol \cdot L^{-1}$　　D. 3 $g \cdot L^{-1}$

6. 18.7 $g \cdot L^{-1}$的乳酸钠溶液的渗透浓度为(　　)

A. 278 $mOsm \cdot L^{-1}$　　B. 308 $mOsm \cdot L^{-1}$

C. 330 $mOsm \cdot L^{-1}$　　D. 298 $mOsm \cdot L^{-1}$

7. 下列能使红细胞发生皱缩的溶液是(　　)

A. 12.5 $g \cdot L^{-1}$ $NaHCO_3$　　B. 1.0 $g \cdot L^{-1}$ NaCl

C. 9.0 $g \cdot L^{-1}$ NaCl　　D. 100 $g \cdot L^{-1}$葡萄糖

8. 医学上已知相对分子质量的物质在人体内的组成标度,原则上用何浓度表示(　　)

A. 物质的量浓度　　B. 质量浓度

C. 质量摩尔浓度　　D. 质量分数

9. 氯化钠(NaCl)、氯化钙($CaCl_2$)和葡萄糖($C_6H_{12}O_6$)三种溶液的浓度均为 0.1 $mol \cdot L^{-1}$,按渗透压由高到低排列的顺序是(　　)

A. $CaCl_2 > NaCl > C_6H_{12}O_6$　　B. $C_6H_{12}O_6 > CaCl_2 > NaCl$

C. $NaCl > C_6H_{12}O_6 > CaCl_2$　　D. $C_6H_{12}O_6 > NaCl > CaCl_2$

10. 0.1 $mol \cdot L^{-1}$ Na_2CO_3 溶液的质量浓度为(　　)

A. 10.6 $g \cdot L^{-1}$　　B. 1.06 $g \cdot L^{-1}$

C. 0.154 $mol \cdot L^{-1}$　　D. 3 $g \cdot L^{-1}$

11. 正常人血浆的渗透压为(　　)

A. 280 ~ 320 kPa　　B. 720 kPa

C. 800 kPa　　D. 720 ~ 800 kPa

12. 外用消毒乙醇的体积分数为(　　)

A. 95%　　B. 75%

C. 70%　　D. 100%

13. 溶胶电泳的性质证明(　　)

A. 胶粒带电　　B. 胶粒运动

C. 胶粒稳定　　D. 胶粒解离

14. 胶体分散系中分散相粒子的直径范围是(　　)

A. 大于 100 nm　　B. 1 ~ 100 nm

C. 小于 100 nm　　D. 小于 1 nm

15. 下列分散系能产生丁铎尔现象,加少量电解质可聚沉的是(　　)

A. AgCl 溶胶　　B. NaCl 溶液

C. 蛋白质溶液　　D. 蔗糖溶液

(二) 多项选择题

1. 下列属于溶液组成标度的表示方法的是(　　)

A. 物质的量浓度　　B. 质量浓度

C. 密度　　D. 质量分数

E. 体积分数

2. 下列与人体血液等渗的溶液是(　　)

A. 0.9 $g \cdot L^{-1}$的 NaCl 溶液　　B. 9 $g \cdot L^{-1}$的 NaCl 溶液

C. 50 $g \cdot L^{-1}$的葡萄糖溶液　　D. 12.5 $g \cdot L^{-1}$的 $NaHCO_3$ 溶液

E. 0.5 $mol \cdot L^{-1}$的葡萄糖溶液

3. 正常人如果输入大量的低渗溶液会出现(　　)

A. 使红细胞溶胀　　B. 溶血

C. 使红细胞皱缩　　D. 易形成血栓

E. 无异常现象

4. 正常人如果输入大量的高渗溶液会出现(　　)

A. 使红细胞溶胀　　B. 胞质分离

C. 使红细胞皱缩　　D. 易形成血栓

E. 无异常现象

5. 人体血浆渗透压包括(　　)

A. 蛋白质渗透压　　B. 盐渗透压

C. 晶体渗透压　　D. 胶体渗透压

E. 氨基酸渗透压

6. 下列溶液在计算渗透压公式中引入的校正因子均为 2 的是(　　)

A. 葡萄糖溶液　　B. 氯化钠溶液

C. 氯化钙溶液　　D. 蔗糖溶液

E. 碘化钾溶液

7. 下列对溶胶能起保护作用的是(　　)

A. $CaCl_2$　　B. NaCl

C. Na_2SO_4　　D. 明胶

E. 淀粉

8. 影响溶胶稳定的因素是(　　)

A. 胶粒带电　　B. 电泳现象

C. 布朗运动　　D. 丁铎尔现象

E. 表面存在水化膜

二、简答题

1. 渗透现象的产生必须具备什么条件?

2. 分析说明临床上大量补液时,为何一定要给患者输入等渗溶液?

3. 什么是晶体渗透压和胶体渗透压?二者在生物体内维持水盐平衡中各具有的主要作用。

4. 溶胶有哪些基本性质？怎样区别溶胶和真溶液？

5. 溶胶和高分子溶液稳定的因素各是什么？使溶胶聚沉的方法有哪些？

6. 什么是高分子对溶胶的保护作用？这种保护作用在生理上有何重要意义？

三、实例分析

1. 300 mL 酒精溶液中，含酒精 225 mL，计算该溶液中酒精的体积分数。

2. 将 4.5 g NaCl 溶于 0.5 L 蒸馏水中配成溶液，计算该溶液的质量浓度和物质的量浓度。

3. 配制 500 mL 0.1 $mol \cdot L^{-1}$的盐酸，需用质量分数为 12%，密度为 1.06 $g \cdot mL^{-1}$的盐酸多少毫升？

4. 某患者需要补充 0.05 mol Na^+，问需要生理盐水多少毫升？

5. 37 ℃时血液的渗透压为 770 kPa，求配制 1 L 与血液等渗的 NaCl 溶液需 NaCl 多少克？

6. 计算 19 $g \cdot L^{-1}$乳酸钠（$C_3H_5O_3Na$）和 12.5 $g \cdot L^{-1}$ $NaHCO_3$ 溶液的渗透浓度各为多少？

（傅春华）

第三章　化学反应速率和化学平衡

学习要点

1. 化学反应速率、有效碰撞、活化分子和活化能的概念。
2. 浓度、温度、催化剂对化学反应速率的影响。
3. 可逆反应、化学平衡的概念及化学平衡常数的表示方法。
4. 影响化学平衡移动的因素。

化学反应是自然界物质变化的一种方式，研究化学反应常涉及两个问题，一是反应进行的快慢，即化学反应速率；二是反应进行的程度，即化学平衡。二者既有区别又有联系，探讨这两个问题对于理论研究和生产实践都具有重要意义。

第一节　化学反应速率

一、化学反应速率及表示方法

化学反应速率（rate of chemical reaction）是指在一定条件下反应物转变为产物的速率，通常用单位时间内反应物或产物浓度改变量的绝对值来表示。化学反应速率常用平均速率和瞬时速率表示。

平均速率的数学表达式为：

$$\bar{v} = \left|\frac{\Delta c}{\Delta t}\right| \tag{3-1}$$

式中，Δc 为浓度变化量，常用单位为 mol/L；Δt 为反应时间变化量，常用单位为秒（s）、分（min）和小时（h）。$\bar{v}$为平均速率，常用单位为 $mol \cdot L^{-1} \cdot s^{-1}$、$mol \cdot L^{-1} \cdot min^{-1}$、$mol \cdot L^{-1} \cdot h^{-1}$。

例如，合成氨的反应 $N_2(g) + 3H_2(g) \rightleftharpoons 2NH_3(g)$，某条件下，开始时 N_2、H_2 的浓度分别为 1.0 $mol \cdot L^{-1}$和 3.0 $mol \cdot L^{-1}$，2 秒后，测得 N_2、H_2、NH_3 的浓度分别为 0.8 $mol \cdot L^{-1}$、2.4 $mol \cdot L^{-1}$和 0.4 $mol \cdot L^{-1}$，则反应速率可分别表示为：

$$\bar{\nu}_{N_2} = 0.1\ mol \cdot L^{-1} \cdot s^{-1}$$
$$\bar{\nu}_{H_2} = 0.3\ mol \cdot L^{-1} \cdot s^{-1}$$
$$\bar{\nu}_{NH_3} = 0.2\ mol \cdot L^{-1} \cdot s^{-1}$$

计算结果表明：对于同一反应，用不同物质浓度的变化表示该反应速率的数值各不相同，但均代表同一化学反应的反应速率，且它们之间的关系与化学方程式中的各化学式前的系数成比例。因此，表示反应速率时，必须注明是用哪一种物质浓度的变化来表示的。

反应过程中,绝大部分化学反应不能匀速进行,因此,反应的平均速率并不能说明反应进行的真实情况。而当反应时间(Δt)越小时,反应的平均速率越接近反应的真实速率。

表示化学反应在某一时刻的速率称为瞬时速率,可以用极限的方法来表示。瞬时速率可表示为:

$$\nu = \lim_{\Delta t \to 0} \left| \frac{\Delta c}{\Delta t} \right| \tag{3-2}$$

反应速率一般指瞬时速率。但是,在各个时刻的瞬时速率中,初始速率比较常用。

二、影响化学反应速率的因素

化学反应速率的大小首先取决于参加反应的物质的本性,此外浓度、温度、催化剂等反应条件是影响化学反应速率的外界因素。可以通过改变外界条件来控制反应速率的快慢。

(一)有效碰撞理论简介

1. 有效碰撞　该理论认为,发生化学反应的先决条件是反应物分子间的相互碰撞。但是并不是所有的碰撞都能发生反应。在成千上万次碰撞中,只有少数分子间的碰撞才能发生反应。分子间能发生化学反应的碰撞称为**有效碰撞**(effective collision)。能够发生有效碰撞的分子称为**活化分子**(activating molecular)。这是因为能发生有效碰撞的活化分子比普通分子具有更高的能量。

2. 活化能　在有效碰撞理论中,将具有较大动能并能发生有效碰撞的反应物分子称活化分子。通常活化分子只占分子总数中的少部分。活化分子具有的最低能量(E^*)与反应物分子的平均能量($E_{平}$)之差称为**活化能**(activation energy),用 E_a 表示,单位为 $kJ \cdot mol^{-1}$。则:

$$E_a = E^* - E_{平} \tag{3-3}$$

活化能 E_a 越低,活化分子所占的比例越大,满足能量要求的有效碰撞越多,反应速率也越快;反之,E_a 越高,活化分子越少,反应速率越慢。因此,活化能是决定反应速率的内在因素。

(二)影响化学反应速率的因素

1. 浓度对化学反应速率的影响　反应物的浓度对化学反应速率影响很大。例如,$0.1\ mol \cdot L^{-1}$ 和 $0.05\ mol \cdot L^{-1}$ $Na_2S_2O_3$ 溶液分别与 $0.1\ mol \cdot L^{-1}$ H_2SO_4 溶液反应时,首先出现浑浊的是 $0.1\ mol \cdot L^{-1}$ 的 $Na_2S_2O_3$ 溶液,而 $0.05\ mol \cdot L^{-1}$ 的 $Na_2S_2O_3$ 溶液后出现浑浊。

$$Na_2S_2O_3 + H_2SO_4(稀) = Na_2SO_4 + SO_2\uparrow + S\downarrow(淡黄色) + H_2O$$

大量实验证明:当其他条件不变时,增大反应物的浓度,会增大反应速率;减小反应物的浓度,会减小反应速率。

增大反应物浓度会增大反应速率,原因是增加反应物浓度,单位体积内反应物分子总数增加,活化分子的总数也增加,有效碰撞次数增多,所以反应速率加快。

对于有气体参加的反应,当其他条件不变时,压力的改变会引起体积的变化,从而导致浓度的改变。因此,压力对反应速率的影响与浓度对反应速率的影响相同。

课堂活动

在其他条件不变时，增大压强，$N_2(g)+3H_2(g) \rightleftharpoons 2NH_3(g)$的化学反应速率能否加快？为什么？

2. 温度对化学反应速率的影响　对于绝大多数的化学反应，反应速率随温度的升高而加快。如常温下 H_2 和 O_2 的反应十分缓慢，慢到难以察觉，但当温度升高到 873 K 时，反应则通过剧烈的爆炸在瞬间完成。19 世纪 80 年代，荷兰科学家 van't Hoff 总结出一条经验规律：在其他条件不变的情况下，温度每升高 10 K，反应速率一般增大到原来的 2 ~ 4 倍。

升高温度，分子的平均能量增加，单位体积内活化分子的总数增加，有效碰撞次数增多，反应速率加快。

3. 催化剂对化学反应速率的影响　催化剂是一种能够改变化学反应速率、而其本身在反应前后质量、组成和化学性质均不改变的物质。凡能加快反应速率的催化剂称为正催化剂；凡是能减慢反应速率的催化剂称为负催化剂。一般情况下所提到的催化剂均指正催化剂。通常把负催化剂称为抑制剂。

催化剂能够加快化学反应速率的原因，是由于催化剂的存在改变了反应的历程，降低了反应的活化能，从而增加了活化分子的百分数，有效碰撞次数增多，大大加快了反应速率。

知识链接

生物催化剂——酶

生物体内的各种酶，都具有催化活性，称为生物催化剂。这些酶能催化生物体内的各种生化反应，能促进生物体的新陈代谢。生命活动中的消化、吸收、呼吸、运动和生殖都是酶促反应过程。酶是细胞赖以生存的基础。酶主要有以下特征：① 高选择性，一种酶参与一种反应，例如：淀粉酶只能促进淀粉水解，尿酶只能促进尿素水解。② 高效性，相同条件下酶能成千万倍的增大化学反应速率。③ 高敏感性，由于大多数酶是蛋白质，因而会被高温、强酸、强碱等破坏而变性。

第二节　化学平衡

一、可逆反应与化学平衡

1. 可逆反应　有些化学反应，其反应物能完全转变为产物，即反应能进行到底。例如，加热时氯酸钾全部分解为氯化钾和氧气。

$$2KClO_3 = 2KCl + 3O_2\uparrow$$

相反，在相同条件下，用氯化钾和氧气来制备氯酸钾是不可能的。在一定条件下，只能向一个方向进行的反应称为不可逆反应。但是,对于绝大多数化学反应来说,在反应物转变为产物的同时,生成物又可以转变为反应物。在同一条件下,既能向正反应方向进行,又能向逆反应方向进行的化学反应,称为**可逆反应**(reversiblereaction)。常用符号"$\rightleftharpoons$"表示可逆反应。如合成氨的反应:

$$N_2(g)+3H_2(g)\rightleftharpoons 2NH_3(g)$$

在可逆反应中,通常把从左向右进行的反应称为正反应,从右向左进行的反应称为逆反应。

2. 化学平衡　可逆反应不能进行完全,反应物不能全部转化为产物,反应体系中反应物和产物总是同时存在。有气体参加的可逆反应必须在密闭容器中进行。

反应开始时,反应物浓度大,正反应速率大,随着反应的进行,反应物浓度不断减少,正反应速率逐渐减慢;另一方面,由于产物的生成,逆反应也开始进行,且随着产物浓度的不断增加,逆反应速率逐渐加快。当反应进行到一定程度时,正反应速率与逆反应速率相等,此时反应体系中,反应物和产物的浓度不再发生变化,反应处于相对静止状态,反应达到了最大限度。

在一定条件下,可逆反应的正、逆反应速率相等时,反应体系所处的状态称为**化学平衡**(chemicol equilibrium)。处于平衡状态下的各物质的浓度称为平衡浓度。化学平衡具有以下特点:

(1) 化学平衡是一种动态平衡,反应继续进行,只是 $v_{正}=v_{逆}$;

(2) 化学平衡状态是可逆反应进行的最大限度,各物质的浓度将不再随时间而发生变化;

(3) 化学平衡是有条件的,当外界条件改变时,平衡将被破坏,反应继续进行,直到建立新的平衡。

二、化学平衡常数

在一定温度下,当可逆反应达到平衡时,生成物浓度幂的乘积与反应物浓度幂的乘积之比是一个常数(浓度的幂次在数值上等于反应方程式中各物质化学式前的系数)。该常数称为化学平衡常数,简称平衡常数,常用符号 K 表示。

对于可逆反应:$aA+bB\rightleftharpoons gG+hH$

在一定温度下达到平衡状态时,其平衡常数的表达式:

$$K=\frac{[G]^g[H]^h}{[A]^a[B]^b} \tag{3-4}$$

平衡常数可以分为两种表示方法,一种是浓度平衡常数,用 K_c 表示:

$$K_c=\frac{[G]^g[H]^h}{[A]^a[B]^b} \tag{3-5}$$

一种是压力平衡常数,用 K_p 表示,K_p 适用于气体反应:

$$K_p=\frac{{p_G}^g{p_H}^h}{{p_A}^a{p_B}^b} \tag{3-6}$$

式中 p_A、p_B、p_G 和 p_H 分别表示各种物质的平衡分压,单位为 Pa。

例如:

$$CO(g)+\frac{1}{2}O_2(g)\rightleftharpoons CO_2(g)$$

$$K_p=\frac{p_{CO_2}}{p_{CO}p_{O_2}^{\frac{1}{2}}}$$

该反应的平衡常数也可用 K_c 来表示:

$$K_c=\frac{[CO_2]}{[CO][O_2]^{\frac{1}{2}}}$$

K_c 和 K_p 一般通过实验测定得到,经常用于生产工艺研究中,又称为实验平衡常数。

书写化学平衡常数表达式的规则:

(1) 平衡常数表达式中各物质的浓度均为平衡浓度,气态物质以分压表示。

(2) 平衡常数表达式必须与反应方程式相符合。即使是反应物和生成物都相同的化学反应,方程式的写法不同(反应系数不同),平衡常数的表达式不同,平衡常数数值也不同。

(3) 反应体系中的纯固体、纯液体,均不写入平衡常数表达式。

(4) 在稀溶液中进行的反应,若反应有水参加,水不写入平衡常数表达式,非水溶液中水作为反应物或生成物要写入平衡常数表达式。

三、化学平衡的移动

化学平衡是一种有条件的动态平衡。当外界条件改变,可逆反应由一种平衡状态转变到另一种平衡状态的过程,称为化学平衡的移动。

当新的平衡建立时,如果生成物的浓度较原化学平衡时的浓度增大,称该化学平衡向正反应方向移动(向右移动);如果反应物的浓度较原化学平衡时的浓度增大,称该化学平衡向逆反应方向移动(向左移动)。

影响化学平衡移动的因素主要有浓度、温度、压力等。

(一) 浓度对化学平衡的影响

在温度一定的条件下,对于已达到平衡状态的可逆反应,如果增大反应物的浓度或减小产物的浓度,则 $v_{正}>v_{逆}$,平衡将向正反应方向移动;如果增大产物的浓度或减小反应物的浓度,则 $v_{正}<v_{逆}$,平衡将向逆反应方向移动。

例如,在某一温度下,$CO(g)+H_2O(g)\rightleftharpoons CO_2(g)+H_2(g)$ 在密闭容器中建立平衡,当 CO 和水蒸气的起始浓度均为 1.0 $mol\cdot L^{-1}$ 时,CO 的转化率为 62.5%;当 CO 和水蒸气的起始浓度分别为 1.0 $mol\cdot L^{-1}$ 和 5.0 $mol\cdot L^{-1}$ 时,CO 的转化率提高到 93.0%。由此可知,增加反应物水蒸气的浓度时,使平衡向正反应方向移动,从而达到新的平衡时,CO 的转化率已明显提高。

总之,在其他条件不变的情况下,增大反应物的浓度或减小产物的浓度,平衡向正反应方向进行;减小反应物的浓度或增大产物的浓度,平衡向逆反应方向进行。在药物生产中,常利用这一原理加大价格低廉原料的投料比,使价格昂贵的原料得到充分利用,从而降低成本,提高经济效益。

知识链接

人体内输氧过程中的化学平衡

血液中的血红蛋白(Hb)具有输送氧的功能,能和肺部的氧结合成氧合血红蛋白(HbO_2)。血红蛋白输送氧的功能基于以下可逆反应:

$$Hb + O_2 \rightleftharpoons HbO_2$$

临床输氧抢救病人正是利用浓度的变化引起化学平衡移动的原理。由于 O_2 的输入,使患者肺部 O_2 的浓度增大,平衡向生成 HbO_2 的方向移动;当 HbO_2 随血液循环流经组织时,O_2 被利用,使其浓度减低,平衡向 HbO_2 分解的方向移动,以维持患者对氧的需要。

(二)压力对化学平衡的影响

由于压力对固体和液体的体积影响很小,在固体和液体反应的平衡体系中,可不必考虑压力对化学平衡的影响。

对于有气态物质参加的化学平衡体系,如果反应前后气态物质分子总数相等的可逆反应,改变压力,能够同等程度地改变正反应速率和逆反应速率,化学平衡不会移动。

对于有气态物质参加的化学平衡体系,如果反应前后气态物质分子总数不相等,增大或者减小压力,平衡会发生移动。平衡移动的方向与反应前后气态物质分子总数(或气体体积)有关。

例如,红棕色的 NO_2 气体和无色 N_2O_4 气体,在一定条件下达到下列化学平衡:

$$2NO_2(g)(\text{红棕色}) \rightleftharpoons N_2O_4(g)(\text{无色})$$

由化学方程式可知,反应前后气态物质分子总数不相等,气态反应物的分子总数与气态生成物的分子总数之比是2:1。正反应是气态物质分子总数减少的反应,逆反应是气态物质分子总数增加的反应。达到平衡时,如果增大压力,体系的混合气体颜色变浅,说明平衡向生成 N_2O_4 的方向,即向正反应的方向移动。反之,减小压力,混合气体的颜色变深,说明平衡向生成 NO_2 的逆反应方向移动。

总之,对于有气态物质参加的可逆反应,在其他条件不变的情况下,增大压力,化学平衡向气态物质分子总数减少(气体体积缩小)的方向移动;减小压力,化学平衡向气态物质分子总数增加(气体体积增大)的方向移动。

(三)温度对化学平衡的影响

温度对于化学平衡的影响与前面两种情况不同。浓度和压强的改变,只能使化学平衡移动,但平衡常数不会改变。而温度的变化,却会使平衡常数发生改变,因此平衡发生移动。对于可逆反应,如果正反应是放热反应,逆反应一定是吸热反应,而且,放出的热量与吸收的热量相等。热量用“Q”表示,一般写在化学方程式的右端,放热用“$+Q$”表示,吸热用“$-Q$”表示。

例如,在 $N_2(g) + 3H_2(g) \rightleftharpoons 2NH_3(g) + Q$ 反应中,正反应是放热反应,逆反应是吸热反应。当降低温度时,正、逆反应的速率都会减小,但减小的程度不同,放热反应减小的倍数小于吸热反应减小的倍数，平衡将向正反应方向移动，即向放热反应方向移动；当升高温度时，正、逆反应的速率都增大，但放热反应增大的倍数小于吸热反应增大的倍数，平衡将向逆反应方向移动，即向吸热反应方向移动。所以，较低的反应温度将有利于氨的合成。

总之，对任意一个可逆反应，升高温度，化学平衡向着吸热反应的方向移动；降低温度，化学平衡向着放热反应的方向移动。

难点解析

催化剂能够改变化学反应速率，但不能使化学平衡移动。

因为对于可逆反应，催化剂能够同等程度地增加正反应和逆反应的速率，因此催化剂不能使化学平衡移动。但是，使用催化剂能够缩短反应达到平衡所需要的时间。

法国化学家 Le Chatelier 将浓度、压力和温度对化学平衡的影响加以总结，概括成一条普遍的规律：任何已经达到平衡的体系，如果改变平衡体系的一个条件，如浓度、压力或温度，平衡则向减弱这个改变的方向移动，这一规律称为 Le Chatelier 原理，又称平衡移动原理。平衡移动原理是普遍的规律，对所有的动态平衡均适用。但应注意，平衡移动原理只应用于已达到平衡的体系，而不适用于非平衡体系。

课堂活动

人体吸入较多 CO 会引起中毒，原因是 CO 与血液中的血红蛋白（Hb）结合，使血红蛋白不能很好地与 O_2 结合，患者因缺氧而窒息，甚至死亡。反应可表示为：

$$HbO_2 + CO \rightleftharpoons HbCO + O_2$$

运用化学平衡原理，说明抢救 CO 中毒患者时应采取哪些措施？

目标检测

一、选择题

（一）单项选择题

1. 升高温度使化学反应速率增大的原因是（　　）

A. 增加单位体积内反应物分子数　　B. 减少反应物分子的碰撞机会

C. 增加单位体积内反应物活化分子数　　D. 降低反应物活化分子数

2. 在 2 L 的溶液中含 4.0 mol 某反应物，经过 2 s 后，该反应物还剩下 2.0 mol，则以该反应物表示的反应速率是（　　）

A. $1.0\ mol \cdot L^{-1} \cdot s^{-1}$　　B. $0.5\ mol \cdot L^{-1} \cdot s^{-1}$

C. $3.0\ mol \cdot L^{-1} \cdot s^{-1}$　　D. $1.5\ mol \cdot L^{-1} \cdot s^{-1}$

3. 影响化学反应速率大小的内因是（　　）

A. 浓度　　B. 压力

C. 温度　　D. 反应物结构

4. 当其他条件不变时，温度每升高 10 K，反应速率一般增大到原来的（　　）

A. 2～4 倍　　B. 2～3 倍

C. 1～2 倍　　D. 2～8 倍

5. 催化剂能改变化学反应速率的本质原因是（　　）

A. 改变化学反应的历程　　B. 增大了活化分子百分数

C. 增大了反应物浓度　　D. 增加了反应物分子间的碰撞频率

6. 在同一反应条件下，只能向一个方向进行的反应称为（　　）

A. 放热反应　　B. 吸热反应

C. 不可逆反应　　D. 可逆反应

7. 在可逆反应中加催化剂的目的是（　　）

A. 使平衡向正反应方向移动　　B. 使原来不能发生的反应得以发生

C. 破坏化学平衡状态　　D. 改变反应达到平衡的时间

8. 反应 $3H_2 + N_2 \rightleftharpoons 2NH_3$ 的化学平衡常数的表达式正确的是（　　）

A. $K_c = \frac{[NH_3]}{[N_2][H_2]}$　　B. $K_c = \frac{[NH_3]^2}{[N_2][H_2]^3}$

C. $K_c = \frac{[N_2][H_2]}{[NH_3]}$　　D. $K_c = \frac{[N_2][H_2]^3}{[NH_3]^2}$

9. 在 $m\text{A(g)} + n\text{B(g)} \rightleftharpoons p\text{C(g)} + q\text{D(s)}$ 的平衡体系中，若增大压力平衡不移动，则 m、n、p、q 之间的关系是（　　）

A. $m + n = p + q$　　B. $m + n < p + q$

C. $m + n = p$　　D. $m + n < p$

10. 改变下列条件，能使可逆反应的平衡常数发生变化的是（　　）

A. 浓度　　B. 压力

C. 温度　　D. 催化剂

（二）多项选择题

1. 影响化学反应速率的因素是（　　）

A. 反应物浓度　　B. 生成物浓度

C. 温度　　D. 催化剂

E. 反应物系数

2. 化学平衡时的特点是（　　）

A. 各物质的浓度不再随时间而发生变化　　B. 动态平衡

C. 反应物浓度的乘积与生成物浓度的乘积相等　　D. 反应物与生成物浓度相等

E. 正反应速率与逆反应速率相等

3. 对于 $N_2 + 3H_2 \rightleftharpoons 2NH_3 + Q$，下列能增大 H_2 的平衡转化率的是（　　）

A. 加入催化剂　　B. 降低温度

C. 增大压力　　D. 增大 N_2 的浓度

E. 增大 H_2 的浓度

4. 可逆反应 $\text{A(s)} + \text{AB}_2\text{(g)} \rightleftharpoons 2\text{AB(g)}$ 达平衡状态，改变下列条件，能使平衡发生移动的是（　　）

A. 降低温度　　B. 增大压力

C. 使用催化剂　　D. 升高温度

E. 减小压力

二、简答题

1. 反应 $2NO + O_2 \rightleftharpoons 2NO_2 + Q$ 达到平衡时，如果要使平衡分别向右、向左移动，各应采取哪些措施？

2. 请用有效碰撞理论解释浓度、温度、催化剂对化学反应速率的影响。

3. 写出下列反应的平衡常数表达式

(1) $H_2(g) + I_2(g) \rightleftharpoons 2HI(g)$

(2) $C(s) + O_2(g) \rightleftharpoons CO_2(g)$

（黄春花）

第四章　电解质溶液

学习要点

1. 弱电解质的解离平衡及同离子效应。
2. 酸碱质子理论的基本概念及酸碱反应的实质。
3. 水的质子自递反应及弱电解质溶液的 pH 计算。
4. 缓冲溶液的缓冲机制及配制。

在生物体内，电解质是生命活动必不可少的物质，电解质在溶液中的粒子状态及变化规律引起的酸碱环境变化和平衡改变，从而导致的一系列生理、病理变化及各种代谢的进行。因此，学习电解质溶液的基本理论、基本知识，对医学科学的学习是十分重要的。

第一节　弱电解质在溶液中的解离

电解质（electrolytic）是在水溶液里或熔融状态下能够导电的化合物。浓度相同的不同电解质溶液含离子的多少不同，导电能力也不相同。通常根据导电性能的强弱，把电解质分为强电解质和弱电解质。

强电解质在溶液中能完全解离成离子，溶液中不存在强电解质分子。强电解质的解离是不可逆的。弱电解质在溶液中只有部分解离成离子，溶液中还存在弱电解质分子，弱电解质的解离是可逆的。

知识链接

水、电解质代谢紊乱

水和电解质广泛分布在细胞内外，参与体内许多重要的功能和代谢活动，对正常生命活动的维持起着非常重要的作用。体内水和电解质的动态平衡是通过神经、体液的调节实现的。临床上常见的水、电解质代谢紊乱现象，包括高渗性脱水、低渗性脱水、等渗性脱水、水肿、水中毒、低钾血症和高钾血症以及酸中毒和碱中毒等。

人和高等动物机体内的细胞也像水中的单细胞生物一样是在液体环境之中的。和单细胞生物不同的是人体大量细胞拥挤在相对很少量的细胞外液中，这是进化的结果。但正常人体具有精确的调节机构，能不断更新并保持细胞外液化学成分、理化特性和容量方面的相对恒定，这就是对生命活动具有十分重要意义的内环境。

水、电解质代谢紊乱在临床上十分常见。许多器官系统的疾病，一些全身性的病理过程，都可以引起或伴有水、电解质代谢紊乱；外界环境的某些变化，某些医源性因素如药物使用不当，也常导致水、电解质代谢紊乱。如果得不到及时的纠正，水、电解质代谢紊乱将导致全身各器官系统特别是心血管系统、神经系统的生理功能和机体的物质代谢发生相应的障碍，严重时可导致死亡。因此，水、电解质代谢紊乱是临床上极为重要的问题之一，受到了医学科学工作者的普遍重视。

一、弱电解质的解离平衡

（一）解离平衡和解离常数

弱电解质在水溶液中只有部分发生解离，其水溶液中存在着已解离的弱电解质的组分离子和未解离的弱电解质分子。如醋酸在溶液中的解离：

$$HAc \rightleftharpoons H^+ + Ac^-$$

一方面少数的 HAc 分子在水分子的作用下解离成离子，另一方面溶液中部分 H^+ 和 Ac^- 又不断地相互吸引而重新结合成弱电解质分子。在一定温度下，当正反应速率与逆反应速率相等时，解离达到动态平衡，称为解离平衡。

解离平衡是化学平衡的一种形式，符合一般化学平衡原理。醋酸的解离平衡常数表达式为：

$$K_i = \frac{[H^+][Ac^-]}{[HAc]} \qquad (4-1)$$

式中 $[H^+]$、$[Ac^-]$ 和 $[HAc]$ 分别表示三个物种的平衡浓度，K_i 为解离平衡常数，简称解离常数。通常弱酸的解离常数用 K_a 表示，弱碱的解离常数用 K_b 表示。解离常数的大小反映了弱电解质解离为离子的趋势，K_i 值越大，表示该弱电解质越容易解离；K_i 值越小，表示该弱电解质越不容易解离。通过比较不同弱电解质的 K_i 值，可判断它们解离能力的强弱。部分弱电解质的解离常数见表 4-1。

表 4-1 部分弱电解质的解离常数（25 ℃）

电解质		解离常数 K_i	pK
HCN		4.93×10^{-10}	9.31
HF		3.53×10^{-4}	3.45
HNO_2		5.1×10^{-4}	3.29
H_2S	K_1	9.1×10^{-8}（18 ℃）	7.04
	K_2	1.1×10^{-12}（18 ℃）	11.96
H_2CO_3	K_1	4.3×10^{-7}	6.37
	K_2	5.61×10^{-11}	10.25
H_3PO_4	K_1	7.52×10^{-3}	2.12

续表

电解质	解离常数 K_i	pK
H_3PO_4	K_2 6.23×10^{-8}	7.21
	K_3 4.4×10^{-13}	12.36
$NH_3\cdot H_2O$	1.79×10^{-5}	4.75
$Zn(OH)_2$	K_1 4.4×10^{-5}	4.36
	K_2 1.5×10^{-9}	8.82

解离常数与温度有关,与浓度无关。如在 25 ℃时,0.1 $mol\cdot L^{-1}$ 和 0.001 $mol\cdot L^{-1}$ HAc 溶液的解离常数都为 $K_a=1.76\times10^{-5}$。

(二)解离度

解离度(degree of dissociation)是在一定温度下,弱电解质在溶液中达到解离平衡时,已解离的弱电解质分子数和原有的弱电解质分子总数之比。通常用 α 来表示:

$$\alpha=\frac{\text{已解离的电解质分子数}}{\text{电解质分子总数}} \tag{4-2}$$

相同浓度的不同弱电解质,其解离度不同。电解质越弱,解离度越小。因此,解离度的大小能有效地表示电解质的相对强弱。

电解质解离度的大小除与本身的结构组成有关外,还与溶液的浓度、温度及溶剂有关。一般同种电解质溶液,溶液浓度越小,解离度越大,因为溶液浓度越小,离子之间相互碰撞重新结合成分子的机会越小,则解离度较大;电解质的解离度通常随着温度的升高而增大,因为解离过程需要吸热,所以升高温度有利于电解质的解离,使解离度增大;同一种电解质在不同种溶剂中的解离度不同,通常溶剂的极性越大,电解质的解离度越大。如 HCl 在水溶液中全部解离,但在苯中几乎不解离。

解离常数和解离度是两个不同的概念,它们从不同的角度表示弱电解质的相对强弱。在温度、浓度相同的条件下,解离度越小,电解质越弱。解离常数和解离度都能衡量弱电解质解离程度的大小,当 $c/K_i\geqslant500$ 时,它们之间存在如下关系:

$$K_i=c\alpha^2 \quad \text{或} \quad \alpha=\sqrt{\frac{K_i}{c}} \tag{4-3}$$

式(4-3)即为弱电解质的解离常数、解离度和浓度三者之间的定量关系式。它表明对某一给定的弱电解质,在一定温度下(K_i 为定值),解离度随溶液的稀释(浓度减小)而增大。这个关系式被称为稀释定律。

由此可见,只有在浓度相同的条件下,才能用解离度的大小来比较弱电解质的相对强弱,而解离常数与浓度无关。因此解离常数能更深刻地反映弱电解质的本性,在实际应用中更为重要。

二、同离子效应和盐效应

（一）同离子效应

弱电解质的解离平衡是一种动态平衡，当外界条件发生改变时，会引起平衡的移动。如在 HAc 溶液中，存在以下解离平衡：

$$HAc \rightleftharpoons H^+ + Ac^-$$

若在平衡系统中加入与 HAc 含有相同离子的强电解质 NaAc，由于 NaAc 在溶液中完全解离：

$$NaAc = Na^+ + Ac^-$$

Ac^- 的浓度增大，解离平衡向左移动，抑制了 HAc 的解离，溶液中 HAc 的解离度减小。

在弱电解质溶液中，加入与弱电解质具有相同离子的强电解质时，使弱电解质的解离度减小的现象，称为**同离子效应**(common ion effect)。

例如，在氨水中加入少量强电解质 NH_4Cl，溶液中 NH_4^+ 浓度增大，解离平衡向左移动，从而降低了氨水的解离度，产生同离子效应。

$$NH_3 + H_2O \rightleftharpoons OH^- + NH_4^+$$

$$NH_4Cl = Cl^- + NH_4^+$$

同离子效应可用于缓冲溶液的配制，在药物分析中也可用来控制溶液中某种离子的浓度。

（二）盐效应

如果在 HAc 溶液中加入与 HAc 不含相同离子的强电解质 NaCl，由于溶液中离子总浓度增大，离子间的相互牵制作用增大，H^+ 和 Ac^- 结合生成 HAc 的速率减小，使 HAc 的解离度增大。这种在弱电解质溶液中，加入与弱电解质不含相同离子的强电解质时，使弱电解质的解离度增大的现象，称为**盐效应**(salt effect)。

产生同离子效应时，必然伴随盐效应的发生，两种效应的结果是相反的，但同离子效应对解离度的影响远远超过了盐效应。因此，在讨论同离子效应时，通常忽略其伴随的盐效应。

难点解析

在 10 mL 0.1 $mol \cdot L^{-1}$ $NH_3 \cdot H_2O$ 溶液中加入少量 NH_4Cl 晶体，$NH_3 \cdot H_2O$ 的解离常数 K_b 不变，但溶液的 pH 减小。

因为，在一定温度下，K_b(或 K_a)不受溶液中其他共存物质的影响，故加入少量 NH_4Cl 晶体，$NH_3 \cdot H_2O$ 的解离常数 K_b 不变；在 $NH_3 \cdot H_2O$ 中加入 NH_4Cl，溶液中 NH_4^+ 浓度增大，解离平衡向左移动，从而降低了氨水的解离度，产生同离子效应，溶液中$[OH^-]$降低，$[H^+]$增大，所以溶液的 pH 减小。

第二节　酸碱质子理论

酸和碱是两类重要的电解质,人们通过对酸碱的性质与组成、结构关系的研究,提出了一系列的酸碱理论,常见的有电离理论和质子理论。1887 年瑞典化学家阿伦尼乌斯(Arrhenius)提出酸碱电离理论,该理论把酸碱限制在水溶液中,一些不在水溶液中进行的酸碱反应及许多化学现象,无法得到解释和说明。为此,1923 年丹麦的布朗斯特(Bronsted)和英国的劳瑞(Lowry)提出了酸碱质子理论。

一、酸碱的定义

现代酸碱质子理论认为:凡能给出质子(H^+)的物质都是酸;凡能接受质子的物质都是碱。酸是质子的给予体,酸给出质子后剩余的部分是碱;碱是质子的接受体,碱接受质子后即成为酸。酸和碱的关系可用下式表示为:

$$\text{酸} \rightleftharpoons \text{质子} + \text{碱}$$

$$HCl \rightleftharpoons H^+ + Cl^-$$

$$NH_4^+ \rightleftharpoons H^+ + NH_3$$

$$H_3PO_4 \rightleftharpoons H^+ + H_2PO_4^-$$

$$HAc \rightleftharpoons H^+ + Ac^-$$

$$H_2CO_3 \rightleftharpoons H^+ + HCO_3^-$$

$$HCO_3^- \rightleftharpoons H^+ + CO_3^{2-}$$

$$H_3O^+ \rightleftharpoons H^+ + H_2O$$

$$H_2O \rightleftharpoons H^+ + OH^-$$

从上述例子可以看出:酸和碱可以是中性分子,也可以是阴离子或阳离子。如盐酸、醋酸是分子酸,而 NH_4^+ 则是离子酸。Cl^-、CO_3^{2-} 是离子碱。有些物质如 H_2O、HCO_3^- 等既可以给出质子又可以接受质子,这类既能给出质子又能接受质子的物质称为两性物质。

酸给出质子后变成碱,碱接受质子后变成酸,这种相互依存的关系称为共轭关系。仅相差 1 个质子的一对酸碱称为共轭酸碱对。如 HAc 是 Ac^- 的共轭酸,Ac^- 是 HAc 的共轭碱。在一对共轭酸碱对中,共轭酸的酸性越强,其共轭碱的碱性越弱;反之亦然。

二、酸碱反应的实质

根据酸碱质子理论,酸碱反应实际上是酸失去质子,碱得到质子,酸把质子传递给碱的过程。共轭酸碱对的转换,只是酸碱半反应,不能单独进行,酸碱反应必须是两个酸碱半反应相互作用才能实现。其实质是两个共轭酸碱对间的质子传递,可用下式表示:

$$\underset{\text{酸 1}}{HA} + \underset{\text{碱 2}}{B} \rightleftharpoons \underset{\text{酸 2}}{HB} + \underset{\text{碱 1}}{A}$$

共轭酸碱对(碱 2—酸 2)

共轭酸碱对(酸 1—碱 1)

上式中，HA 把质子传递给 B，自身变为 A，B 接受质子，变为 HB。HA 是 A 的共轭酸，B 是 HB 的共轭碱。

从以上反应可以看出：一种酸和一种碱（酸 1 和碱 2）的反应，总是导致另一种酸和一种碱（酸 2 和碱 1）的生成。并且酸 1 和生成的碱 1 组成一对共轭酸碱对，碱 2 和生成的酸 2 组成另一对共轭酸碱对。这说明酸碱反应的实质是两对共轭酸碱对之间的质子传递反应。

这种质子传递反应，只是质子从一种物质传递给另一种物质。反应既可在水溶液中进行，也可在非水溶液中或气相中进行。例如：

$$HCl + NH_3 \rightleftharpoons NH_4^+ + Cl^-$$

NH_3 和 HCl 的反应，无论在水溶液、液氨溶液、苯溶液或气相中，其实质都是一样的，即 HCl 是酸，放出质子给 NH_3，然后转变为它的共轭碱 Cl^-；NH_3 是碱，接受质子，转变为它的共轭酸 NH_4^+。

酸碱反应总是由较强的酸和较强的碱作用，向着生成较弱的酸和较弱的碱的方向进行。

电离理论中的解离反应、中和反应、水解反应等，都可看做是质子传递的酸碱反应。如解离反应就是水与分子酸碱的质子传递反应。

$$HCl + H_2O \rightleftharpoons H_3O^+ + Cl^-$$

总之，酸碱的质子理论扩大了酸碱的含义和酸碱反应的范围，把水溶液中进行的各种离子反应系统地归纳为质子传递的酸碱反应，摆脱了酸碱必须在水中发生反应的局限性。

第三节　水的质子自递反应和溶液 pH 计算

一、水的质子自递反应

根据酸碱质子理论，水是一种酸碱两性物质，它既可做质子的给予体，也可做质子的接受体。在水分子之间同样能够发生质子的传递反应，称为水的**质子自递反应**（proton self-transfer reaction）。反应方程式如下：

$$H_2O + H_2O \rightleftharpoons H_3O^+ + OH^-$$

在一定温度下，该反应达到平衡时，存在如下关系式：

$$K_i = \frac{[H_3O^+][OH^-]}{[H_2O][H_2O]}$$

式中 K_i 为水的平衡常数。在纯水或稀溶液中，一般将 $[H_2O]$ 视为常数，它与 K_i 合并成一个新常数 K_W。则：

$$K_W = [H_3O^+][OH^-] \qquad (4-4)$$

K_W 称为水的质子自递常数，又称水的离子积。水的质子自递反应是吸热反应，温度升高，K_W 增大。在一定温度下，水中的 $[H_3O^+]$ 与 $[OH^-]$ 的乘积为一常数。实验测得在 25 ℃时，

$[H_3O^+]=[OH^-]=10^{-7}\ mol\cdot L^{-1}$，则 $K_W=1.0\times10^{-14}$。

水的质子自递常数不仅适用于纯水，也适用于所有稀水溶液。为了简便起见，用$[H^+]$代表$[H_3O^+]$，则有：

$$K_W=[H^+][OH^-]=1.0\times10^{-14}$$

例 1　计算 25 ℃时 0.001 mol·L^{-1} NaOH 溶液中氢离子的浓度。

解：$[OH^-]=10^{-3}\ mol\cdot L^{-1}$，根据公式 $K_W=[H^+][OH^-]=10^{-14}$

$$[H^+]=\frac{K_W}{[OH^-]}=\frac{1.0\times10^{-14}}{10^{-3}}=10^{-11}\ mol\cdot L^{-1}$$

二、共轭酸碱解离常数的关系

在水溶液中，共轭酸碱对 $HA-A^-$ 分别存在如下的质子传递反应平衡式：

$$HA+H_2O\rightleftharpoons A^-+H_3O^+$$

$$A^-+H_2O\rightleftharpoons HA+OH^-$$

其反应的平衡常数为：

$$K_a=\frac{[H_3O^+][A^-]}{[HA]}$$

$$K_b=\frac{[HA][OH^-]}{[A^-]}$$

将两式相乘：

$$K_a\cdot K_b=\frac{[H_3O^+][A^-]}{[HA]}\cdot\frac{[HA][OH^-]}{[A^-]}=[H_3O^+][OH^-]=K_W$$

$$K_aK_b=K_W \tag{4-5}$$

两边同时取负对数得：

$$pK_a+pK_b=pK_W$$

以上公式表明，共轭酸碱对的 K_a 与 K_b 成反比，说明酸越弱，其共轭碱越强；碱越弱，其共轭酸越强。

例 2　已知 25 ℃时，HAc 的 $K_a=1.75\times10^{-5}$，计算 Ac^- 的 K_b。

解：Ac^- 是 HAc 的共轭碱，根据公式 $K_aK_b=K_W$

$$K_b=\frac{K_W}{K_a}=\frac{1.0\times10^{-14}}{1.75\times10^{-5}}=5.71\times10^{-10}$$

课堂活动

K_a、K_b、K_w 分别代表的意义以及它们与溶液的温度、浓度是否有关？

三、溶液的酸碱性

根据溶液中$[H^+]$或$[OH^-]$的大小，可以将溶液分为酸性、中性和碱性溶液。

当$[H^+]=[OH^-]=1\times10^{-7}\ mol\cdot L^{-1}$时，溶液显中性；

当$[H^+]>[OH^-]$，$[H^+]>1\times10^{-7}\ mol\cdot L^{-1}$，$[OH^-]<1\times10^{-7}\ mol\cdot L^{-1}$时，溶液显酸性；

当$[H^+]<[OH^-]$，$[H^+]<1\times10^{-7}\ mol\cdot L^{-1}$，$[OH^-]>1\times10^{-7}\ mol\cdot L^{-1}$时，溶液显碱性。

对于$[H^+]$或$[OH^-]$很小的溶液，通常采用 pH 或 pOH 来表示溶液的酸碱性。

pH 是溶液中$[H^+]$的负对数：

$$pH=-\lg[H^+] \tag{4-6}$$

pOH 是溶液中$[OH^-]$的负对数：

$$pOH=-\lg[OH^-] \tag{4-7}$$

则溶液 pH 的大小与溶液酸碱性的关系为：

当 $pH=7$，溶液呈中性；当 $pH<7$，溶液呈酸性；当 $pH>7$，溶液呈碱性。

例如：$[H^+]=1\times10^{-7}\ mol\cdot L^{-1}$　则 $pH=-\lg10^{-7}=7.0$

　　　$[OH^-]=1\times10^{-10}\ mol\cdot L^{-1}$　则 $pOH=-\lg10^{-10}=10.0$

在 298.15 K 时，对于同一溶液，因为 $K_w=[H^+][OH^-]=1\times10^{-14}$

两边取负对数，则可得：

$$pH+pOH=14.0 \tag{4-8}$$

知识链接

人体 pH 对药物存在状态的影响

人体不同位置的体液有不同的 pH，其中胃液的 pH 约为 1.0，血液略偏碱性，口服的酸性药物通过胃部时，绝大部分以分子状态存在，易通过细胞膜被吸收。酸性药物不宜与碱性药物同时服用，当酸性药物与碳酸氢钠同服时，胃内 pH 增高，药物解离增多，吸收减少。口服的碱性药物在胃部，主要以离子状态存在，不易通过细胞膜被吸收，因此弱碱性药物口服吸收差，常采用注射给药。

四、一元弱酸、弱碱溶液的 pH 计算

强酸、强碱在水溶液中是完全解离的，通常可忽略水的质子自递作用，pH 可直接用其质子浓度进行计算。而弱酸、弱碱溶液由于存在解离平衡，pH 计算则比较复杂，通常采取近似处理。

在一元弱酸或弱碱水溶液中，同时存在着弱酸或弱碱本身的解离平衡及溶剂水的质子自递平衡。

设一元弱酸 HA 溶液的起始浓度为 c。通常情况下，当 $cK_a\geqslant20K_w$ 时，可以忽略溶液中水的质子自递平衡；当 $c/K_a\geqslant500$ 时，质子传递平衡产生的$[H^+]$远小于 HA 的总浓度 c，则 $c-[H^+]\approx c$。

当满足上述条件时，可推导出计算一元弱酸溶液中[H^+]的最简公式：

$$[H^+]=\sqrt{cK_a} \tag{4-9}$$

设 c 为一元弱碱溶液的起始浓度，同理，当 $cK_b \geqslant 20K_w$，$c/K_b \geqslant 500$ 时，可以推导出计算一元弱碱溶液中[OH^-]的最简公式：

$$[OH^-]=\sqrt{cK_b} \tag{4-10}$$

例 3　计算 25℃时，0.10 mol·L^{-1}HAc 溶液的 pH。($K_a=1.76\times10^{-5}$)

解：因$\dfrac{c}{K_a}=\dfrac{0.10}{1.76\times10^{-5}}>500$，$cK_a=1.76\times10^{-5}\times0.10=1.76\times10^{-6}>20K_w$。

所以，可用最简公式计算。

$$[H^+]=\sqrt{cK_a}=\sqrt{1.76\times10^{-5}\times0.10}=1.33\times10^{-3}\ \text{mol}\cdot\text{L}^{-1}$$

$$pH=-\lg[H^+]=-\lg1.33\times10^{-3}=2.88$$

例 4　计算 298.15 K 时，0.10 mol·L^{-1}NH_4Cl 溶液的 pH。(NH_4^+ 的 $K_a=5.68\times10^{-10}$)

解：NH_4Cl 在水溶液中完全解离为 NH_4^+ 和 Cl^-，NH_4^+ 的浓度 c 为 0.10 mol·L^{-1}。

因$\dfrac{c}{K_a}=\dfrac{0.10}{5.68\times10^{-10}}>500$，$cK_a=5.68\times10^{-10}\times0.10>20K_w$。

所以$[H^+]=\sqrt{cK_a}=\sqrt{5.68\times10^{-10}\times0.10}=7.5\times10^{-6}\ \text{mol}\cdot\text{L}^{-1}$

$pH=-\lg[H^+]=-\lg7.5\times10^{-6}=5.12$

知识链接

1. 多元弱酸、弱碱溶液 pH 近似计算　在多元弱酸或多元弱碱的溶液中，通常 H^+ 或 OH^- 主要来源于第一步解离。因此，一般情况下，多元弱酸或多元弱碱溶液中[H^+]或[OH^-]的计算，可按一元弱酸或一元弱碱进行简化处理。

多元弱酸溶液：当 $cK_{a1}\geqslant 20K_w$，$\dfrac{c}{K_{a1}}\geqslant 500$ 时：$[H^+]=\sqrt{cK_{a1}}$

多元弱碱溶液：当 $cK_{b1}\geqslant 20K_w$，$\dfrac{c}{K_{b1}}\geqslant 500$ 时：$[OH^-]=\sqrt{cK_{b1}}$

2. 两性物质溶液 pH 近似计算　对于如 $NaHCO_3$、K_2HPO_4、NaH_2PO_4 等两性物质来说，一般进行如下近似处理：

对于 HA^-、H_2A^- 类型的两性物质，当 $cK_{a2}\geqslant 20K_w$，$\dfrac{c}{K_{a1}}>20$ 时：$[H^+]=\sqrt{K_{a1}K_{a2}}$

对于 HA^{2-} 类型的两性物质，当 $cK_{a3}\geqslant 20K_w$，$\dfrac{c}{K_{a2}}>20$ 时：$[H^+]=\sqrt{K_{a2}K_{a3}}$

第四节　缓冲溶液

在生物体内的许多化学反应会产生酸碱性物质，其 pH 并没有因此而发生明显改变。保

障人体正常生理活动的体液具有一定的 pH 范围（如血浆 pH = 7.35 ~ 7.45），它们不因物质代谢产生的酸碱而发生 pH 变化，因为它们是缓冲溶液。学习缓冲溶液的基本原理，不仅有助于正确掌握缓冲溶液的应用，也有助于在理论上阐明某些生理现象和体内的化学反应，在医学上具有重要意义。

一、缓冲溶液和缓冲机制

（一）缓冲溶液及其组成

缓冲溶液（buffer solution）是一种能对抗外来少量强酸、强碱或适当稀释，而保持本身的 pH 几乎不变的溶液。如果在 100 mL 纯水或稀 NaCl 溶液中（pH = 7），加入 2 滴（约 0.1 mL）1.0 $mol \cdot L^{-1}$ 的 HCl 溶液，则 $[H^+]$ 将由 $1.0 \times 10^{-7}\ mol \cdot L^{-1}$ 增至 $1.0 \times 10^{-3}\ mol \cdot L^{-1}$，pH 由 7 变为 3，改变 4 个 pH 单位。说明在纯水或稀 NaCl 溶液中加入少量酸或碱，pH 将发生显著变化。

与此相反，如果在 HAc 和 NaAc 的混合溶液中加入少量盐酸或 NaOH 溶液，经测定，该溶液的 pH 几乎不发生明显改变，说明该溶液为缓冲溶液。缓冲溶液对强酸、强碱或稀释的抵抗作用称为**缓冲作用**（buffer action）。

缓冲溶液一般是由具有足够浓度、适当比例的共轭酸碱对的两种物质组成。通常把组成缓冲溶液共轭酸碱对的两种物质合称为**缓冲对**（buffer pair）或**缓冲系**（buffer system）。一些常见的缓冲系见表 4－2。

表 4－2　一些常见的缓冲系

缓冲系	质子传递平衡	pK_a（25 ℃）
HAc－NaAc	$HAc + H_2O \rightleftharpoons Ac^- + H_3O^+$	4.75
$H_2CO_3-NaHCO_3$	$H_2CO_3 + H_2O \rightleftharpoons HCO_3^- + H_3O^+$	6.37
$H_3PO_4-NaH_2PO_4$	$H_3PO_4 + H_2O \rightleftharpoons H_2PO_4^- + H_3O^+$	2.12
$NaHCO_3-Na_2CO_3$	$HCO_3^- + H_2O \rightleftharpoons CO_3^{2-} + H_3O^+$	10.25
$NaH_2PO_4-Na_2HPO_4$	$H_2PO_4^- + H_2O \rightleftharpoons HPO_4^{2-} + H_3O^+$	7.21
$Na_2HPO_4-Na_3PO_4$	$HPO_4^{2-} + H_2O \rightleftharpoons PO_4^{3-} + H_3O^+$	12.36
NH_4Cl-NH_3	$NH_4^+ + H_2O \rightleftharpoons NH_3 + H_3O^+$	9.25

（二）缓冲机制

现以 HAc－NaAc 组成的缓冲溶液为例，来说明缓冲溶液的缓冲机制。

在 HAc－NaAc 缓冲系中，HAc 为弱电解质，解离度很小，在水中部分解离成 H^+ 和 Ac^-；NaAc 为强电解质，在水中全部解离，完全以 Na^+ 和 Ac^- 状态存在。所以，体系中存在大量的 HAc 和 Ac^-。

HAc 和 Ac^- 是共轭酸碱对，在水溶液中存在着下列的质子传递平衡：

$$HAc + H_2O \rightleftharpoons H_3O^+ + Ac^-$$

当在混合溶液中加入少量酸（盐酸）时，溶液中大量的 Ac^- 与外来的 H^+ 结合成 HAc，使醋酸的解离平衡向左移动。H^+浓度没有明显升高，溶液的 pH 几乎不变。因此，共轭碱 Ac^-为此缓冲溶液的抗酸成分。

当在混合溶液中加入少量碱(NaOH)时，溶液中的 H^+与外来少量 OH^-结合成 H_2O，溶液中减少的 H^+由大量 HAc 的解离来补充，使 HAc 的解离平衡向右移动。溶液中的 H^+浓度没有明显降低，溶液的 pH 几乎不变。因此，共轭酸 HAc 为此缓冲溶液的抗碱成分。

实质上，由于缓冲溶液中同时存在大量的抗碱成分和抗酸成分，它们通过弱酸质子的传递平衡的移动，消耗抗碱成分和抗酸成分对抗外来的少量强酸、强碱，使溶液的 H^+或 OH^-浓度没有明显的变化。

缓冲作用是有一定限度的，如果向缓冲溶液中加入大量的强酸或强碱时，使缓冲溶液中的抗酸成分或抗碱成分几乎耗尽，缓冲溶液就会失去缓冲能力。

二、缓冲溶液 pH 的计算

缓冲溶液由共轭酸(HA)及其共轭碱(A^-)组成，在水溶液中存在如下质子转移平衡：

$$HA + H_2O \rightleftharpoons H_3O^+ + A^-$$

在稀溶液中，$[H_2O]$看作常数，HA 的质子转移平衡常数为：

$$K_a = \frac{[H^+][A^-]}{[HA]}$$

$$[H^+] = K_a \frac{[HA]}{[A^-]}$$

等式两边各取负对数得：

$$-\lg[H^+] = -\lg K_a - \lg \frac{[HA]}{[A^-]}$$

即
$$pH = pK_a + \lg \frac{[A^-]}{[HA]} \quad (4-11)$$

或
$$pH = pK_a + \lg \frac{[共轭碱]}{[共轭酸]}$$

应用此公式，可以近似计算各种缓冲溶液的 pH。由计算公式看出缓冲溶液的 pH 决定于共轭酸的解离常数 K_a 和平衡时共轭碱与共轭酸浓度的比值$\left(\frac{[A^-]}{[HA]}\right)$，该比值称为缓冲比。温度一定时，$K_a$ 只与物质的本性有关，不同的缓冲系具有不同的 K_a 值；确定缓冲系后，缓冲溶液的 pH 将随着缓冲比的改变而变化。当比值为 1 时，$pH = pK_a$。适当加水稀释缓冲溶液时，因缓冲比不变，缓冲溶液的 pH 也基本不因稀释而改变。

例 5　计算 1 000 mL 含 0.02 mol NH_4Cl 及 0.06 mol NH_3 的缓冲溶液的 pH(NH_3 的$pK_b = 4.75$)。

解：已知 NH_3 的 $pK_b = 4.75$，该缓冲对的质子传递平衡为：

$$NH_4^+ + H_2O \rightleftharpoons H_3O^+ + NH_3$$

根据酸碱质子理论：$pK_a + pK_b = pK_W$

$$NH_4^+ \text{ 的 } pK_a = pK_W - pK_b = 14 - 4.75 = 9.25$$

$$\begin{aligned} pH &= pK_a + \lg \frac{[NH_3]}{[NH_4^+]} \\ &= 9.25 + \lg \frac{0.06}{0.02} \\ &= 9.73 \end{aligned}$$

例 6　将 0.08 $mol \cdot L^{-1}$ 的 HAc 溶液与 0.20 $mol \cdot L^{-1}$ 的 NaAc 溶液等体积混合，计算此混合溶液的 pH（HAc 的 $pK_a = 4.75$）。

解：混合后，溶液中

$$[HAc] = \frac{0.08}{2} = 0.04\ mol \cdot L^{-1}$$

$$[Ac^-] = \frac{0.2}{2} = 0.1\ mol \cdot L^{-1}$$

$$pH = pK_a + \lg \frac{[Ac^-]}{[HAc]} = 4.75 + \lg \frac{0.1}{0.04} = 5.15$$

课 堂 活 动

若在 100 mL 0.10 $mol \cdot L^{-1}$ 的 HAc 和 NaAc 缓冲溶液中，加入 1 $mol \cdot L^{-1}$ 的 HCl 溶液 0.1 mL，分别计算加入 HCl 前后，缓冲溶液的 pH？（HAc 的 $pK_a = 4.75$）

三、缓冲溶液的缓冲能力

（一）缓冲容量

缓冲溶液的缓冲能力是有限的，如果外加强酸或强碱超过某一定量时，缓冲溶液的 pH 将发生较大的变化，从而失去缓冲能力。不同的缓冲溶液具有不同的缓冲能力，缓冲溶液缓冲能力的大小，常用缓冲容量来表示。**缓冲容量**（buffer capacity）是指能使 1 L（或 1 mL）缓冲溶液的 pH 改变一个单位所加一元强酸或一元强碱的物质的量（mol 或 mmol）。常用 β 表示：

$$\beta = \frac{n}{V|\Delta pH|} \qquad (4-12)$$

式中，n 为加入酸碱的物质的量，V 为缓冲溶液的体积，ΔpH 为 pH 变化值。β 的单位是 $mol \cdot L^{-1} \cdot pH^{-1}$。

使 1 L（或 1 mL）缓冲溶液的 pH 改变一个单位所加入酸碱的量越多，缓冲容量越大，说明缓冲溶液的缓冲能力越强。

（二）影响缓冲容量的因素

对于同一缓冲系，缓冲容量的大小取决于缓冲溶液的总浓度和缓冲比。

1. 总浓度对缓冲容量的影响　总浓度是缓冲溶液中弱酸和共轭碱的浓度之和。缓冲比一定,缓冲溶液的总浓度越大,溶液中抗酸、抗碱成分越多,缓冲能力越大;反之,总浓度越小,缓冲能力越小。如果稀释缓冲溶液,总浓度减少,缓冲能力也会减小。

2. 缓冲比对缓冲容量的影响　当缓冲溶液的总浓度一定时,缓冲比越接近 1,缓冲能力越大;缓冲比越偏离 1,缓冲能力越小。缓冲比等于 1 时,缓冲能力最大,此时,$pH = pK_a$。一般来说,缓冲比为 1/10 ~ 10/1,即溶液的 pH 在 $pK_a - 1$ 和 $pK_a + 1$ 之间时,缓冲溶液才具有明显的缓冲作用。通常把具有缓冲作用的 pH 范围,即 $pH = pK_a \pm 1$,称为缓冲溶液的缓冲范围。不同的缓冲系,由于 pK_a 不同,其缓冲范围也不同。常用缓冲溶液的缓冲范围见表 4-3。

表 4-3　常用缓冲溶液的 pK_a 及缓冲范围

缓冲溶液的组成	弱酸的 pK_a	缓冲范围
$H_2C_8H_4O_4$(邻苯二甲酸) - NaOH	2.89(pK_{a1})	2.2 ~ 4.0
HAc - NaAc	4.75	3.7 ~ 5.6
$KH_2PO_4 - Na_2HPO_4$	7.21(pK_{a2})	5.8 ~ 8.0
H_3BO_3 - NaOH	9.2	8.0 ~ 10.0
$NaHCO_3 - Na_2CO_3$	10.25(pK_{a2})	9.2 ~ 11.0

四、缓冲溶液的配制

在医学科研及临床医药生产等实际工作中,经常需要配制具有一定 pH 和一定缓冲能力的缓冲溶液。一般按下列原则和步骤配制缓冲溶液。

1. 选择适当的缓冲系　使所需缓冲溶液的 pH 与弱酸的 pK_a 相等或接近,数值不应超过缓冲系的缓冲范围。例如,配制 pH 为 5.0 的缓冲溶液,可选择 HAc - NaAc 缓冲系。

2. 缓冲溶液的总浓度要适当　要使欲配制的缓冲溶液具有较大的缓冲容量,就要保证缓冲溶液具有一定的抗酸成分和抗碱成分的总浓度,但也不宜过大。在实际应用中,缓冲溶液的总浓度一般在 $0.05 \sim 0.5\ mol \cdot L^{-1}$。

3. 计算所需缓冲系的量　选择好缓冲系后,可根据公式计算所需弱酸及其共轭碱的量或体积。为配制方便,通常使用浓度相等的弱酸及其共轭碱($c_{弱酸} = c_{共轭碱}$),以简化计算。如:

设缓冲溶液总体积为 V,则 $V = V_{弱酸} + V_{共轭碱}$。

该缓冲溶液的 pH 为:

$$pH = pK_a + \lg \frac{\frac{c_{共轭碱} V_{共轭碱}}{V}}{\frac{c_{弱酸} V_{弱酸}}{V}}$$

$$pH = pK_a + \lg \frac{V_{共轭碱}}{V_{弱酸}} \qquad (4-13)$$

利用上述公式,可求得配制一定体积缓冲溶液所需的缓冲对的体积比。

例 7　如何配制 1 000 mL,pH 为 5.10 的缓冲溶液?

解:根据 pH = 5.10,查表选择 HAc - NaAc 缓冲系($pK_a = 4.75$)。用浓度相同的 HAc 和 NaAc 按体积比混合。

根据 $$pH = pK_a + \lg \frac{V_{共轭碱}}{V_{弱酸}}$$

则 $$5.10 = 4.75 + \lg \frac{V_{Ac^-}}{V_{HAc}}$$

$$\frac{V_{Ac^-}}{V_{HAc}} = 2.24$$

又因为 $$V_{HAc} + V_{Ac^-} = 1\,000\ mL$$

所以 $$V_{HAc} = 309\ mL \quad V_{Ac^-} = 691\ mL$$

答：取等浓度（0.1 ~ 0.2 $mol \cdot L^{-1}$）的 HAc 溶液 309 mL 与 NaAc 溶液 691 mL 混合，即得 pH 为 5.10 的缓冲溶液。

五、血液中的缓冲系

正常人体血液的 pH 通常维持在 7.35 ~ 7.45 之间，如果血液的 pH 超出正常范围 0.1 单位以上，就会发生疾病。低于 7.35 出现酸中毒，高于 7.45 则出现碱中毒，严重时可以危及生命。在正常人体内进行新陈代谢的过程中，几乎每一种代谢的产物都有酸产生。如有机食物被完全氧化而产生碳酸，嘌呤被氧化而产生尿酸，糖无氧酵解而产生乳酸等。这些酸从组织扩散进入血液，可使血液的酸性增强，但实际上血液的 pH 总能保持在一个恒定范围内，主要原因是血液中含有多种缓冲系，再加上肺、肾的生理调节作用，使其能够抵抗代谢过程中产生的和随食物、药物进入人体的酸碱性物质，维持和调节血液的 pH。

血液中存在的缓冲系主要有：

血浆中：$H_2CO_3 - HCO_3^-$；$H_nP - H_{n-1}P^-$（H_nP 代表蛋白质）；$H_2PO_4^- - HPO_4^{2-}$。

红细胞中：$H_2b - Hb^-$（H_2b 代表血红蛋白）；$H_2bO_2 - HbO_2^-$（H_2bO_2 代表氧合血红蛋白）；$H_2CO_3 - HCO_3^-$；$H_2PO_4^- - HPO_4^{2-}$。

研究证明，血液中的主要缓冲系是 $H_2CO_3 - HCO_3^-$。它在血液中浓度最高，缓冲能力最大，对维持血液正常的 pH 起着决定性的作用。

该缓冲系是来源于呼吸作用的 CO_2 溶于血液生成的 H_2CO_3，与其解离产生的 HCO_3^- 以及血液中贮存的 HCO_3^- 达成以下平衡：

$$CO_2(溶解) + H_2O \rightleftharpoons H_2CO_3 \rightleftharpoons H^+ + HCO_3^-$$

正常情况下，当体内代谢产生酸性物质时，血液中存在的抗酸成分 HCO_3^- 就会与 H^+ 结合，上述化学平衡向左移动，结果使体内的 $[H^+]$ 和 $[HCO_3^-]$ 降低，而 $[CO_2]$ 增高。增加的 CO_2 可以从肺部大部分呼出；不足的 HCO_3^- 可通过肾脏调节而得以补充，从而使其恢复正常。

同理，当体内碱性物质增加时，H^+ 与 OH^- 结合成 H_2O，使上述平衡向右移动，抗碱成分 H_2CO_3 解离，以补充消耗的 H^+，维持血液 pH 不发生明显变化。

此外，在红细胞内的缓冲系中，以血红蛋白和氧合血红蛋白最重要。血液对体内代谢产生的大量 CO_2 的转运，主要是靠它们实现的。代谢产生的大量 CO_2 与血红蛋白离子的反应如下：

$$CO_2 + H_2O + Hb^- \rightleftharpoons H_2b + HCO_3^-$$

反应产生的 HCO_3^- 由血液运输到肺,并与氧合血红蛋白作用,反应式为:

$$HCO_3^- + H_2bO_2 \rightleftharpoons HbO_2^- + CO_2 + H_2O$$

生成的 CO_2 从肺部呼出。因此,大量的 CO_2 从组织细胞运送至肺部的过程中,血液的 pH 没有发生明显的改变。

总之,血液的 pH 之所以能保持相对稳定,是因为血浆和红细胞中均存在着起缓冲作用的缓冲系,以及肺、肾的调节作用,使得血液的 pH 维持在 7.35 ~ 7.45。

目标检测

一、选择题

(一) 单项选择题

1. 下列弱碱中,碱性最弱的是(　　)

A. Ac^- ($K_b = 1.0 \times 10^{-9}$)　　B. NH_3 ($K_b = 1.76 \times 10^{-6}$)

C. $Zn(OH)_2$ ($K_{b1} = 4.4 \times 10^{-5}$)　　D. S^{2-} ($K_b = 1.1 \times 10^{-5}$)

2. 下列弱酸中,酸性较强的是(　　)

A. HAc($K_a = 1.76 \times 10^{-5}$)　　B. HCN($K_a = 4.93 \times 10^{-10}$)

C. H_2CO_3($K_{a1} = 4.3 \times 10^{-7}$)　　D. H_2S($K_{a1} = 9.1 \times 10^{-8}$)

3. 下列两种溶液混合能产生同离子效应的是(　　)

A. HCl 和 NaCl　　B. NaOH 和 NaCl

C. H_2CO_3 和 HAc　　D. HAc 和 NaAc

4. 根据酸碱质子理论,下列分子或离子在水溶液中只能做酸的是(　　)

A. HCN　　B. HS^-

C. $H_2PO_4^-$　　D. NH_3

5. HPO_4^{2-} 的共轭酸是(　　)

A. OH^-　　B. $H_2PO_4^-$

C. H_3PO_4　　D. PO_4^{3-}

6. 按照酸碱质子理论,Na_2HPO_4 属于(　　)

A. 中性物质　　B. 酸性物质

C. 碱性物质　　D. 两性物质

7. 欲使 1 mol·L^{-1} $NH_3 \cdot H_2O$ 溶液中[OH^-]增大,可采取的方法是(　　)

A. 加水　　B. 加 NH_4Cl

C. 加 NaOH　　D. 加 0.1 mol·L^{-1} HCl

8. 25℃时已知 HCN 的 $K_a = 5.0 \times 10^{-10}$,则 CN^- 的 K_b 为(　　)

A. 2.0×10^{-5}　　B. 5.0×10^{-10}

C. 5.0×10^{-4}　　D. 5.0×10^{-24}

9. 共轭酸碱对的 K_a 和 K_b 的关系是(　　)

A. $K_a = K_b$　　B. $K_aK_b = 1$

C. $K_a/K_b=K_w$

D. $K_aK_b=K_w$

10. $H_2PO_4^-$的共轭碱是(　　)

A. H_3PO_4

B. HPO_4^{2-}

C. PO_4^{3-}

D. OH^-

11. 血液中的主要抗酸成分是(　　)

A. H_2CO_3

B. Na_2CO_3

C. $NaHCO_3$

D. Na_3PO_4

12. 1 $mol\cdot L^{-1}$某弱酸HA($K_a=1\times10^{-4}$)的水溶液pH为(　　)

A. 8.0

B. 2.0

C. 3.0

D. 4.0

13. 用纯水将下列溶液稀释10倍时,其中pH变化最小的是(　　)

A. 0.1 $mol\cdot L^{-1}$HCl溶液

B. 0.1 $mol\cdot L^{-1}NH_3\cdot H_2O$溶液

C. 0.1 $mol\cdot L^{-1}$HAc溶液

D. 0.1 $mol\cdot L^{-1}$HAc溶液+0.1 $mol\cdot L^{-1}$NaAc溶液

14. 25℃已知某碱A^-的$K_b=5.0\times10^{-7}$,则HA的K_a为(　　)

A. 2.0×10^{-5}

B. 5.0×10^{-8}

C. 2.0×10^{-8}

D. 5.0×10^{-24}

15. 下列物质中,不能作为缓冲溶液的是(　　)

A. 氨水-氯化铵溶液

B. 醋酸-氯化钠

C. 碳酸钠-碳酸氢钠

D. 醋酸-醋酸钠溶液

16. 在一定温度下,稀释某弱酸溶液,则(　　)

A. α增大,K_a不变

B. α减小,K_a不变

C. α不变,K_a增大

D. α不变,K_a减小

(二)多项选择题

1. 下列物质属于共轭酸碱对的是(　　)

A. $H_2SO_4-SO_4^{2-}$

B. $HS^- - S^{2-}$

C. $HAc-Cl^-$

D. $H_3PO_4-H_2PO_4^-$

E. $HCl-Ac^-$

2. 根据酸碱质子理论,下列离子中既可作酸,又可作碱的是(　　)

A. HPO_4^{2-}

B. HCO_3^-

C. NH_4^+

D. Ac^-

E. SO_4^{2-}

3. 影响缓冲溶液缓冲容量大小的因素是(　　)

A. 缓冲溶液的总浓度

B. 缓冲溶液的pH范围

C. 缓冲比

D. 外加的酸量

E. 外加的碱量

4. 在10 mL 0.1 $mol\cdot L^{-1}$HAc溶液中加入少量NaAc晶体,下列说法正确的是(　　)

A. HAc的解离常数K_a减小

B. HAc的解离常数K_a增大

C. HAc的解离度α减小

D. HAc的解离度α增大

E. 产生同离子效应

5. 向HAc中加入哪些物质,能使HAc解离度减小(　　)

A. HCl

B. KAc

C. NaCl　　D. H_2SO_4

E. NaOH

二、简答题

1. 举例说明缓冲溶液的缓冲作用原理。

2. 试说明为何正常人体血液的 pH 能维持在 7.35 ~ 7.45 之间?

三、实例分析

1. 计算下列溶液的 pH

(1) 0.001 $mol \cdot L^{-1}$的 NaOH 溶液　　(2) 0.01 $mol \cdot L^{-1}$的 $NH_3 \cdot H_2O$ 溶液

(3) 0.04 $mol \cdot L^{-1}$的 H_2CO_3溶液　　(4) 0.200 $mol \cdot L^{-1}$的氯化铵溶液

2. 欲配制 1.00 LHAc 浓度为 1.00 $mol \cdot L^{-1}$, pH = 4.50 的缓冲溶液,需加入多少克 $NaAc \cdot 3H_2O$ 固体?(HAc 的 $pK_a = 4.75$, $NaAc \cdot 3H_2O$ 的相对分子质量为 136.0)

3. 将 10 mL 0.1 $mol \cdot L^{-1}$ KH_2PO_4 溶液和 10 mL 0.1 $mol \cdot L^{-1}$ Na_2HPO_4 溶液混合,求此溶液的 pH。(已知 H_3PO_4 的 $pK_{a1} = 2.12$、$pK_{a2} = 7.21$、$pK_{a3} = 12.36$)

4. 在 37℃ 下测得某血浆样品中[HCO_3^-]和[CO_2]浓度分别 0.024 $mol \cdot L^{-1}$和 0.001 2 $mol \cdot L^{-1}$,计算该血浆样品的 pH。(37℃下血浆中 H_2CO_3 的 $pK_{a1} = 6.10$)

(欧英富)

第五章 物质结构

学习要点

1. 原子的组成及核外电子运动状态的描述和排布。
2. 元素基本性质的周期性变化规律和元素周期表的结构。
3. 化学键的形成及特点。
4. 分子间力和氢键与物理性质的关系。
5. 配位键及配位化合物。

自然界是由各种物质组成的,物质又由相同或不同的元素组成。因此要了解物质的性质、认识物质世界的变化规律,必须进一步了解物质的内部结构。

第一节 原子结构

一、原子的组成

19 世纪初,英国科学家道尔顿(J. Dalton)提出了原子论;20 世纪初,英国物理学家卢瑟福(E. Rutherford)利用 α 粒子散射实验确认了原子核的存在,建立了原子结构的行星模型,即原子核位于原子的中心,电子在核外绕原子核作高速运动。通过众多科学家的不断探索,使人们认识了原子的内部结构,原子是由带正电的原子核和带负电的核外电子构成的。原子核是由质子和中子构成的,位于原子的中心。电子在核外一定空间区域内高速运动。每个电子带 1 个单位的负电荷,每个质子带 1 个单位的正电荷,中子不带电。原子核所带的正电荷数(即核电荷数)等于核内质子数。由于原子核内质子数等于核外电子数,所以原子是电中性的。元素是核电荷数(质子数)相同的一类原子的总称。为了研究方便,人们将元素按核电荷数从小到大的顺序给元素编号,所得的顺序号称为该元素的原子序数。显然,在原子中存在以下关系:

$$原子序数 = 核电荷数 = 核内质子数 = 核外电子数$$

原子很小,半径约为 10^{-10}m,原子核更小,其体积约为原子体积的 $1/10^{12}$。

质子、中子、电子的质量非常小,为了方便,通常采用其相对质量。质子和中子的相对质量分别为 1.007 和 1.008,取近似整数值为 1,电子的相对质量仅为质子的 1/1 836。可见,原子的质量主要集中在原子核上。忽略电子的质量,原子核内质子数与中子数之和称为原子的质量数。用符号 A 表示质量数,用 Z 表示质子数,用 N 表示中子数。则:

$$质量数(A) = 质子数(Z) + 中子数(N)$$

以${}^{A}_{Z}X$代表 1 个质量数为 A、质子数为 Z 的原子，则构成原子的微粒间的关系可以表示如下：

$$原子({}^{A}_{Z}X)\begin{cases}原子核\begin{cases}质子\ Z\ 个\\中子(Z-A)个\end{cases}\\核外电子\ Z\ 个\end{cases}$$

如${}^{12}_{6}C$、${}^{23}_{11}Na$、${}^{35}_{17}Cl$等。

质量数和核电荷数是表示原子核组成的两个基本量。同种元素可以有质子数相同、中子数不同的多种原子存在。如碳元素有 3 种不同的原子，分别为${}^{12}_{6}C$、${}^{13}_{6}C$、${}^{14}_{6}C$，其原子核内均含 6 个质子，但中子数不同，分别为 6、7 和 8，属于质量数不同的 3 种碳原子。这些具有相同质子数和不同中子数的同一元素的原子互称为**同位素**(isotope)。大多数元素都有同位素，按照同位素的性质，可将其分为稳定性同位素和放射性同位素，放射性同位素又可分为天然放射性同位素和人造放射性同位素。放射性同位素能自发放射出某种射线，因此放射性同位素的原子可作为示踪原子。近年来，放射性同位素的应用迅速发展，如放射性同位素扫描，已成为诊断脑、肝、肾、肺等疾病的一种安全简便的方法。

课堂活动

${}^{12}_{6}C$、${}^{23}_{11}Na$、${}^{35}_{17}Cl$中的质子数、中子数、电子数、质量数各为多少？

知识链接

放射线

不稳定元素衰变时，从原子核中放射出来的有穿透性的粒子束称为放射线，这些不稳定的元素称为放射性同位素。在放射性研究的过程中，科学家们发现放射性同位素可放射出 α、β、γ 三种射线。α 射线是带正电的粒子(氦原子核)流，穿透能力很弱，一般不能用于放射治疗；β 射线是带负电的电子流，穿透能力较强；γ 射线是不带电的光子流，具有很强的穿透能力。

放射线能为人类造福，已经广泛应用于工农业、医学、科研及国防建设等领域。例如，某些金属和玻璃经放射线照射后，硬度及强度大大增加；大蒜经放射线照射后，不易变质、发芽，储存时间大大延长；临床上，用放射线诊断和治疗人体的某些疾病，已经收到了独特的效果。

然而，放射线对人类造成的危害绝对不容忽视。例如，人体长时间或受到大剂量放射线的照射，可能诱发白血病、甲状腺癌、骨肿瘤等恶性肿瘤；也可能引起人体遗传物质发生基因突变和染色体畸变，造成先天性畸形、流产、死胎、不育等病症。

近年来，随着放射性同位素及放射线装置的广泛应用，放射线产生危害的可能性也在增加。我们应该科学、合理地利用放射线，注意加强防护，从而取其利而避其害。

二、原子核外电子的运动状态

原子是由原子核和核外高速运动的电子组成的。质量小、速度快的电子决定了其运动规律不同于宏观物体。

(一) 电子云

电子是质量很小的粒子,在原子核外高速运动,人们无法准确地测定某一瞬间它在某一区域所处的位置,只能用统计的方法来判断电子在核外空间某一区域内出现的概率。为了形象地表示电子在原子中的运动状况,常用密度不同的小黑点来表示。黑点较多的地方,表示电子出现的概率较大,黑点较稀疏的地方,表示电子出现的概率较小,犹如笼罩在原子核周围的一层带负电荷的云雾,故称为**电子云**(electron cloud)。如氢原子核外电子的运动状态见图 5-1。

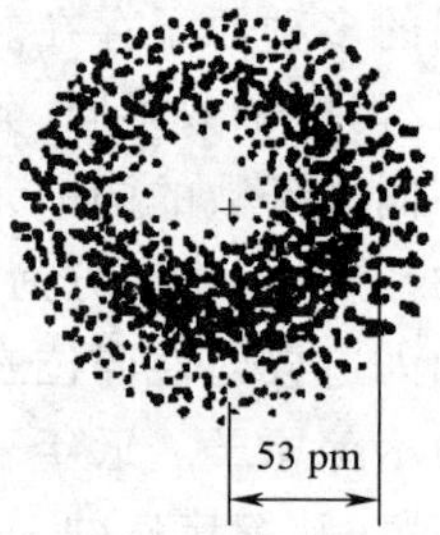

图 5-1 氢原子的电子云

电子云只是原子核外电子行为统计结果的一种形象化的比喻。

对氢原子来说,在离核 53 pm 的球壳处电子出现的概率最大,而在球壳以外的地方,电子出现的概率极小。若把电子出现概率相等的地方连接起来,作为电子云的界面,这个界面所包括的空间范围称为**原子轨道**(atomic orbital)。由此可见,原子轨道实际上就是电子经常出现的区域,与宏观的轨道有着完全不同的含义。

(二) 原子核外电子运动状态的描述

根据原子结构的行星模型,从下列四个方面描述核外电子的运动状态。

1. 电子层(n) 在含有多个电子的原子中,每个电子的能量并不相同。能量低的电子通常在离核近的区域运动,能量高的电子通常在离核远的区域运动。根据电子的能量差异和通常运动区域离核的远近不同,可将原子核外电子分成不同的电子层。电子层是决定电子能量高低的主要因素,n 表示电子层数,n 的取值数为从 1 开始的正整数,即 1、2、3、4、…n。n 越大,电子离核平均距离越远,能量越高。不同的电子层用不同的符号表示:

电子层数 n:	1	2	3	4	5	6	7…
电子层符号:	K	L	M	N	O	P	Q…

能量高低顺序:低————————————————→高

2. 电子亚层(l)和电子云的形状 根据光谱实验及理论推导,即使在同一电子层中,电子的能量还稍有差别,电子云的形状也有所不同,即 1 个电子层还可分为若干个能量稍有差别、电子云形状不同的亚层。这些电子亚层通常用 s、p、d、f 等符号表示。以下列出了 1~4 电子层上的亚层数目和种类。

K 层($n=1$):含 1 个亚层,s 亚层;

L 层($n=2$):含 2 个亚层,s、p 亚层;

M 层($n=3$):含 3 个亚层,s、p、d 亚层;

N 层($n=4$):含 4 个亚层,s、p、d、f 亚层。

同一电子层中，不同亚层上的电子所具有的能量高低依次为：$ns < np < nd < nf$。

通常将 s、p、d、f 亚层上的电子分别称为 s 电子、p 电子、d 电子和 f 电子。不同亚层的电子，其电子云形状也不同。如 s 亚层的电子云是以原子核为中心的球形，p 亚层的电子云为哑铃形，如图 5-2 所示。d 亚层、f 亚层的电子云形状比较复杂，这里不作介绍。

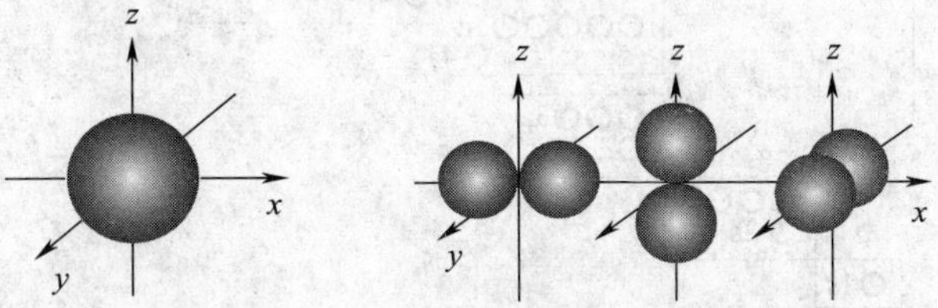

图 5-2　s 电子云和 p 电子云

3. 电子云的伸展方向(m)　在原子核外同一电子亚层的不同电子，虽然电子云的形状相同，但它们的电子云却处在不同的空间位置上，以不同的伸展方向同时存在于该亚层中。如图 5-2 所示，p 亚层的 p 电子云能以 3 种伸展方向的形式同时存在。

每一种具有一定形状和伸展方向的电子云所占据的空间称为 1 个原子轨道。原子轨道是核外电子运动的主要区域。s、p、d、f 电子亚层分别有 1、3、5、7 个轨道。如 1 ~ 4 电子层中可能含有的最多轨道数如下：

电子层(n)	电子亚层	原子轨道总数
1	1s	$1 = 1^2$
2	2s 2p	$1 + 3 = 2^2$
3	3s 3p 3d	$1 + 3 + 5 = 3^2$
4	4s 4p 4d 4f	$1 + 3 + 5 + 7 = 4^2$

由以上可知，前 4 层中，每个电子层可能含有的最多轨道数应为 n^2。

4. 电子的自旋(m_s)　电子在围绕原子核运动的同时，本身还有自旋运动。电子的自旋只有两种方向，即顺时针方向和逆时针方向。通常用向上的箭头“↑”和向下的箭头“↓”表示。

综上所述，电子在原子核外的运动状态是相当复杂的，必须由其所处的电子层(n)、电子亚层(l)、电子云的伸展方向(m)和电子的自旋(m_s)四个方面来描述，其中前三个因素决定电子所处的原子轨道，即电子活动的主要空间区域。

三、原子核外电子的排布

原子核外有多个电子存在时，其运动状态各不相同。这些电子在核外的排布遵循以下三个规律。

（一）能量最低原理

电子总是尽可能地占据能量最低的轨道，然后依次进入能量较高的轨道，这个规律称为能量最低原理。

目前，原子轨道能量的高低常用鲍林的近似能级图表示，如图 5-3 所示。

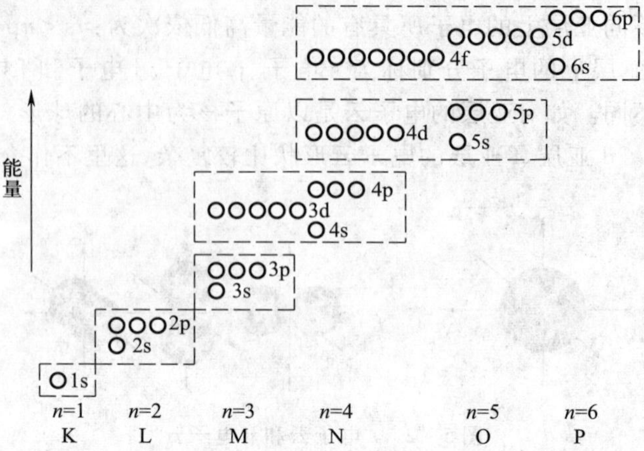

图 5－3　鲍林的近似能级图

原子轨道的近似能级图按照能量由低到高的顺序排列，并将能量相近的能级划归一组，称为能级组，以虚线框起来。相邻能级组之间能量相差比较大。

据此，原子能级由低到高依次为 1s，(2s，2p)，(3s，3p)，(4s，3d，4p)，(5s，4d，5p)，(6s，4f，5d，6p)……

常用电子排布式来表示核外电子的排布情况。表示方法如下：

以原子核外各亚层的分布情况来表示，按电子排入顺序，能级由低到高进行排列。其中亚层符号前面的数字，代表第几电子层；亚层符号右上角的数字，代表该亚层中电子的数目。

例如，15 号元素 P 的电子排布式为 $1s^22s^22p^63s^23p^3$。

（二）泡利（Pauli）不相容原理

奥地利物理学家泡利（W. Pauli）在 1925 年提出，在同一原子中不可能有四个量子数完全相同的两个电子同时存在。即在一个原子轨道中不存在自旋方向相同的两个电子。

（三）洪特（Hund）规则

德国科学家洪特（Hund）根据光谱实验总结出一条规则：在同一亚层的各个轨道中，电子尽可能分占不同的轨道，且自旋方向相同。原子中同一亚层的轨道，能量相等，被称为等价轨道或简并轨道，如 p 亚层的 3 个 p 轨道或 d 亚层的 5 个 d 轨道。即电子尽可能分占不同的等价轨道，且自旋方向相同。

例如，C 原子的核外有 6 个电子，其电子排布式为 $1s^22s^22p^2$。在原子轨道中的填充情况可表示为：[↑↓] [↑↓] [↑|↑|]

但有些副族元素并没有完全按照前述规律排布。如 24 号元素铬的电子排布式，按电子填充顺序是 $1s^22s^22p^63s^23p^63d^44s^2$，但实验数据表明实际排布为 $1s^22s^22p^63s^23p^63d^54s^1$。为此，洪特规则做了补充规定：在等价轨道中，电子全充满（p^6、d^{10}、f^{14}）、半充满（p^3、d^5、f^7）或全空（p^0、d^0、f^0）的状态都是能量较低的稳定状态。因此，29 号元素铜的电子排布式为 $1s^22s^22p^63s^23p^63d^{10}4s^1$，而不是 $1s^22s^22p^63s^23p^63d^94s^2$。

实验表明，当电中性的原子失去电子形成阳离子时，总是首先失去最外层电子（价层电子），内层电子结构一般不变。因此，为避免电子排布式过长，在书写核外电子排布式时，当内层电子构型与稀有气体的电子构型相同时，可用该稀有气体的元素符号来表示原子的内层电子构型，称为原子实。如[He]代表类氦原子实，[Ne]和[Ar]分别表示类氖和类氩原子实。例如，$_{15}P$ 的电子排布式为 $1s^22s^22p^63s^23p^3$，用原子实表示为 $[Ne]3s^23p^3$。

电子可以在能量不同的轨道上按不同的方式分布，多电子原子可能处于多种不同的状态。但当电子按照泡利不相容原理、能量最低原理和洪特规则在各轨道分布时，原子的能量最低，这种能量最低的状态称为原子的基态，其他状态均为原子的激发态。同一原子的激发态有多种，而基态只有一种。

四、元素周期律与元素周期表

（一）元素周期律

元素的性质随着原子序数（核电荷数）的递增而呈现周期性的变化规律称为**元素周期律**（periodic law of elements）。由于元素的化学性质主要取决于原子最外电子层的结构，而最外电子层的结构又是由核电荷数和核外电子排布规律所决定的，因此元素的性质呈现周期性的变化。元素周期律是原子的电子构型随着核电荷的递增而呈现周期性变化的反映。

根据原子序数为 1～18 的元素原子电子层排布的情况，可以看出如下周期性变化。

1. 电子排布的周期性变化　原子序数从 1～2 的元素，即从氢到氦，有 1 个电子层，电子层排布由 $1s^1$ 到 $1s^2$，最外层的电子数从 1 个递增到 2 个，达到稳定结构；原子序数从 3～10 的元素，即从锂到氖，有 2 个电子层，最外层的电子数由 $2s^1$ 至 $2s^22p^6$，最外层电子从 1 个递增到 8 个，达到稳定结构；原子序数从 11～18 的元素，即从钠到氩，有 3 个电子层，最外层的电子数由 $3s^1$ 到 $3s^23p^6$，电子也从 1 个递增到 8 个，达到稳定结构。原子序数为 18 号以后的元素也有同样的规律。

2. 原子半径的周期性变化　原子序数从 1～2，再从 3～10，再从 11～18，每组元素的原子核外的电子层数相同，但核外的电子数依次增加，电子与原子核之间的吸引力依次增加，原子半径依次减小（具有稳定结构的元素除外）。

3. 元素的金属性和非金属性的周期性变化　元素的金属性是指其原子失去电子成为阳离子的性质；元素的非金属性是指其原子得到电子成为阴离子的性质。元素的原子越易失去电子，其金属性越强；元素的原子越易得到电子，其非金属性越强。元素的原子得失电子的难易程度主要取决于原子半径的大小和电子层结构。

（1）如电子层相同，核电荷数越多，正、负电荷间的引力越大，越容易得到电子，非金属性越强。反之，非金属性越弱。

（2）原子的半径越小，正负电荷间的吸引力也越大，越容易得到电子，非金属性越强。反之，非金属性越弱。

（3）原子的最外层电子数少于 4 个时，容易失去电子，表现出金属性。最外层电子数多于 4 个时，容易得到电子，表现出非金属性。

4. 元素的电负性的周期性变化　为全面衡量分子中各原子间争夺电子的能力大小，1932

年鲍林首先提出了元素电负性的概念。元素的电负性是指原子在分子中吸引电子的能力。鲍林指定氟的电负性为4.0,并依次通过对比求出了其他元素的电负性数值。目前常用的还是鲍林的电负性数据表(表5-1)。

表5-1　部分元素的电负性

H 2.10																
Li 0.98	Be 1.57											B 2.04	C 2.55	N 3.04	O 3.44	F 4.00
Na 0.93	Mg 1.31											Al 1.61	Si 1.90	P 2.19	S 2.58	Cl 3.16
K 0.82	Ca 1.00	Sc 1.36	Ti 1.54	V 1.63	Cr 1.66	Mn 1.55	Fe 1.8	Co 1.88	Ni 1.91	Cu 1.90	Zn 1.65	Ga 1.81	Ge 2.01	As 2.18	Se 2.55	Br 2.96
Rb 0.82	Sr 0.95	Y 1.22	Zr 1.33	Nb 1.60	Mo 2.16	Tc 1.9	Ru 2.28	Rh 2.2	Pd 2.20	Ag 1.93	Cd 1.69	In 1.73	Sn 1.96	Sb 2.05	Te 2.1	I 2.66
Cs 0.79	Ba 0.89	La 1.10	Hf 1.3	Ta 1.5	W 2.36	Re 1.9	Os 2.2	Ir 2.2	Pt 2.28	Au 2.54	Hg 2.00	Tl 2.04	Pb 2.33	Bi 2.02	Po 2.0	At 2.2

由表5-1看出,元素的电负性随着原子序数的递增呈现周期性变化。

根据电负性的大小,可以判断元素的金属性和非金属性的强弱。非金属元素的电负性通常大于金属元素的电负性。非金属元素的电负性一般在2.0以上,金属元素的电负性一般在2.0以下。应注意的是元素的金属性与非金属性之间并没有严格的界限。

5. 元素主要氧化数的周期性变化　元素的氧化数是指在单质或化合物中某元素的1个原子的形式电荷数。氧化数可认为是由"化合价"发展衍生而来的,与元素原子的电子结构密切相关,尤其是与价电子层的电子数有关。

元素的最高正氧化数周期性地从+1逐渐递变到+7(氧、氟除外),非金属元素的负氧化数周期性地从-4逐渐递变到-1,且非金属元素的最高正氧化数与负氧化数绝对值之和等于8。稀有气体元素的氧化数可看做为0。

综上所述,随着原子序数(核电荷数)的递增,元素原子的最外层电子排布、原子半径、金属性和非金属性、电负性、氧化数等均呈现周期性变化。

(二)元素周期表

根据元素周期律,将已确认的元素中电子层数相同的元素,按原子序数递增的顺序从左到右排成横行,再将不同横行中最外层电子数相同的元素按电子层数递增的顺序由上而下排成纵行,这样排成的表称为**元素周期表**。元素周期表是元素周期律的具体表现形式,它反映了元素的个性与共性,元素性质与原子结构的关系。

1. 周期　把具有相同电子层数的元素,按照原子序数递增的顺序排列成1个横行,称为1个周期。元素周期表中共7个横行,即7个周期。分别为第1、2、3、4、5、6、7周期。元素周期序数等于该周期元素原子具有的电子层数。

在元素周期表中,第1、2、3周期各含有2、8、8种元素,称为短周期;第4、5、6周期各含有18、

18、32 种元素，称为长周期；第 7 周期是 1 个未完成周期，尚待发现新元素，故称为不完全周期。

第 6 周期中，从 57 号元素镧到 71 号元素镥共 15 种元素，它们的电子层结构和性质非常相似，称为“镧系元素”；第 7 周期从 89 号元素锕到 103 号元素铹，称为“锕系元素”。为使元素周期表的结构紧凑，将它们按原子序数递增的顺序，在表的下方分列 2 个横行。

2. 族　将原子的价电子层结构相似的元素排在同一列，即元素周期表的纵行，称为族。元素周期表共分 18 列，其中 8、9、10 三列合成一族称为第Ⅷ族，其余每一列为一族。

（1）主族：包含长、短周期元素的各列称为主族，在族号罗马字后加“A”表示主族，从ⅠA 到ⅧA 共 8 个族。ⅧA 族也通常称为 0 族，0 族元素是稀有气体，其最外层均已填满，呈稳定结构。主族元素的族序数等于元素的最外层电子数。

例如，元素 S 的电子排布式为 $1s^22s^22p^63s^23p^4$，价层电子构型为 $3s^23p^4$，故为ⅥA 族元素。

（2）副族：只含有长周期元素的各列称为副族，在族号罗马字后加“B”表示副族。周期表中从ⅠB 到ⅦB 共有 7 个副族。ⅢB ~ ⅦB 族元素的价层电子总数等于其族数。

（3）第Ⅷ族：位于周期表中间第 8、9、10 三列元素构成第Ⅷ族。价层电子的构型是 $(n-1)d^{6\sim10}ns^{0\sim2}$，价层电子数是 8 ~ 10。

（三）周期表的分区

根据核外电子构型的特点，常把周期表中的元素划分为 s 区、p 区、d 区、ds 区和 f 区元素，见表 5-2。

表 5-2　周期表中元素的分区

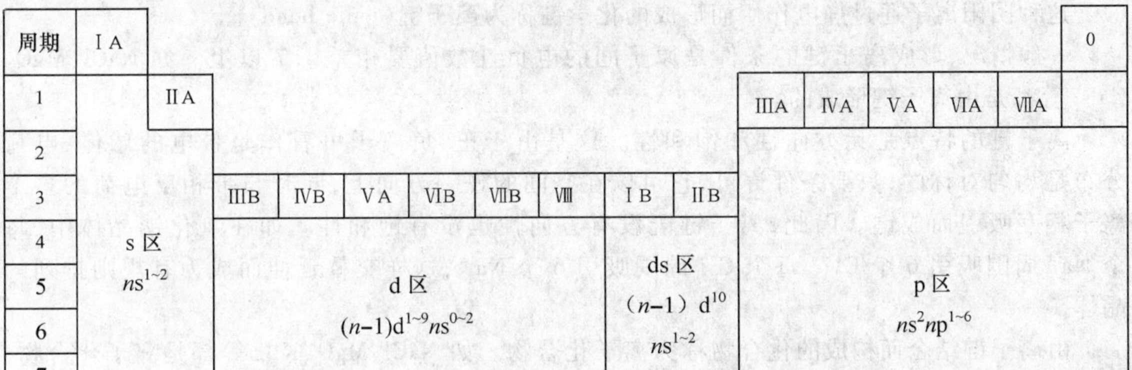

课堂活动

请概括说明元素周期表的主要结构。

第二节 化 学 键

一、化学键及其类型

自然界的物质除稀有气体是单原子分子外,其他元素的原子都是通过一定的化学键结合成分子或晶体而存在。化学上把这种分子或晶体中相邻原子(或离子)之间强烈的相互作用,称为**化学键**(chemical bond)。

根据原子(或离子)间相互作用方式的不同,把化学键分成三种类型:离子键、共价键、金属键。本节主要介绍离子键和共价键。

(一) 离子键

离子键易在活泼金属和活泼非金属元素之间形成。以氯化钠的形成为例,当金属钠和氯气起反应时,钠原子最外层上的1个电子,转移到氯原子的最外电子层上,分别形成带正电荷的钠离子(Na^+)和带负电荷的氯离子(Cl^-)。它们通过静电引力,相互吸引而彼此接近。在两种离子接近到一定程度时,便形成了稳定的化学键。

$$n\text{Na} \quad 2s^2 2p^6 3s^1 - ne^- \longrightarrow 2s^2 2p^6 \quad n\text{Na}^+$$

$$n\text{Cl} \quad 3s^2 3p^5 + ne^- \longrightarrow 3s^2 3p^6 \quad n\text{Cl}^-$$

$$n\text{Na}^+ + n\text{Cl}^- \longrightarrow n\text{NaCl}$$

这种阴阳离子通过静电作用而形成的化学键称为**离子键**(ionic bond)。

一般情况,形成离子键的条件是原子间的电负性数值要相差1.7以上。如NaCl、MgO、CaF_2等都是由离子键形成的。

离子键的特点是无方向性和饱和性。这是由于正、负离子可看作是带电的球体,电荷分布是均匀对称的,只要条件许可,它可以在空间的任一方向上,同时与带相反电荷的多个离子相互吸引而成键。因此,离子键既没有方向性也没有饱和性。如在氯化钠晶体中,每个Na^+周围吸引6个Cl^-,每个Cl^-周围吸引6个Na^+,这样交替延伸而成为有规则排列的晶体。

由离子键结合而构成的化合物称为离子化合物。如NaCl、MgO、KBr等都是离子化合物。离子化合物一般具有导电、熔点高、易溶于水等特点。在离子化合物的晶体中,没有单个的分子存在。NaCl是化学式而不是分子式,它仅表示在氯化钠晶体中钠元素和氯元素的比例。

(二) 共价键

1916年美国化学家路易斯(G. W. Lewis)提出共价键的概念。他认为在H_2、O_2、N_2等分子中,两个原子是由于共用电子对吸引两个相同的原子核而结合在一起的。这种通过共用电子对形成的化学键称为**共价键**(covalent bond)。一般来说,电负性相差不大的元素原子之间常形成共价键。

1. 共价键的形成　电负性差相近或相同的原子相互结合时,各原子间争夺对方电子的能力相近或相等，电子不可能从一个原子转移给另一个原子，而是由两个原子共用，形成共用电子对，共同围绕两个成键原子核运动，为两个成键原子所共有。使双方都达到稳定的电子构型。如 H_2、HCl 的形成。

$$H\cdot + \cdot H \longrightarrow H{:}H$$

$$H_{\times} + \cdot\ddot{\underset{\cdot\cdot}{Cl}}{:} \longrightarrow H\,{}_{\times}^{\cdot}\ddot{\underset{\cdot\cdot}{Cl}}{:}$$

以氢分子的形成为例。当两个氢原子相互靠近时，每个氢原子核除了吸引自身的电子外，还可以吸引另一氢原子的自旋方向相反的电子，即发生两个电子云的重叠。使其在两核间形成高密度的电子云区域，从而增强了两核对电子的吸引，同时部分抵消了两核间的排斥，使两个氢原子达到吸引和排斥的平衡位置，形成稳定的化学键。

仅由共价键形成的化合物称为共价化合物。例如，HCl、H_2O、NH_3 等都是共价化合物。

2. 共价键的特性　共价键具有方向性和饱和性。

形成共价键时，一个未成对电子只能和另一个自旋方向相反的未成对电子配对成键。一个原子有几个未成对电子，就只能和几个自旋方向相反的未成对电子配对成键，这说明共价键具有饱和性。如氯原子的外层电子排布为 $3s^2 3p^5$，3p 轨道上只有一个未成对电子，它只能和另一个氯原子中自旋方向相反而未成对的电子配对，形成一个共价键，即 Cl_2 分子。

原子轨道中，除 s 轨道的电子云是球形对称没有方向性外，p、d、f 原子轨道中的等价轨道电子云都有一定的空间伸展方向。在形成共价键时，只有当成键原子轨道沿合适的方向相互靠近，才能使电子云有最大限度地重叠，形成的共价键才能稳定。说明共价键具有方向性。例如，在 HCl 分子中，由于氯原子的未成对电子在 p 轨道中，氢原子的 s 电子只有在与 p 轨道电子云“头碰头”方向上（x 轴方向）与其相互靠近，才能达到原子轨道的最大重叠，形成稳定的共价键。其他方向因原子轨道没有重叠或重叠很少而不能成键，如图 5－4 所示。

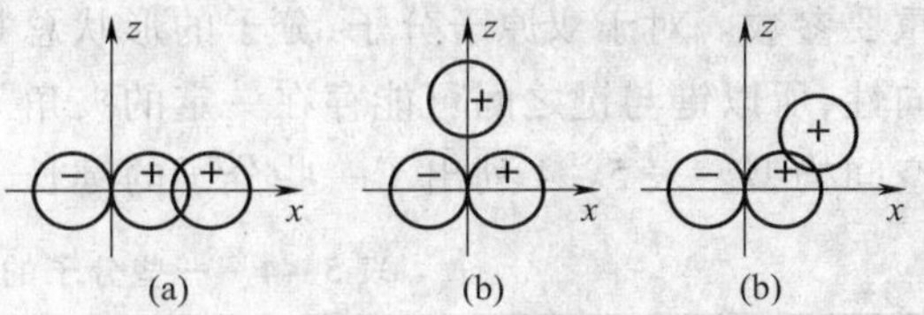

图 5－4　s 电子云与 p 电子云的重叠

3. 共价键的键参数　共价键的基本性质可以用某些物理量来表征，如键能、键长、键角等。这些物理量称为共价键的**键参数**（bond parameter）。

（1）键能（E）：键能是从能量因素来衡量共价键强度的物理量。用来反映断开或形成一个化学键的难易程度。对于双原子分子来说，键能等于分子的解离能。在 298.15 K 和 100 kPa下，将 1 mol 理想气态分子 AB 解离为理想气态的 A、B 原子所需要的能量，称为 AB 的解离能。单位是 $kJ\cdot mol^{-1}$。

对于 A_mB 或 AB_n 类的多原子分子，则键能在数值上等于 m 个或 n 个键的解离能的平均值。表 5－3 列出了一些常见化学键的平均键能。一般来说，键能越大，表明键越牢固，由该化学键形成的分子也就越稳定。

（2）键长（l）：键长是衡量分子中两成键原子核间的平衡距离的物理量。常用量纲为 pm（皮米）。通常用电子衍射、X 射线衍射等实验测得。常见共价键的键长见表 5－3。

表 5－3 常见共价键的键长和键能

共价键	键长 l/pm	键能 E/(kJ·mol^{-1})	共价键	键长 l/pm	键能 E/(kJ·mol^{-1})
H—H	74	436	C—H	109	414
C—C	154	347	C—N	147	305
C═C	134	611	C—O	143	360
C≡C	120	837	C═O	121	736
N—N	145	159	C—Cl	177	326
O—O	148	142	N—H	101	389
Cl—Cl	199	244	O—H	96	464
Br—Br	228	192	S—H	136	368
I—I	267	150	N≡N	110	946
S—S	205	264	F—F	128	158

一般情况下，成键原子的半径越小，成键的电子对越多，其键长越短，键能越大，共价键就越牢固。

（3）键角（α）：键角是衡量分子中键与键之间的夹角的物理量。它是表征分子几何构型的重要参数。对于双原子分子，分子的形状总是直线型的；对于多原子分子，由于共价键具有方向性，所以键与键之间可能存在一定的夹角。根据分子中的键长和键角，一般可以确定分子的空间构型。表 5－4 列出了一些分子的键长、键角和分子构型。

表 5－4 一些分子的键长、键角和分子构型

分子	键长 l/pm	键角 α	几何构型
$HgCl_2$	234	180°	直线形
H_2O	96	104.5°	V 形
BF_3	131	120°	三角形
NH_3	101.5	107°18′	三角锥形
CH_4	109	109.5°	四面体形

（4）键的极性：共价键分极性共价键和非极性共价键两种。

由同种元素原子组成的共价键，如单质 H_2、O_2、N_2 等分子中的共价键，由于元素的电负性相同，吸引电子的能力相同，则共用电子对不偏向任何一个原子，电子云在两核中间均匀分布，这种共价键称为非极性共价键，简称非极性键。另一些化合物如 HCl、H_2O、NH_3、CH_4、H_2S 等分子中的共价键是由不同元素的原子形成的。由于成键原子的电负性不同，吸引电子的能力不同，共用电子对必然偏向电负性较大的原子一端，因而电负性较大的原子一端电子云密度较大，带部分负电荷；电负性较小的原子一端，则带部分正电荷。因此在共价键的两端出现了电的正极和负极，这种共价键称为极性共价键，简称极性键。共价键极性的大小通常用成键原子

电负性的差值来衡量,差值越大,极性越大。如 H—F 键的极性大于 H—Cl 键的极性。

课堂活动

说明 KBr、N_2、HF 分子的化学键是怎样形成的?

二、配位共价键和配位化合物

(一)配位共价键

由一个原子单方面提供 1 对电子与另一个有空轨道的原子(或离子)共用而形成的共价键,称为**配位共价键**(coordinate bond),简称配位键。在配位键中,提供电子对的原子称为电子对的给予体;接受电子对的原子称为电子对的接受体。配位键常用"→"表示,箭头指向电子对的接受体。

例如,铵离子(NH_4^+)可看作是氨 NH_3 分子与 H^+ 离子结合形成的。在氨分子中,氮原子的 2p 轨道上有一对没有与其他原子共用的电子,这对电子称为孤对电子,氢离子上具有 1s 空轨道。在氨分子与氢离子作用时,氨分子上的孤对电子进入氢离子的空轨道,与氢共用,形成配位键。

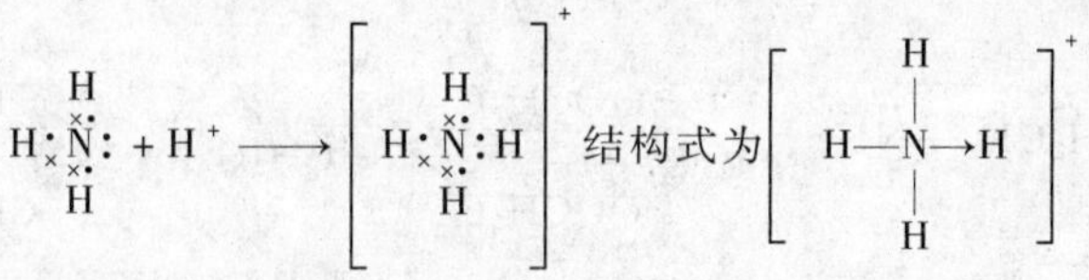

在铵离子中,虽然 1 个 N→H 键和其他 3 个 N—H 键的形成过程不同,但一旦形成了铵离子,这 4 个氮氢键的性质完全相同。

配位键是一种特殊的共价键,广泛存在于无机化合物中。凡一方有空轨道,另一方有孤对电子时,两者就可能形成配位键。例如,HNO_3、H_2SO_4 及其盐中均存在着配位键。

(二)配位化合物

配位化合物简称配合物,是一类组成复杂、发展迅速、应用广泛的化合物。

1. 配位化合物的概念　配位化合物是一类含有配位单元的复杂化合物。通常以酸、碱、盐形式存在,也可以电中性的配位分子形式存在。如 $[Cu(NH_3)_4]SO_4$、$K_4[Fe(CN)_6]$、$[Fe(CO)_5]$ 等。配位单元一般是指由金属原子或金属离子与其他分子或离子以配位键结合而形成的复杂离子或化合物。如 $[Cu(NH_3)_4]^{2+}$、$[Fe(CN)_6]^{4-}$、$[Fe(CO)_5]$、$[PtCl_2(NH_3)_2]$ 等。离子型配位单元又称为配离子。根据配离子所带电荷的不同,可分为配阳离子和配阴离子,如 $[Cu(NH_3)_4]^{2+}$、$[Fe(CN)_6]^{4-}$。含有配位单元的化合物称为**配位化合物**(coordination compound)。习惯上把配离子也称为配合物。

2. 配位化合物的组成　配位化合物的核心是配位单元。通常把配位化合物分为内界和外界两个部分。内界是配离子,外界是反离子,内界和外界之间以离子键结合。现以硫酸四氨合铜(Ⅱ)为例来说明配合物的组成。

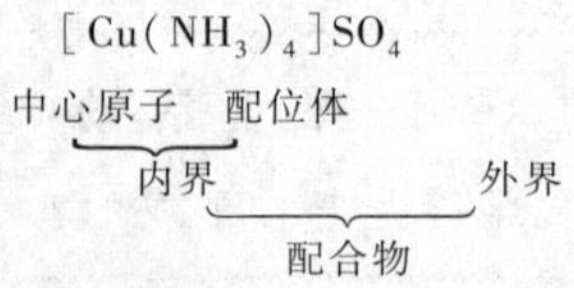

(1) 中心原子(或离子):在配离子(或配位分子)中,接受孤对电子的阳离子或原子统称为**中心原子**(central atom)。中心原子位于配位化合物的中心位置,是配合物的核心部分,也称为配合物的形成体。中心原子必须具有空轨道,可以接受孤对电子。常见的中心原子多为副族的金属离子或原子。如$[Cu(NH_3)_4]^{2+}$的中心原子Cu^{2+},$[Fe(CO)_5]$的中心原子 Fe 等。

(2) 配位体和配位原子:在配合物中,与中心原子以配位键结合的阴离子或中性分子称为**配体**(ligand)。如$[Cu(NH_3)_4]SO_4$、$K_4[Fe(CN)_6]$和$[Fe(CO)_5]$中的NH_3、CN^-和 CO 都是配体。配体中能提供孤对电子与中心原子以配位键相结合的原子称为**配位原子**(ligating atom)。如NH_3中的 N、CN^-中的 C、CO 中的 C。常见的配位体有NH_3、H_2O、CN^-、SCN^-、Cl^-等。常见的配位原子有 N、O、C、S、Cl 等。

按配位体中配位原子的多少,配位体可分为单齿配体和多齿配体。含有一个配位原子的配体为**单齿配体**(monodentate ligand);含有两个或两个以上配位原子的配体为**多齿配体**(polydentate ligand)。如:

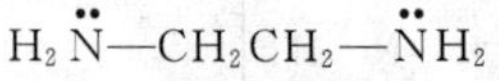

乙二胺

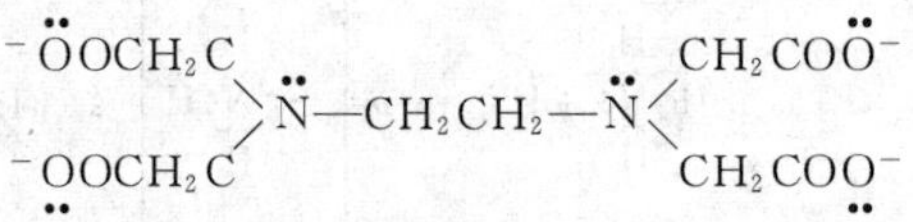

乙二胺四乙酸根离子

多齿配位体与中心原子形成的配合物也称为**螯合物**(chelate)。

(3) 配位数:在配合物中,与中心原子结合成键的配位原子的数目称为**配位数**(coordination number)。如$K_4[Fe(CN)_6]$中有 6 个 C 原子与Fe^{2+}成键,Fe^{2+}的配位数是 6。而$[Cu(en)_2](OH)_2$中配位体 en 是双齿配位体,因此Cu^{2+}的配位数是 4 而不是 2。若配位体有两种(或两种以上),则配位数是配位原子数之和。如$[Pt(NO_2)_2(NH_3)_4]Cl_2$中Pt^{4+}的配位数是 6。

(4) 配离子的电荷:配离子的电荷数等于中心原子与配位体电荷数的代数和。例如,在$[Cu(NH_3)_4]SO_4$中,配离子的电荷数为 +2,写作$[Cu(NH_3)_4]^{2+}$。在$K_4[Fe(CN)_6]$中,配离子的电荷数为 -4,写作$[Fe(CN)_6]^{4-}$。

由于配合物是电中性的,因此,外界离子的电荷总数和配离子的电荷总数相等,符号相反,所以配离子的电荷数也可以根据外界离子来确定。

3. 配合物的命名　配合物的命名与一般无机化合物的命名原则相同。

(1) 配合物的命名顺序:阴离子在前,阳离子在后,像一般无机化合物中的二元化合物、酸、碱、盐一样,命名为"某化某"、"某酸"、"氢氧化某"和"某酸某"。

(2) 配离子的命名顺序:配位体数目(中文数字表示)→配位体名称→"合"→中心原子名称→中心原子氧化值(罗马数字表示)。有的配离子可用简称。

(3) 配位体命名顺序:若配位体不止一种,则先无机配位体,后有机配位体;先阴离子,后中性分子。若均为中性分子或均为阴离子,可按配位原子元素符号英文字母顺序排列。不同配位体之间以圆点"·"分开,复杂的配位体名称写在圆括号中,以免混淆。

下列是一些配合物的命名实例:

$[Ag(NH_3)_2]^+$	二氨合银(Ⅰ)配离子(银氨配离子)
$[Fe(CN)_6]^{3-}$	六氰合铁(Ⅲ)配离子
$[Fe(CO)_5]$	五羰基合铁(0)
$[Pt(NO_2)_2(NH_3)_4]^{2+}$	二硝基·四氨合铂(Ⅳ)配离子
$[Co(NH_3)_5H_2O]^{3+}$	五氨·一水合钴(Ⅲ)配离子
$[Ag(NH_3)_2]OH$	氢氧化二氨合银(Ⅰ)
$[Cu(NH_3)_4]SO_4$	硫酸四氨合铜(Ⅱ)
$K_3[Fe(CN)_6]$	六氰合铁(Ⅲ)酸钾(铁氰化钾或赤血盐)
$H_2[PtCl_6]$	六氯合铂(Ⅳ)酸
$[Pt(NO_2)_2(NH_3)_4]Cl_2$	二氯化二硝基·四氨合铂(Ⅳ)
$[Co(NH_3)_5H_2O]Cl_3$	三氯化五氨·一水合钴(Ⅲ)

知识链接

配合物在医学上的应用

人体内有许多重要的生命物质是配合物,临床上正在使用的许多药物也是配合物。如血红蛋白中的亚铁血红素、维生素 B_{12}、锌胰岛素等,还有许多生物催化剂(酶)都是金属配合物。有些药物如用于治疗血钙过多的乙二胺四乙酸(EDTA)二钠盐,本身是配位剂,能与钙形成稳定的螯合物。

配位剂能与重金属离子形成配离子,在医药上可作为解毒剂使用。如二巯基丙醇可与砷、汞等重金属形成无毒的螯合物,排出体外。枸橼酸钠 $Na_3C_6H_5O_7$ 可以和铅形成稳定的螯合物,是一种防治职业性铅中毒的有效药物,有迅速减轻症状和促进体内铅排出的作用。像这种通过选择合适的配位剂排除体内有毒或过量的金属离子的方法称为螯合疗法,所用的螯合剂称为促排剂(或解毒剂)。例如,D-青霉胺常用来排除体内积累的铜。

在抗微生物的药物中,许多配位剂和金属配位后往往能增加活性。如丙基异烟酰肼与一些金属生成的配合物的抗结核杆菌能力比纯配体强;β-羟基喹啉和铁形成的中性配合物有很强的抗菌作用,而它们单独存在时均无抗菌活性。

第三节 分子间作用力和氢键

分子间作用力较弱,能量只是化学键能量的 1/10 ~ 1/100,其大小对物质的熔点、沸点、溶解度等性质都有影响。分子间作用力与分子的结构和分子的极性有关。

一、分子的极性

由相同原子形成的双原子分子，如 H_2、Cl_2、O_2 等，由于 2 个原子对共用电子对的吸引力相同，分子中电子云的分布是均匀的，成键电子云均匀地分布在两个原子之间，即不偏向或偏离任何一个原子，分子中的键是非极性共价键，分子中正、负电荷的重心重合，为非极性分子。

由不同原子形成的双原子分子，如 HCl，由于 Cl 原子的电负性大于 H 原子，分子中成键电子云偏向 Cl 原子而偏离 H 原子，形成了极性共价键，分子中正、负电荷的重心不重合，出现了正、负两极，为极性分子。

对于多原子分子，极性的情况比较复杂，既与共价键的极性有关，还与分子的空间构型有关。以极性键结合的多原子分子可能是非极性分子，也可能是极性分子。例如，CO_2、CH_4 分子中，C═O、C—H 都是极性键，但由于 CO_2 的空间结构是线形对称的（O═C═O），2 个 C═O 键的极性相互抵消，分子中的正、负电荷重心重合，CH_4 是正四面体对称结构，分子中的正、负电荷重心也重合，所以，CO_2、CH_4 都是非极性分子。在 SO_2、H_2O、NH_3 等分子中，化学键为极性键，分子的空间构型不对称，键的极性不能抵消，所以，分子中正、负电荷重心不重合，因此都是极性分子。

二、分子间作用力

分子间作用力是 1873 年由荷兰物理学家范德华（van der Waals）首先提出的，故又称范德华力。分子间作用力也是电性引力，但它与化学键不同，它的能量只是化学键能量的 1/10 ~ 1/100。按其产生的原因和特点，可分为取向力、诱导力和色散力三种。

1. 取向力　极性分子因正、负电荷重心不重合，存在着固有偶极矩。当两个极性分子相互接近时，同极相斥，异极相吸，使得分子发生相对位移，并尽可能位于异极相邻的位置，这种由于极性分子固有偶极的取向而产生的分子间相互作用力称为**取向力**（orientation force）。

取向力的大小与极性分子的偶极矩及分子间的距离有关。分子的极性越大，取向力越大；分子间的距离增大，取向力将减弱。

取向力只存在于极性分子与极性分子之间。

2. 诱导力　当极性分子和非极性分子接近时，由于极性分子的偶极产生的电场作用，使得非极性分子的正负电荷重心发生偏移，产生一对诱导偶极，再与极性分子以静电引力相吸引，这种由极性分子的固有偶极与非极性分子的诱导偶极之间产生的相互作用力称为**诱导力**（induction force）。

诱导力的大小与极性分子的极性有关，也与非极性分子的可极化性有关。当分子间的距离增大时，诱导力会迅速减弱。

诱导力除存在于极性分子和非极性分子之间外，还存在于极性分子之间。因为极性分子与极性分子相互靠近，在偶极取向发挥作用的同时，也会相互极化，使双方变形，从而产生诱导偶极。

3. 色散力　非极性分子没有偶极，它们之间似乎不会有相互作用存在。但由于分子中的电子是在不停地运动，原子核也在不停地振动，在某一瞬间，正电荷重心和负电荷重心会发生瞬时不重合,从而产生瞬时偶极。瞬时偶极又可诱使邻近的分子极化,当几个分子相互接近时,就会因瞬间偶极而发生异极相吸的作用,这种由瞬间偶极所产生的作用力称为**色散力**(dispersion force)。

瞬间偶极虽然是短暂的,但原子核和电子在不断运动中,瞬间偶极也就不断出现,所以分子间始终维持这种作用力。

色散力大小主要与非极性分子的可极化性有关,可极化性越强,色散力越大。

通常,在非极性分子之间只存在色散力,在极性分子和非极性分子之间存在诱导力和色散力,在极性分子和极性分子之间存在取向力、诱导力和色散力。对大多数分子而言,色散力起着主要的作用,只有极性很大、变形性很小的分子,取向力才比较显著。而诱导力通常是很小的。

物质的分子之间存在着相互作用力,这是分子聚集成液体或固体的原因。分子间作用力对物质的物理性质,如熔点、沸点、溶解度等有很大的影响。通常,分子间作用力越大,则液体的沸点越高,固体的熔点也越高。相同类型的单质(如卤素、稀有气体)和相同类型的化合物(如卤化氢)中,其熔点和沸点一般随相对分子质量的增大而升高,主要原因是它们的分子间作用力随相对分子质量的增大而增强的缘故。

课堂活动

为什么常温下 F_2 和 Cl_2 为气体,Br_2 为液体,而 I_2 为固体?

三、氢键

按照分子间作用力对不同物质的物理性质差异所提供的理论解释,同族元素的氢化物的熔点和沸点一般应随相对分子质量的增大而升高。如卤族元素的氢化物 HF、HCl、HBr、HI,随着卤素原子序数的增加,分子的变形性增大,分子间作用力也逐渐增大。HF 的熔、沸点应小于 HCl、HBr、HI,但由表 5-5 看到,除 HF 外,其余三个化合物均符合上述规律。同样,水、氨也有类似反常现象。科学家认为,它们的分子之间除分子间作用力外,还有氢键存在。

表 5-5 卤族元素氢化物的熔点和沸点

	HF	HCl	HBr	HI
沸点/℃	19.54	-84.9	-67.0	-35.38
熔点/℃	-83.1	-114.8	-88.5	-50.8

当 H 原子与电负性很大、半径很小的原子 X(如 F、O、N)以共价键结合成分子时,存在于两核间的电子云强烈地偏向于 X 原子,使 H 原子几乎变成裸露的质子而具有大的正电荷场强,因而这个 H 原子还能与另一个电负性大、半径小并在外层有孤对电子的 Y 原子(如 F、O、N)产生定向的吸引作用,形成 X—H···Y 结构,其中 H 原子与 Y 原子间的静电吸引作用(虚线···所示)称为**氢键**(hydrogen bond)。X、Y 可以是同种元素的原子,如 O—H···O、F—H···F,也可以是不同元素的原子,如 N—H···O。

氢键比化学键弱很多，仍属静电作用力，但比分子间作用力强。与分子间作用力不同的是氢键有方向性和饱和性：每个 X—H 只能与一个 Y 原子相互吸引形成氢键；Y 与 H 形成氢键时，尽可能采取 X—H 键键轴的方向，使 X—H⋯Y 在一条直线上。

形成氢键的条件是形成氢键的元素应具备电负性很大、半径小、有孤对电子的特点，通常为 F、O、N 等原子。

氢键可在分子间形成，如 HF、氨水（图 5－5），也可以在同一分子内形成，如硝酸、邻羟基苯甲酸（图 5－6）。

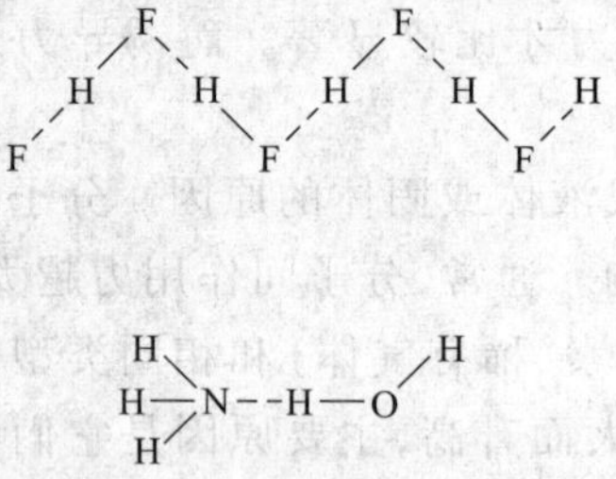

图 5－5　氟化氢、氨水中的分子间氢键

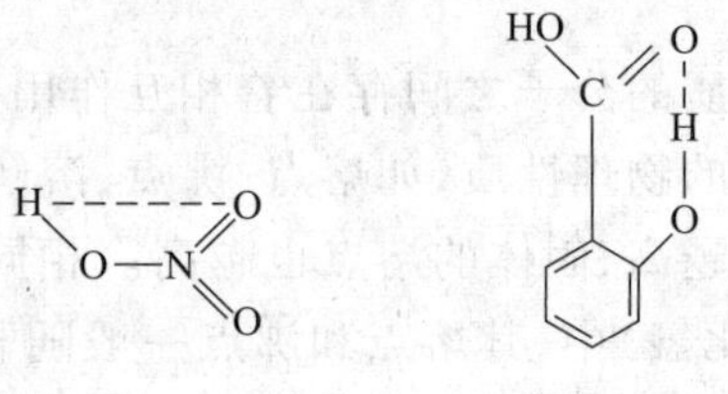

图 5－6　硝酸、邻羟基苯甲酸的分子内氢键

氢键广泛存在于无机含氧酸、有机羧酸、醇、胺等分子之间，它的形成对物质的性质有一定影响。如含有分子间氢键的物质，其熔点、沸点比没有分子间氢键的物质的熔点、沸点高；有些有机化合物芳环上的邻、间、对异构体的熔点和沸点差距大的原因是产生分子间氢键和分子内氢键；在溶解性方面，如果溶质和溶剂分子之间能形成氢键，则溶解性增强等。

难点解析

大多数有机化合物难溶于水，而乙醇可与水以任意比例混溶，并且乙醇的熔点和沸点还远高于相对分子质量相近的丙烷。

因为乙醇与水分子间易形成氢键，使其易溶于水；乙醇分子间也可以形成氢键，而丙烷分子之间不能形成氢键，致使乙醇的熔点和沸点比丙烷的熔点和沸点高得多。

目标检测

一、选择题

（一）单项选择题

1. M 电子层最多可容纳的电子数为（　　）

A. 8　　B. 10　　C. 18　　D. 32

2. $n=4$ 电子层上含有的亚层种类数（　　）

A. 3　　B. 4　　C. 5　　D. 6

3. 已知某元素原子价电子层结构为 $3s^23p^5$，该元素在周期表中位于（　　）

A. 第三周期第ⅡA族　　B. 第三周期第ⅡB族

C. 第三周期第ⅦA族　　D. 第三周期第ⅦB族

4. 下列物质中既含离子键又含共价键的是(　　)

A. NaOH　　B. H_2O　　C. NaCl　　D. SiO_2

5. 下列元素中,电负性最大的是(　　)

A. Cl　　B. K　　C. Na　　D. S

6. 20号元素Ca在元素周期表中位于(　　)

A. 第三周期,第ⅠA族　　B. 第三周期,第ⅡA族

C. 第四周期,第ⅠA族　　D. 第四周期,第ⅡA族

7. 下列微粒中,具有 $3s^23p^6$ 外层电子构型的是(　　)

A. Na^+　　B. Mg^{2+}　　C. S^{2-}　　D. F^-

8. 下列物质中存在分子间氢键的是(　　)

A. CH_4　　B. HCl　　C. HF　　D. CO_2

9. 下列物质中,分子间仅存在色散力的是(　　)

A. CH_4　　B. NH_3　　C. H_2O　　D. HBr

10. 下列分子中,极性最小的是(　　)

A. H—Cl　　B. H—I　　C. H—Br　　D. H—F

11. 下列说法中正确的是(　　)

A. 共价键仅存在于非极性分子中　　B. 由极性键形成的分子一定是极性分子

C. 由非极性键形成的分子一定是非极性分子　　D. 离子键没有极性

12. 下列物质能做配位体的是(　　)

A. NH_4^+　　B. NH_3　　C. CH_4　　D. BH_3

13. H_2O 的沸点比 H_2S 高,主要因为其存在(　　)

A. 取向力　　B. 诱导力　　C. 色散力　　D. 氢键

14. 在配离子中,中心离子和配位体之间的化学键通常是(　　)

A. 氢键　　B. 离子键　　C. 配位键　　D. 金属键

15. 下列属于非极性分子的是(　　)

A. NH_3　　B. HCl　　C. CO_2　　D. H_2O

（二）多项选择题

1. 根据原子的电子层结构,可将周期表中的元素分为(　　)

A. s区　　B. p区　　C. d区

D. ds区　　E. f区

2. 下列属于键参数的是(　　)

A. 键能　　B. 键长　　C. 氢键

D. 键角　　E. 电负性

3. 下列是极性分子的是(　　)

A. N_2　　B. NH_3　　C. CH_4

D. HBr　　E. H_2O

4. 下列物质中,通过共价键而形成的分子有(　　)

A. N_2　　B. NH_3　　C. NaCl

D. Fe　　E. H_2O

5. 多电子原子核外电子排布的填充应遵循的规则有(　　)

A. 能量最低原理　　B. 泡利(Pauli)不相容原理

C. 洪特(Hund)规则　　D. 吕·查德里原理

E. 能量守恒原理

6. H_2O 分子与 H_2 分子间存在着(　　)

A. 氢键　　B. 取向力　　C. 诱导力

D. 色散力　　E. 化学键

7. 下列配位数为 4 的是(　　)

A. $[Zn(NH_3)_4]^{2-}$　　B. $[FeF_6]^{3-}$　　C. $[Ag(CN)_2]^-$

D. $[Cu(en)_2]^{2-}$　　E. $[Ni(CN)_4]^{2-}$

8. 对于 $^{23}_{11}Na$ 下列说法正确的是(　　)

A. 质量数为 23　　B. 质子数为 23　　C. 质子数为 11

D. 核外电子数为 11　　E. 中子数为 12

二、简答题

1. 某元素的基态原子核外电子排布式是 $1s^22s^22p^63s^23p^3$,试问该元素原子核外有多少个电子层？每个电子层有多少个轨道、多少个电子？

2. 已知三种元素的原子的价层电子结构分别为:① $3s^1$;② $2s^22p^5$;③ $3d^54s^2$,试指出它们在元素周期表中的位置。

3. 何谓氢键？氢键是否属于化学键？氢键对化合物的性质有何影响？

4. 根据下列物质的名称写出其化学式。

(1) 硫酸四氨合铜(Ⅱ)

(2) 六氰合铁(Ⅲ)酸钾

(3) 二氨合银(Ⅰ)配离子

(4) 五羰基合铁(O)

5. 完成下表

原子序数	电子排布式	周期	族	区	金属或非金属
6					
11					
17					
29					

(闫冬良)

第六章　常见元素及其化合物

学习要点

1. 氟、氯、溴、碘、氧、硫、氮等常见非金属元素单质及其化合物的性质和变化规律。
2. 钠、钾、钙、镁、铝、铁等常见金属元素单质及其化合物的性质。

在元素周期表中，金属元素位于每个周期的前部，除周期表中右上角及氢等22种非金属元素外，其余均为金属元素。非金属元素和金属元素在日常生活、工业生产、环境保护及医药等方面具有重要的意义。

第一节　常见非金属元素及其化合物

一、卤族元素

元素周期表第ⅦA元素统称卤族元素，简称卤素。包括氟(F)、氯(Cl)、溴(Br)、碘(I)、砹(At)5种元素，卤素在希腊文中是成盐元素的意思。

卤素原子的价电子构型为ns^2np^5，与稳定的8电子构型ns^2np^6比较，极易获得1个电子，形成氧化数为－1的化合物。与同周期元素比较，非金属性最强，在本族内从氟到碘非金属性依次减弱。

(一) 卤素单质

1. 物理性质　卤素单质都是双原子分子，且均为非极性分子，难溶于水，易溶于乙醇、三氯甲烷、四氯化碳等有机溶剂。卤素单质的物理性质见表6－1。

表6－1　卤素单质的物理性质

卤素单质	F_2	Cl_2	Br_2	I_2
颜色状态(25℃)	淡黄色气体	黄绿色气体	红棕色液体	紫黑色固体
熔点(℃)	－219.2	－101	－7.2	113.5
沸点(℃)	－188.1	－34.6	58.8	184.4
毒性	剧毒	有毒	有毒	有毒
溶解度(常温、100 g水)	反应	226 cm^3	4.17 g	0.029 g

Cl_2、Br_2、I_2的水溶液分别称为氯水、溴水、碘水。另外，碘(I_2)易升华，利用碘的这一特性，

可以精制、提纯碘。

2. 化学性质　卤素单质最突出的化学性质是氧化性，F_2 是最强的氧化剂，其氧化性的强弱次序为 $F_2 > Cl_2 > Br_2 > I_2$。

(1) 与金属反应：卤素与金属反应，生成金属卤化物。氟和氯可与所有金属反应；溴和碘可与除贵金属以外的大多数金属反应，但反应较慢。

(2) 与氢气反应：卤素都能与氢气直接化合，生成卤化氢（HX），但反应的剧烈程度以及生成化合物的稳定性按氟、氯、溴、碘顺序依次减弱。

卤化氢的水溶液称为氢卤酸，其中氢氯酸俗称盐酸。除氢氟酸是弱酸外，盐酸、氢溴酸、氢碘酸都是强酸，均具有酸的通性，酸性强弱顺序为：

$$HF < HCl < HBr < HI$$

盐酸是最常见的氢卤酸，属于挥发性强酸。在人体胃液中存在盐酸（约 0.5%），有促进食物消化和杀菌的作用。

(3) 与水反应：卤素都能与水反应，只是反应程度由氟到碘逐步减弱。

氟遇水剧烈反应，使水分解。

$$2F_2 + 2H_2O = 4HF + O_2 \uparrow$$

氯气溶于水形成氯水。其中氯水中溶解的一部分氯气能与水反应，生成盐酸与次氯酸。

$$Cl_2 + H_2O = HCl + \underset{\text{次氯酸}}{HClO}$$

次氯酸不稳定，容易分解放出氧气，当受到日光照射时，次氯酸的分解加快。

$$2HClO \xlongequal{\text{光照}} 2HCl + O_2 \uparrow$$

次氯酸是强氧化剂，能杀死细菌，所以城市供水系统常用氯气来杀菌消毒。

次氯酸的氧化性还表现在，它可使有机色素氧化而变成无色物质，故可用作棉、麻、纸张等物的漂白剂。

溴、碘也可与水反应生成相应的氢卤酸和次卤酸，但反应要弱一些。

(4) 与碱反应：将氯气通入到氢氧化钠溶液，则可迅速发生反应。

$$Cl_2 + 2NaOH = NaCl + NaClO + H_2O$$

所以实验室制取氯气时，常用碱液来吸收多余的有害氯气。由于次氯酸盐比次氯酸稳定，且容易保存，通常也用作漂白剂。

与氯一样，溴、碘也可与碱反应。

(5) 卤素单质间的置换反应：实验证明，氯能把溴和碘分别从溴化物、碘化物中置换出来，溴可以把碘从碘化物中置换出来。可用此法来检验 Cl^-、Br^-、I^- 的存在。

$$2NaBr + Cl_2 = 2NaCl + Br_2$$

$$2KI + Cl_2 = 2KCl + I_2$$

$$2KI + Br_2 = 2KBr + I_2$$

但 F_2 不能从氯化物、溴化物和碘化物的水溶液中置换出 Cl_2、Br_2 和 I_2，因为 F_2 与水发生下列反应：

$$2F_2 + 2H_2O = 4HF + O_2 \uparrow$$

(6) 碘与淀粉反应：碘遇淀粉呈蓝色，反应非常灵敏，这是 I_2 的特性。利用这一性质可以

检验 I_2 或淀粉的存在。

综上所述，卤族元素均表现出了较强的化学活泼性，为典型的非金属元素。但其化学活泼性按氟、氯、溴、碘的顺序依次减弱。

知识链接

碘的生理作用及科学补碘

碘是人体必需的微量元素，是人体各个系统特别是甲状腺激素合成和神经系统发育所必不可少的。碘缺乏可引起甲状腺肿大，由此可引起吞咽困难、气促、声音嘶哑、精神不振。幼儿缺碘主要病症是呆痴、身体矮小、聋哑等。

我国是碘缺乏病较严重的国家之一，但只要长期科学补碘，就能免受碘缺乏之害，保证身体健康。天然含碘较高的食品主要为海带、海藻等海产品，平时应注意多吃这类食品，日常饮食中也常用加碘盐来补充碘。

值得注意的是，人体摄入过量的碘也是有害的，因此，不能认为高碘的食物吃得越多越好，要根据个人的身体情况而定。

（二）金属卤化物

1. 氯化钠（NaCl） 氯化钠俗称食盐，可配制成生理盐水，浓度为 $9\ g \cdot L^{-1}$，用于出血过多，严重腹泻等所引起的缺水症，也可用于洗涤伤口和灌肠。

2. 氯化钾（KCl） 氯化钾是临床常用的电解质平衡调节药，可治疗各种原因引起的钾缺乏症和低钾血症，如进食不足、呕吐、严重腹泻、长期应用糖皮质激素和补充高渗葡萄糖后引起的低钾血症等。

3. 氯化钙（$CaCl_2$） 氯化钙易溶于水和乙醇，临床上可用于钙缺乏症，也可用作抗过敏药。无水氯化钙有强吸湿性，是常用的干燥剂。

4. 碘化钾（KI） 碘化钾易溶于水，其水溶液久置空气中易被氧化而析出碘变黄。在医药上用于治疗甲状腺肿大，也是配制碘酊的助溶剂。

课堂活动

你知道卤素包括哪些元素吗？卤素单质有哪些主要性质？

二、氧族元素

氧族元素是元素周期表中第ⅥA 族元素，包括氧（O）、硫（S）、硒（Se）、碲（Te）、钋（Po）5 种元素。氧族元素的价层电子构型为 ns^2np^4，表现出较活泼的非金属性。其中，氧和硫是典型的非金属元素，氧元素常见氧化数为 -2，硫元素常见氧化数为 -2、+4、+6。

（一）氧及其化合物

1. 臭氧（O_3） 常温下，纯净的 O_3 为浅蓝色的气体，因具有刺激性臭味而称“臭氧”。臭氧比氧气易溶于水，不稳定，易分解为氧气。臭氧具有较强的氧化性，可用作氧化剂、漂白剂和消毒剂，作用强、速度快，而且不会造成二次污染。

在距地面20～40 km的高空，有一稳定的臭氧层，能吸收太阳光的紫外辐射，为保护地面上的生物免受太阳强烈辐射提供了一个防御屏障，即臭氧保护层。但是，近年来由于人类大量使用矿物燃料和氯氟烃，使大气中NO、NO_2、氯氟化碳等含量过多，引起臭氧过多分解，使臭氧层遭受破坏，皮肤癌患者增加。因此，应采取积极措施保护臭氧层。

2. 过氧化氢（H_2O_2） 纯的过氧化氢为淡蓝色的黏稠液体，可与水以任何比例混溶，其水溶液俗称双氧水，含量在3%～30%之间。

过氧化氢为极性分子，分子中有一过氧键（—O—O—），分子中氧的氧化数为-1，因此，过氧化氢既有氧化性又有还原性。例如：

$$H_2O_2 + 2I^- + 2H^+ = I_2 + 2H_2O$$

$$2MnO_4^- + 5H_2O_2 + 6H^+ = 2Mn^{2+} + 5O_2\uparrow + 8H_2O$$

H_2O_2作氧化剂最突出的优点是氧化性强，而不引入杂质。

过氧化氢溶液（双氧水）具有消毒、防腐、漂白作用。医疗上常用3%的H_2O_2作消毒杀菌剂，工业上常作为漂白剂用于漂白棉、毛、麻、丝织物、羽毛、纸浆等。

（二）硫及其化合物

1. 单质硫 纯净的硫是淡黄色的晶体，又称硫黄。单质硫不溶于水，易溶于二硫化碳（CS_2）、四氯化碳（CCl_4）等有机溶剂中。

硫的化学性质比较活泼，它可以形成氧化数为-2的化合物，也可以形成氧化数为+4或+6的共价化合物，因此硫既有氧化性又有还原性。

知识链接

硫在医药方面的应用

药典收载的硫黄是升华硫（S_8），此外药用硫还有沉降硫和洗涤硫两种。升华硫用于配制10%的硫黄软膏，外用治疗疥疮、真菌感染等。洗涤硫和沉降硫既可外用也可内服，内服有消炎、镇咳、轻泻作用。

2. 金属硫化物 金属硫化物在水中的溶解度相差很大，且大多数具有特征颜色，见表6-2。利用这些性质可以初步分离和鉴别各种金属离子，如：

$$Pb^{2+} + S^{2-} = PbS\downarrow（黑色）$$

表6-2 常见硫化物的溶解性及颜色

溶于水	溶于稀盐酸	溶于浓盐酸	溶于浓硝酸	仅溶于王水
Na_2S（白色）	MnS（肉色）ZnS（白色）	CdS（黄色）	CuS（黑色）Cu_2S（黑色）	Hg_2S（黑色）
K_2S（白色）	CoS（黑色）NiS（黑色）	PbS（黑色）	Ag_2S（黑色）As_2S_3（浅黄）	HgS（黑色）
$(NH_4)_2S$（白色）	FeS（黑色）	SnS（褐色）	As_2S_5（浅黄）	

3. 硫代硫酸钠 硫粉和亚硫酸钠共煮可制得硫代硫酸钠，市售硫代硫酸钠俗称大苏打或海波，化学式为 $Na_2S_2O_3 \cdot 5H_2O$。硫代硫酸钠是一种无色透明晶体，易溶于水，其水溶液显弱碱性，遇酸迅速分解。

$$Na_2S_2O_3 + 2HCl = 2NaCl + S\downarrow + SO_2\uparrow + H_2O$$

该反应常用作 $S_2O_3^{2-}$ 的鉴定反应。

硫代硫酸钠因其中 1 个硫原子的氧化数为 0 而具有较强的还原性，常用作药物制剂中的抗氧化剂。例如，硫代硫酸钠可被碘氧化为连四硫酸钠。

$$2S_2O_3^{2-} + I_2 = S_4O_6^{2-} + 2I^-$$

$S_2O_3^{2-}$ 能与许多重金属离子形成稳定的配合物，并能将 CN^- 转化为 SCN^-，医药上常用作卤素、氰化物和重金属中毒时的解毒剂。

$$2S_2O_3^{2-} + AgX = [Ag(S_2O_3)_2]^{3-} + X^-$$

$$S_2O_3^{2-} + CN^- = SO_3^{2-} + SCN^-$$

课堂活动

你知道氧族元素包括哪些元素吗？如何用化学方法鉴别硫酸钠和硫代硫酸钠？

三、氮及其化合物

氮位于元素周期表第 2 周期第 VA 族，VA 族包括氮(N)、磷(P)、砷(As)、锑(Sb)、铋(Bi) 5 种元素，总称氮族元素。其价层电子构型为 ns^2np^3，氧化数主要为 -3、+3 和 +5。

(一) 氮气

氮气(N_2)在常温常压下是一种无色、无味、无嗅、无毒的气体。氮气的性质很稳定，常温下很难与其他物质发生反应，可用作保护气体，如金属焊接、制造灯泡等。用氮气填充粮仓及水果仓库，能使害虫缺氧窒息死亡，可达到长期储存的目的。液氮还广泛应用于深度制冷剂。氮气的主要用途是用于合成氨和制取硝酸。

(二) 氨和铵盐

1. 氨 氨(NH_3)是具有刺激性气味的无色气体，极易溶于水，与水作用时，氨和水以氢键结合，形成缔合分子，常写为 $NH_3 \cdot H_2O$，通常将氨的水溶液称为氨水。

氨是常见的配体，可与中心原子形成稳定的配合物，如 $[Ag(NH_3)_2]^+$、$[Cu(NH_3)_4]^{2+}$ 等。因此，许多金属难溶盐和难溶氢氧化物能够溶解在氨水中。

2. 铵盐 氨与酸反应得到相应的铵盐，铵盐大多数为无色晶体，易溶于水。铵盐受热易分解，产物取决于酸根的性质。例如：

$$NH_4Cl \xlongequal{\triangle} NH_3\uparrow + HCl\uparrow$$

$$NH_4HCO_3 \xlongequal{\triangle} NH_3\uparrow + CO_2\uparrow + H_2O\uparrow$$

$$2NH_4NO_3 \xlongequal{\triangle} N_2\uparrow + O_2\uparrow + 4H_2O$$

铵盐与强碱加热放出氨气，氨气能使湿润的红色石蕊试纸变蓝色。利用这一特性，在实验室中可制取氨气，也可以检验铵根离子的存在。例如：

$$(NH_4)SO_4 + 2NaOH \xlongequal{\triangle} Na_2SO_4 + 2NH_3\uparrow + 2H_2O$$

（三）硝酸及其盐

1. 硝酸 纯硝酸为易挥发、具有刺激性气味的无色液体。硝酸不稳定，浓硝酸见光或受热易分解产生 NO_2，使其呈黄到棕色。

$$4HNO_3 \xlongequal{} 4NO_2\uparrow + O_2\uparrow + 2H_2O$$

因此，硝酸应贮存在棕色瓶中，并放置于阴暗、低温处。

硝酸具有强氧化性，几乎能够与所有金属（金、铂等除外）发生反应，还原产物取决于硝酸的浓度和金属的活泼性。例如：

$$Cu + 4HNO_3(浓) \xlongequal{} Cu(NO_3)_2 + 2NO_2\uparrow + 2H_2O$$

$$3Cu + 8HNO_3(稀) \xlongequal{} 3Cu(NO_3)_2 + 2NO\uparrow + 4H_2O$$

$$4Zn + 10HNO_3(极稀) \xlongequal{} 4Zn(NO_3)_2 + NH_4NO_3 + 3H_2O$$

浓硝酸和浓盐酸的混合物（体积比为 1∶3）称为王水。王水的氧化能力比硝酸更强，可溶解不溶于硝酸的金、铂等贵金属。例如：

$$Au + HNO_3 + 4HCl \xlongequal{} H[AuCl_4] + NO\uparrow + 2H_2O$$

硝酸是一种重要的化工原料，可用于制造炸药、化肥、染料、塑料、药物等工业产品。

2. 硝酸盐 硝酸盐均为易溶于水的无色晶体，不稳定，受热易分解而产生氧气，可作为高温时的供氧剂。例如：

$$2NaNO_3 \xlongequal{\triangle} 2NaNO_2 + O_2\uparrow$$

$$2Pb(NO_3)_2 \xlongequal{\triangle} 2PbO + 4NO_2\uparrow + O_2\uparrow$$

$$2AgNO_3 \xlongequal{\triangle} 2Ag + 2NO_2\uparrow + O_2\uparrow$$

黑火药就是由硝酸钾、硫黄、木炭混合制成，其爆炸反应为：

$$2KNO_3 + S + 3C \xlongequal{} K_2S + N_2\uparrow + 3CO_2\uparrow$$

课堂活动

你知道氮族元素包括哪些元素吗？氮族元素中氮的重要化合物氨、铵盐、硝酸的主要性质有哪些？

第二节 常见金属元素及其化合物

一、碱金属

元素周期表的第ⅠA族中，除氢（H）外的其余6种元素锂（Li）、钠（Na）、钾（K）、铷（Rb）、铯(Cs)、钫(Fr)都是金属元素,由于其氧化物的水溶液呈强碱性,因此统称为碱金属。

碱金属元素原子的价电子结构为 ns^1,很容易失去 1 个电子而变成稳定的 +1 价阳离子,因此它们都是典型的活泼金属。以下主要介绍钠、钾及其化合物。

(一) 钠、钾

钠和钾都具有银白色金属光泽,焰色反应时,钠为黄色,钾为紫色(隔蓝色钴玻璃)。钠和钾的密度比水小,可浮在水面上,并且硬度也小,可用刀切割,新切开的金属表面呈银白色,钠和钾均具有良好的导电性。

钠和钾具有很强的化学活泼性,钾的活泼性比钠更强。

1. 与非金属反应　钠在干燥的空气中燃烧生成过氧化钠。

$$2Na + O_2 \xlongequal{\text{燃烧}} Na_2O_2$$

常温下钠和钾能与氯气、硫等非金属剧烈反应,生成相应氯化物、硫化物等。

2. 与水反应　钠、钾与水剧烈反应放出氢气。

$$2K + 2H_2O \xlongequal{\quad} 2KOH + H_2\uparrow$$

通常将钠和钾保存在干燥的煤油中。

(二) 钠、钾的化合物

1. 过氧化物　过氧化钠是淡黄色固体,过氧化钾是白色固体。它们都能与水反应,生成相应的氢氧化物,并放出氧气。例如:

$$2Na_2O_2 + 2H_2O \xlongequal{\quad} 4NaOH + O_2\uparrow$$

过氧化钠和过氧化钾与稀酸反应生成过氧化氢,过氧化氢不稳定分解放出氧气。例如:

$$Na_2O_2 + H_2SO_4(\text{稀}) \xlongequal{\quad} Na_2SO_4 + H_2O_2$$

$$2H_2O_2 \xlongequal{\quad} 2H_2O + O_2\uparrow$$

2. 碳酸盐

(1) 碳酸钠和碳酸氢钠:碳酸钠(Na_2CO_3)是白色粉末,俗名纯碱或苏打。碳酸钠晶体($Na_2CO_3 \cdot 10H_2O$)含有结晶水,在干燥空气中,易失去结晶水而风化,逐渐风化成白色粉末。碳酸氢钠($NaHCO_3$)俗称小苏打,是一种细小的白色晶体。碳酸钠和碳酸氢钠都易溶于水,其水溶液均呈碱性,碳酸钠溶液碱性较强。碳酸钠和碳酸氢钠都能与酸反应,放出二氧化碳气体。

碳酸钠受热无变化,而碳酸氢钠受热则会分解。

$$2NaHCO_3 \xlongequal{\triangle} Na_2CO_3 + H_2O + CO_2\uparrow$$

利用这一反应可以鉴别碳酸钠和碳酸氢钠。

碳酸钠是一种基本化工原料,在玻璃、造纸、纺织、印刷、冶金、肥皂、医药、食品等工业有广泛应用。碳酸氢钠可用于医药、食品工业,也常用在泡沫灭火器中。

(2) 碳酸钾:碳酸钾(K_2CO_3)是无色晶体,在工业上也有很大用途。例如用于制造硬质玻璃、洗羊毛用的软肥皂等。植物灰中含有碳酸钾,因此可直接使用草木灰作肥料。

二、碱土金属

碱土金属包括铍(Be)、镁(Mg)、钙(Ca)、锶(Sr)、钡(Ba)、镭(Ra)6种元素,位于周期表中第ⅡA族。碱土金属元素化学性质较活泼,在自然界中均以化合态存在,且分布很广。以下主要介绍镁、钙及其化合物。

(一)镁、钙

镁和钙都是银白色金属,均属于轻金属,熔点和沸点较高。

镁和钙都是较活泼的金属元素,表现出较强的还原性,易与氧、水等化合。

镁的主要用途是制取轻合金,这种合金的特点是硬度和韧性都很大,而密度却很小,广泛用于飞机、导弹和汽车制造工业。另外,镁是很好的还原剂,如钛、铀的冶炼可用镁作还原剂。钙也可用于制造合金,如含1%钙的铅合金可作轴承材料。镁和钙都是人体必需的元素。

(二)镁、钙的化合物

1. 硫酸镁　硫酸镁($MgSO_4$)又称为泻盐,内服用作缓泻剂和十二指肠引流剂。$MgSO_4$注射剂主要用于抗惊厥。

2. 硫酸钙　含两分子结晶水的硫酸钙称为石膏($CaSO_4 \cdot 2H_2O$),加热到160℃ ~200℃时,失去大部分结晶水而变为熟石膏。

$$2CaSO_4 \cdot 2H_2O = (CaSO_4)_2 \cdot H_2O + 3H_2O$$

熟石膏粉与水混合成糊状后,很快凝固和硬化,重新变成$CaSO_4 \cdot 2H_2O$。利用这种性质,熟石膏可以铸造模型和雕像,在医疗外科上用作石膏绷带。

中国药典中收录的钙盐类药物主要有葡萄糖酸钙、磷酸氢钙、乳酸钙和氯化钙,用于治疗急性血钙缺乏症、慢性钙缺乏症、抗炎、抗过敏,以及作为镁中毒时的拮抗剂。

三、铝及其化合物

铝是元素周期表中第3周期第ⅢA族元素,其价电子结构为$3s^23p^1$,在化合物中的氧化数为+3。铝在地壳中含量仅次于氧和硅,位居第三位。

(一)铝

铝是银白色轻金属,具有良好的延展性、导电性和导热性,无磁性。在金属中,铝的导电、传热能力仅次于银和铜,延展性仅次于金。铝易于制成筒、管、棒或箔,铝箔广泛用于药品片剂、胶囊剂的包装。

铝是较活泼的金属,能与非金属、酸、碱及氧化物起反应。

(1)与非金属反应:铝与空气接触很快失去光泽,表面生成一层致密而坚固的氧化物薄膜,阻止铝的继续氧化,工业上用铝制容器盛放浓硫酸或浓硝酸。

(2)铝的两性:铝是两性金属,既能溶于稀盐酸和稀硫酸溶液,也易溶于强碱溶液。例如:

$$2Al + 6HCl = 2AlCl_3 + 3H_2\uparrow$$

$$2Al + 2NaOH + 6H_2O \longrightarrow 2Na[Al(OH)_4] + 3H_2\uparrow$$

(3) 与某些金属氧化物反应：铝能从许多金属氧化物中夺取氧，表现出较强亲氧性。例如

$$2Al + Fe_2O_3 \longrightarrow 2Fe + Al_2O_3$$

反应放出大量热，达到很高的温度（约 3000℃）。铝粉和金属氧化物的混合物称为铝热剂，可用于钢轨的无缝焊接，还可用于制取难熔的金属，如钒、铬、锰等。

（二）铝的化合物

1. 氢氧化铝　氢氧化铝为不溶于水的白色胶状物质。氢氧化铝与酸反应生成铝盐，临床上内服用于中和胃酸，$Al(OH)_3$ 是良好的抗酸药，常制成氢氧化铝凝胶剂或氢氧化铝片剂，作用缓慢而持久。$Al(OH)_3$ 凝胶本身就能保护溃疡面，并具有吸附作用，其产物 $AlCl_3$ 也具有收敛和局部止血的作用。

$Al(OH)_3$ 是两性物质，既能溶于酸，又能溶于碱。例如：

$$Al(OH)_3 + 3HCl \longrightarrow AlCl_3 + 3H_2O$$

$$Al(OH)_3 + NaOH \longrightarrow Na[Al(OH)_4]$$

知识链接

复方氢氧化铝片

在医药上将氢氧化铝、三硅酸镁和颠茄流浸膏三药组合，制成复方氢氧化铝片，有中和胃酸、减少胃液分泌和解痉、止痛、止血、收敛的作用，是治疗胃、十二指肠溃疡、胃酸过多症的常用抗酸药物。

2. 明矾　明矾 $[KAl(SO_4)_2 \cdot 12H_2O]$ 为无色晶体，易溶于水，并发生水解反应，溶液呈酸性。

明矾水解生成的 $Al(OH)_3$ 溶胶具有吸附能力，广泛用于水的净化，明矾具有收敛作用，$5 \sim 20\ g \cdot L^{-1}$ 的溶液可用于洗眼或含漱。

四、铁及其化合物

（一）铁

铁（Fe）位于元素周期表的第 4 周期第Ⅷ族，是过渡金属元素，价电子构型为 $3d^64s^2$。多数过渡金属元素有多种氧化数，铁常见的氧化数为 +2 和 +3，以 +3 的化合物较为稳定。

纯净的铁具有银白色金属光泽，具有延展性和导热性，但导电性不如铝，铁能被磁铁吸引，具有铁磁性。

铁属于中等活泼金属，能与氧、硫、氮、卤素等非金属单质反应，也能与水、酸、盐、浓碱液等化合物反应。铁与冷的浓硫酸或浓硝酸因发生钝化作用而不反应，因此贮运浓硝酸、浓硫酸的容器和管道可用铁制品。

(二) 铁的化合物

1. 硫酸亚铁　$FeSO_4 \cdot 7H_2O$ 为浅绿色的晶体,俗称绿矾。硫酸亚铁在医药上用作内服药补血剂,用于治疗缺铁性贫血。

硫酸亚铁易水解、易被氧化,为防止 $FeSO_4$ 水解及被氧化,配制溶液时可以加入适量稀硫酸使溶液呈酸性,同时加入铁钉,阻止其氧化。

$$4FeSO_4 + O_2 + 2H_2O = 4Fe(OH)SO_4$$

2. 氯化铁　氯化铁($FeCl_3$)属于共价型化合物,易溶于有机溶剂,也易溶于水,溶于水时发生强烈的水解反应。因此,在配制 $FeCl_3$ 溶液时,一定要先加入适量的浓盐酸,抑制 Fe^{3+} 的水解反应。

$$Fe^{3+} + 3H_2O = Fe(OH)_3 + 3H^+$$

$FeCl_3$ 水解形成胶体溶液,它可和悬浮在水中带负电的泥沙等杂质一起聚沉,再加上有吸附作用,因此可作净水剂。

Fe^{3+} 具有明显的氧化性,例如:

$$2Fe^{3+} + Cu = 2Fe^{2+} + Cu^{2+}$$

$$2Fe^{3+} + 2I^- = 2Fe^{2+} + I_2$$

铁元素能与 CN^-、SCN^-、F^-、Cl^-、CO 等许多配体形成配合物,例如,$K_3[Fe(CN)_6]$、$K_4[Fe(CN)_6]$、$Fe(CO)_5$ 等。Fe^{3+} 与 SCN^- 作用,生成血红色的 $[Fe(SCN)_n]^{3-n}$ 配离子,常作为鉴定 Fe^{3+} 的特效反应。

此外,三氯化铁能使蛋白质迅速凝固,医药上可用作伤口的止血剂。

知识链接

铁在人体中的作用

铁在人体中是最重要、含量最多的生命必需微量元素。其中大部分是以血红蛋白和肌红蛋白的形式存在血液和肌肉组织中,其余与各种蛋白质和酶结合,分布在肝、骨髓及脾脏内。血红蛋白和肌红蛋白分别起载氧和储氧的功能。缺铁可引起缺铁性贫血、中枢神经系统功能异常、机体免疫功能下降等多种疾病。但过量摄入铁制剂,将诱发肿瘤或引起急性铁中毒。

目标检测

一、选择题

(一) 单项选择题

1. 随着卤素原子序数的递增,下列递变规律正确的是(　　)

A. 单质的熔沸点逐渐降低　　B. 卤素离子的还原性逐渐增强

C. 气态氢化物稳定性逐渐增强　　D. 卤化氢水溶液的酸性逐渐减弱

2. 硝酸应避光保存是因为其具有(　　)

A. 强酸性　　B. 强氧化性

C. 挥发性　　D. 不稳定性

3. 常温下能与水反应的金属是(　　)

A. Fe　　B. Al

C. Cu　　D. Na

4. 能溶于 NaOH 溶液的化合物是(　　)

A. $Al(OH)_3$　　B. Fe_3O_4

C. $Mg(OH)_3$　　D. Fe_2O_3

5. 具有两性的金属是(　　)

A. Fe　　B. Al

C. Na　　D. Cu

6. 过氧化氢分子中氧元素的氧化数为(　　)

A. -2　　B. 0

C. -1　　D. +2

7. 稀硝酸与铜反应,还原产物为(　　)

A. $Cu(NO_3)_2$　　B. NO

C. NO_2　　D. N_2O_3

8. 下列物质既有氧化性又有还原性的是(　　)

A. Na_2SO_3　　B. Na_2S

C. Na_2SO_4　　D. H_2SO_4

9. 下列不具有氧化性的物质是(　　)

A. KI　　B. I_2

C. HClO　　D. Cl_2

10. 氧族元素价电子构型为(　　)

A. ns^2np^5　　B. ns^0np^6

C. ns^2np^4　　D. ns^2np^3

11. 下列离子中,遇热的 NaOH 溶液能产生无色气体的是(　　)

A. CO_3^{2-}　　B. NH_4^+

C. SO_3^{2-}　　D. $S_2O_3^{2-}$

12. 下列物质中,只具有还原性的是(　　)

A. H_2O_2　　B. SO_2

C. H_2S　　D. H_2SO_3

13. 检验 Fe^{3+} 的特效试剂是(　　)

A. KCN　　B. KSCN

C. NH_3　　D. $AgNO_3$

14. 下列离子中,遇酸分解,产生无色气体和淡黄色沉淀的是(　　)

A. CO_3^{2-}　　B. NH_4^+

C. SO_3^{2-}　　D. $S_2O_3^{2-}$

15. 金属钠应保存在(　　)

A. 酒精中　　B. 液氨中

C. 煤油中　　D. 空气中

16. 下列金属单质具有两性的是(　　)

A. Li　　B. Mg

C. Ba　　D. Al

（二）多项选择题

1. 下列关于氯水的叙述，错误的是(　　)

A. 新制氯水中只含有 Cl_2 和 H_2O 分子　　B. 新制氯水可使蓝色石蕊试纸先变红后褪色

C. 光照氯水有气体 Cl_2 逸出　　D. 氯水放置数天后溶液中的 Cl_2 不减少

E. 新制氯水是强氧化剂，能杀死细菌

2. 下列关于氮的说法正确的是(　　)

A. 氮气分子是双原子分子

B. 氮有多种氧化数

C. 氮气的性质活泼，在常温下能与 H_2 和 O_2 等非金属反应

D. 液氮可作冷冻剂

E. 氮气的性质很稳定，可用作保护气体

3. 稀硝酸与铜反应，产物为(　　)

A. $Cu(NO_3)_2$　　B. NO

C. NO_2　　D. N_2O_3

E. N_2O

4. 过氧化氢的化学性质主要有(　　)

A. 不稳定性　　B. 消毒杀菌性

C. 氧化性　　D. 还原性

E. 漂白性

5. 硫代硫酸钠的主要性质有(　　)

A. 遇强酸分解　　B. 还原性

C. 配位性　　D. 氧化性

E. 防腐性

6. 下列物质中能用作消毒剂的是(　　)

A. 氨水　　B. 氯水

C. 臭氧　　D. 双氧水

E. 蒸馏水

二、简答题

1. 实验室中三个试剂瓶的标签被腐蚀掉，只知道它们分别是氯化钠、溴化钠、碘化钾三种溶液，试用两种方法予以鉴别，并写出化学反应方程式。

2. H_2O_2 既可作氧化剂又可作还原剂，试举例写出有关的化学方程式。

3. 试举例说明氯气、氮气在日常生活中的用途。

4. 结合你身边的情况，谈谈对空气污染的看法，并提出防治意见和措施。

（石宝珏）

第七章　有机化合物概述

学习要点

1. 有机化合物的特性和分类方法。
2. 碳原子的结构和杂化类型。
3. σ 键和 π 键的特点。
4. 诱导效应和共轭效应。

第一节　有机化合物和有机化学

有机化合物与人类的关系非常密切,在衣食住行、生老病死、工农业生产、能源研究、材料合成、生命科学和其他科学技术领域中占据重要的地位。

一、有机化学的研究对象

在长期的劳动生产和科学实践过程中,人类对物质的组成、结构、性质及变化特点等逐步认识。早期人们把自然界的物质分成无机化合物和有机化合物两大类,金、银、铁、碳酸盐、硅酸盐等从矿物中得到的物质称为无机化合物,简称无机物;橄榄油、糖、淀粉、橡胶等从动植物体内得到的物质称为有机化合物,简称有机物。

长期以来,人们认为有机化合物只能来源于有机生物体,不可能由无机物合成,这种"生命力学说"截然分开了无机物和有机物。直到 1828 年德国化学家维勒(Wöhler)在加热无机物氰酸铵时,得到了有机物尿素,这是第一次在实验室里用无机物合成有机物。1845 年和 1854 年人们又分别合成了醋酸和油脂等有机物。人工合成有机物的实验事实使化学家摆脱了"生命力学说"的错误论点,认识到在无机物和有机物之间并非不可逾越,它们可以互相转变。此后,人们又陆续合成了成千上万种有机物。目前,从自然界发现和人工合成的有机物已超过 3 000万种,并且新的有机物还在不断地被发现和合成出来。

在组成上,所有的有机化合物都含有碳元素,绝大多数还含有氢元素。有机物分子中的氢原子可以被其他的原子或原子团所替代,而衍变出许许多多其他的有机物。因此,现代观点认为,**有机化合物**(organic compound)是指碳氢化合物及其衍生物。少数物质如一氧化碳、二氧化碳和碳酸盐等,虽然含有碳元素,但由于它们的组成和性质与无机物相似,通常把这些化合物列入无机物。研究有机物的组成、结构、性质、合成以及应用的科学称为**有机化学**(organic chemsitry)。有机化学是化学学科的一个重要分支,其研究对象是有机化合物。

医学离不开有机化学,人体内物质代谢的化学反应多数为有机化学反应,生命现象是一系列复杂的有机物相互制约、共同协调的变化过程。很多药物都是有机物，药物的合成、鉴定、提取和分离等都要以有机化学为基础。

二、有机化合物的特性

1. 易燃性　绝大多数有机物都容易燃烧，如汽油、木材、乙醇和乙醚等，而大部分无机物则不能燃烧。

2. 熔点和沸点低　有机物分子间的作用力主要是范德华力，只需较低能量就能破坏，因此，有机物的熔点和沸点都较低，它们的熔点一般不超过 400 ℃。而无机物分子的熔点和沸点较高，例如，醋酸的熔点是 16.6 ℃，沸点是 118 ℃；而氯化钠的熔点是 800 ℃，沸点是 1 413 ℃。

3. 难溶于水　大多数有机物难溶于水，而易溶于有机溶剂。如汽油不溶于水而易溶于乙醇、四氯化碳和苯等有机溶剂中。而无机物则相反，大多数易溶于水，而难溶于有机溶剂。

4. 绝缘性　绝大多数有机物是非电解质，不能导电。如蔗糖、油脂、乙醇等。而大多数无机物在溶液或熔融状态下以离子形式存在，具有导电性。

5. 反应速率较慢　多数有机物之间的反应主要是分子之间的反应，因此它们的反应速率较慢，一般需要几小时、几天，甚至更长的时间才能完成，因此常在加热、光照或使用催化剂等条件下进行。而多数无机物之间的反应是离子反应，反应速率较快。

6. 反应产物复杂　多数有机物的结构比较复杂，常伴有副反应发生，反应产物常常是混合物，产率较低。所以有机反应常需要控制反应条件，以减少副反应，提高产率。

7. 稳定性差　多数有机物不如无机物稳定。有机物常因温度、微生物、空气或光照的影响而分解变质。如许多药物或食品常注明有效期，就是因为这些物质稳定性差，经过一定时间后会发生变质。

8. 同分异构现象普遍　由于碳原子之间相互结合方式较多，常出现原子种类和数目相同，但成键方式、连接方式、连接顺序及空间排列方式不同的多种化合物。因此，虽然形成有机物的元素种类很少，但有机物种类繁多。

上述特性只是大部分有机物的共性，不能绝对化。例如，四氯化碳不但不易燃烧，而且可用作灭火剂；乙醇与水可以任意比例混溶；醋酸不仅溶于水，而且能够导电等。

三、有机化合物的分类

有机化合物种类繁多。为客观体现各类化合物之间的内在联系，方便学习和研究，有必要对有机化合物进行分类。通常的分类方法有两种：一种是按照碳骨架进行分类，一种是按照官能团进行分类。

（一）按碳骨架分类

根据碳骨架的不同，有机化合物可以分为开链化合物、碳环化合物和杂环化合物三类。

1. 开链化合物　开链化合物是指碳原子间相互连接成链状的化合物。因为它们最早是从有长链结构的脂肪酸和脂肪中分离出来的，因此又称为脂肪族化合物。例如：

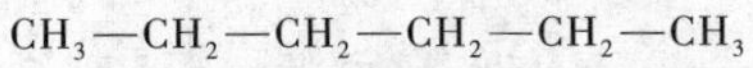

己烷

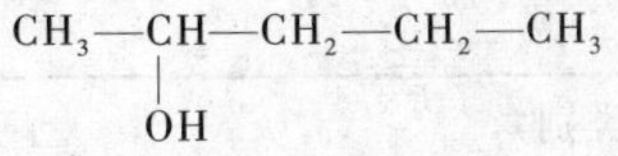

2 - 戊醇

2. 碳环化合物　碳环化合物是指碳原子间相互连接成环状的化合物。根据碳环的结构，可以分为脂环族化合物和芳香族化合物。

(1) 脂环族化合物:这类化合物与脂肪族化合物的性质相似,故称为脂环族化合物。例如:

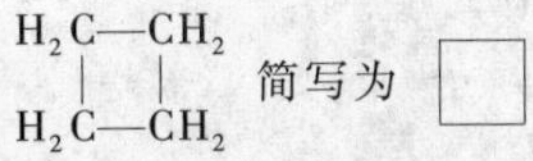

环丁烷

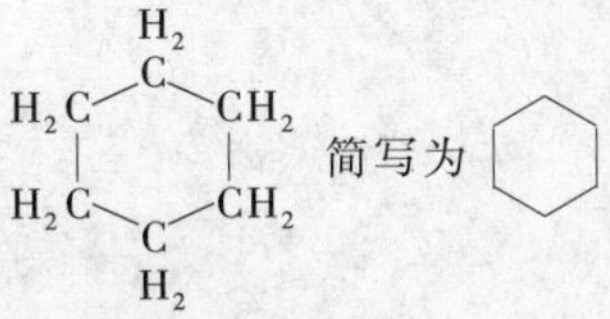

环己烷

(2) 芳香族化合物:分子中含有苯环结构的化合物。这类物质最早从树脂或香脂中得到,大多数具有芳香气味,所以称为芳香族化合物。例如:

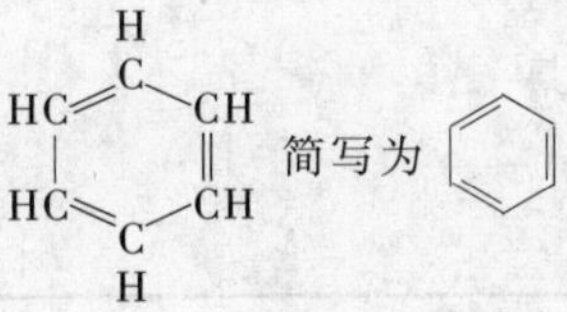

苯

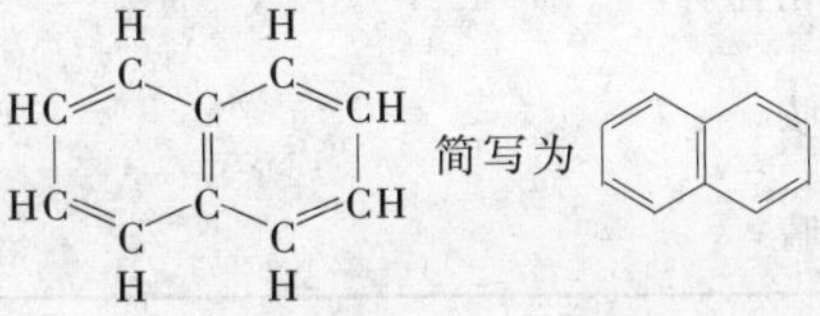

萘

3. 杂环化合物　杂环化合物是指由碳原子和其他元素原子(称为杂原子)共同组成的环状化合物。常见杂原子有氧、硫、氮等原子。例如:

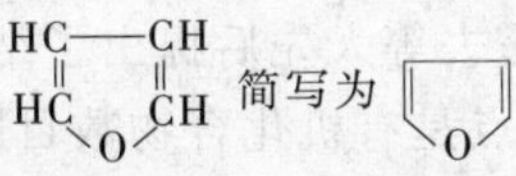

呋喃

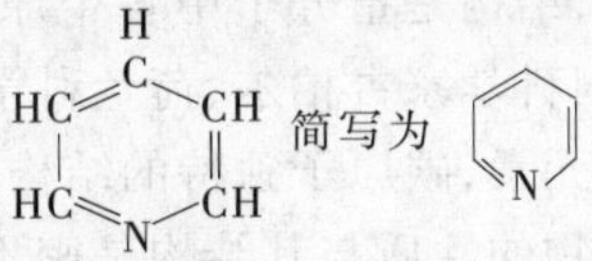

吡啶

(二) 按官能团分类

官能团(functional group)是指能决定一类有机物主要性质的原子或原子团。它是有机物分子中比较活泼的部位。由于含有相同官能团的有机物的化学性质基本相似,所以将有机物按官能团进行分类。一些常见有机化合物的类别及其官能团见表 7 - 1。

表 7 - 1　一些常见有机化合物的类别及其官能团

有机物类别	官能团	名称
烯烃	$>C=C<$	碳碳双键
炔烃	$—C\equiv C—$	碳碳三键

续表

有机物类别	官能团	名称
卤代烃	—X(F,Cl,Br,I)	卤素
醇	—OH	醇羟基
酚	—OH	酚羟基
醚	$-\underset{\vert}{\overset{\vert}{C}}-O-\underset{\vert}{\overset{\vert}{C}}-$	醚键
醛	—CHO	醛基
酮	$-\overset{\overset{O}{\Vert}}{C}-$	酮基
羧酸	—COOH	羧基
硝基化合物	$-NO_2$	硝基
胺	$-NH_2$	氨基
腈	—CN	氰基

第二节　有机化合物的结构理论

在有机化学中,结构是指分子中各个原子间的结合方式和排列顺序。19 世纪中期,德国科学家凯库勒、英国科学家古柏尔、荷兰科学家范特霍夫等人先后提出了结构理论。有机化合物的基本元素是碳元素,碳原子独特的结构和成键特点是有机化合物数目庞大、种类繁多的根本原因。有机化合物的性质与其结构是密不可分的,结构决定性质。

一、碳原子的结构和杂化轨道

(一) 碳原子的结构

碳原子位于元素周期表第二周期第ⅣA 族,电子排布式为 $1s^22s^22p_x^12p_y^1$,最外层有 4 个价电子。在形成分子时,它既不易失去也不易得到电子,常常以共用电子对的形式与其他原子相结合。因此,有机化合物分子中的化学键主要是共价键。

由原子光谱研究得到,碳原子最外层有 2 个未成对电子。碳似乎应该是 2 价。但实践证明,有机物中的碳原子一般是 4 价,这是因为碳原子在成键时有 1 个 2s 电子被激发到电子能级相近的 2p 轨道上去,形成 4 个未成对电子。碳原子由基态转变为激发态时电子结构的变化可表示为:

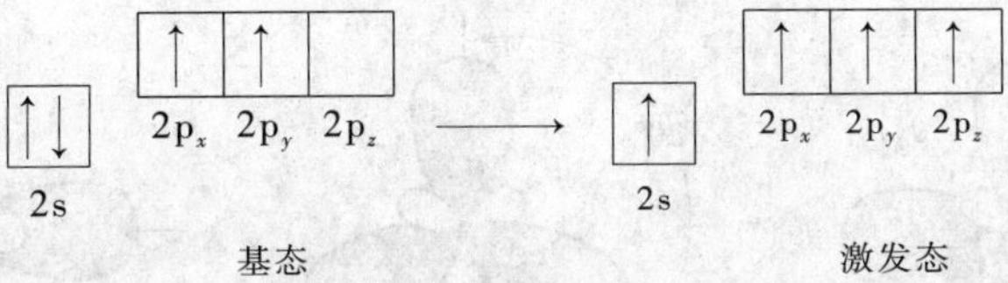

（二）碳原子的杂化轨道

在甲烷分子中，激发态碳原子的 4 个未成对电子中，1 个是 2s 电子，3 个是 2p 电子，其成键的能量和方向都不相同。但实验证明，甲烷分子中 4 个碳氢键的能量是完全相同的。为了解释这个问题，1931 年由鲍林（Pauling）等人在价键理论的基础上提出了杂化轨道理论，更好地解释了分子的空间构型和稳定性问题。

杂化（hybridization）是指同一原子中 2 个或 2 个以上类型不同、能量相近的原子轨道在成键时重新形成新的原子轨道的过程。所形成的新的原子轨道称为**杂化轨道**（hybrid orbital）。杂化轨道理论的基本要点是：① 在成键过程中，杂化轨道的能量重新分配，形状和空间方向也发生了改变。有几个原子轨道参加杂化，就组成几个杂化轨道。② 杂化轨道的成键能力增强。这是因为杂化轨道比原来的轨道更有利于原子轨道间最大限度地重叠。不同杂化轨道成键能力的顺序为 $sp^3 > sp^2 > sp > p > s$。③ 杂化轨道之间采取最大夹角分布。这样就减小了杂化轨道相互间的排斥力，使得分子能量降低，稳定性增强。不同类型的杂化轨道之间的夹角是不同的。④ 不同类型的杂化轨道具有不同的空间构型。sp^3、sp^2 和 sp 杂化轨道的空间构型分别是正四面体形、正三角形和直线形。

根据参与杂化的原子轨道的种类和数目的不同，碳原子的 s 轨道和 p 轨道的杂化类型有 sp^3、sp^2 和 sp 三种。

1. sp^3 杂化轨道　由 1 个 s 轨道和 3 个 p 轨道杂化所形成的 4 个能量、形状完全相同的新轨道，称为 **sp^3 杂化轨道**（sp^3 hybrid orbital），可表示为：

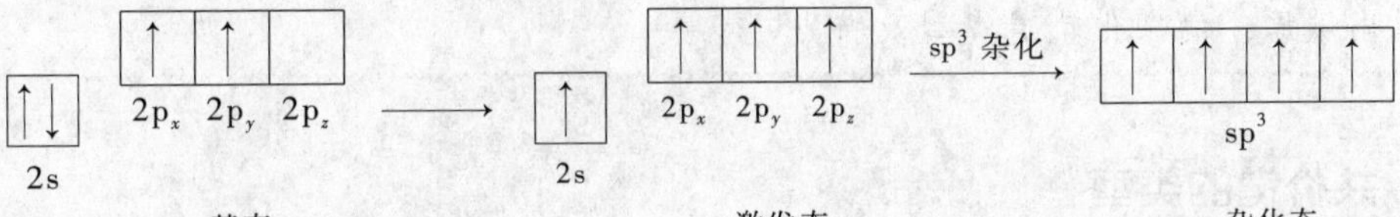

每个 sp^3 杂化轨道中含有 1/4 的 s 成分和 3/4 的 p 成分。4 个 sp^3 杂化轨道对称地指向正四面体的四个顶点，彼此间的夹角是 109°28′，碳原子位于正四面体的中心，如图 7－1(a)所示。例如，甲烷分子中的碳原子采取 sp^3 杂化。

2. sp^2 杂化轨道　由 1 个 s 轨道和 2 个 p 轨道杂化所形成的 3 个能量、形状完全相同的新轨道，称为 sp^2 杂化轨道（sp^2 hybrid orbital），可表示为：

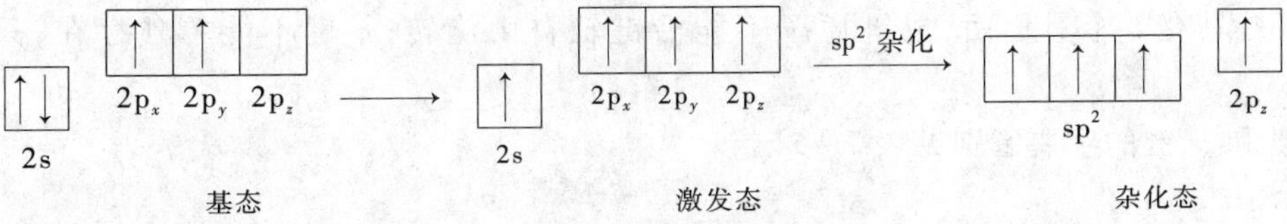

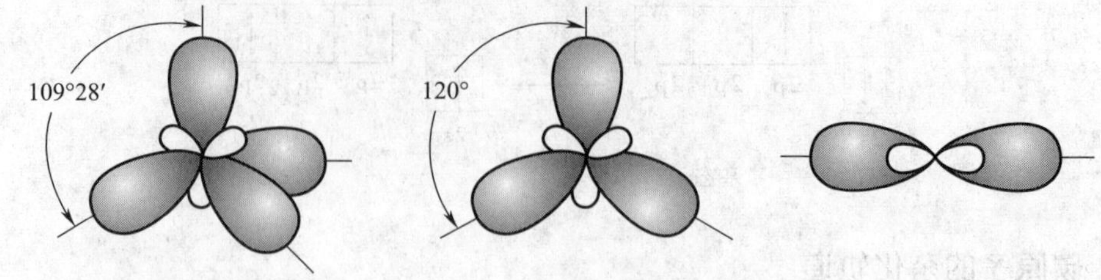

(a)　　　　(b)　　　　(c)

图 7-1　sp^3、sp^2、sp 杂化轨道

(a) sp^3 杂化轨道；(b) sp^2 杂化轨道；(c) sp 杂化轨道

每个 sp^2 杂化轨道含有1/3 的 s 成分和2/3 的 p 成分。3 个 sp^2 杂化轨道指向平面正三角形的 3 个顶点，彼此间的夹角为120°，未参与杂化的 1 个 2p 轨道垂直于 3 个 sp^2 杂化轨道所在的平面，如图 7-1(b)所示。例如，乙烯分子中的碳原子采取 sp^2 杂化。

3. sp 杂化轨道　由 1 个 s 轨道和 1 个 p 轨道杂化所形成的 2 个能量、形状完全相同的新轨道，称为 **sp 杂化轨道**(sp hybrid orbital)，可表示为：

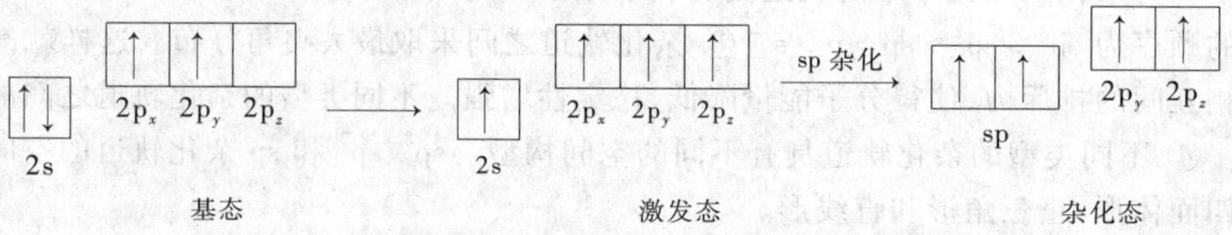

每个 sp 杂化轨道含有1/2 的 s 成分和1/2 的 p 成分。2 个杂化轨道的对称轴在同一直线上，彼此间的夹角是180°，如图 7-1(c)所示。例如，乙炔分子中的碳原子采取 sp 杂化。

课堂活动

说出碳原子的杂化轨道类型及特点。

二、共价键的类型

根据成键时原子轨道重叠方式不同，共价键可以分为 σ 键和 π 键两种。

1. σ 键　成键原子的原子轨道沿着轨道对称轴方向以“头碰头”的方式相互重叠所形成的共价键称为 **σ 键**(sigma bonds)。σ 键沿键轴呈圆柱形对称分布，其特点是形成的 σ 键可以围绕键轴自由旋转，原子间电子云密度大，比较牢固，可以单独存在。

2. π 键　两个相互平行的 p 轨道沿着轨道对称轴垂直方向以“肩并肩”的方式相互重叠所形成的共价键称为 **π 键**(π bonds)。π 键不如 σ 键稳定，其重叠部分不呈圆柱形对称分布，而是具有 1 个对称面，成键原子不能沿键轴自由旋转；π 键不能单独存在，只能与 σ 键共存。

σ 键和 π 键的主要区别见表 7-2。

表 7-2 σ 键和 π 键的主要区别

区别点	σ 键	π 键
形成	"头碰头"正面重叠,重叠程度大	"肩并肩"平行重叠,重叠程度小
存在	可以单独存在	不能单独存在,只能与 σ 键共存
分布	沿键轴呈圆柱形对称分布	对称分布于 σ 键所在平面的上下
性质	① 键能较大,较稳定	① 键能较小,不稳定
	② 成键原子可沿键轴自由旋转	② 成键原子不能沿键轴自由旋转
	③ 受原子核束缚大,不易极化	③ 受原子核束缚小,容易极化

在有机化合物中,共价单键都是 σ 键,如甲烷分子中的 C—H 键等都是 σ 键,共价双键通常是由 1 个 σ 键和 1 个 π 键组成的,共价三键是由 1 个 σ 键和 2 个 π 键组成的。

课堂活动

分别指出丙烷、丙烯、丙炔中碳原子的杂化类型及共价键的类型。

第三节　有机化合物分子中的电子效应和有机化学反应类型

在有机物分子中,由于原子或基团之间的相互影响,使电子云分布发生一定程度的变化,称为**电子效应**(electric effect)。电子效应是有机化学结构理论的重要组成部分,对有机物的性质有着直接影响。

有机化学反应是反应物分子中化学键的断裂和生成物分子中化学键的形成过程。

一、有机化合物分子中的电子效应

有机化合物分子中的电子效应包括诱导效应和共轭效应。

(一) 诱导效应

由于成键原子或基团的电负性不同,从而使整个分子中的成键电子云沿着碳链向电负性较大的基团方向偏移的效应称为**诱导效应**(inductive effect),用符号 I 表示。

诱导效应是一种静电作用,是分子的永久性效应。诱导效应可以分为吸电子诱导效应和给电子诱导效应两种。以 C—H 中的氢原子为标准,电负性比氢大的原子或基团称为吸电子基,吸电子基所引起的电子云偏移称为吸电子诱导效应,用 -I 表示;电负性比氢小的原子或基团称为给电子基,给电子基所引起的电子云偏移称为给电子诱导效应,用 +I 表示。这两种效应表示为:

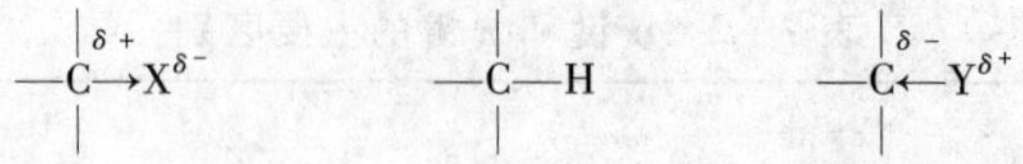

吸电子诱导效应　　比较标准　　给电子诱导效应

一些常见原子或基团的电负性大小顺序为—Cl >—Br >—I >—OH >—C_6H_5 >—CH═CH_2 >—H >—CH_3 >—CH_2CH_3 >—CH(CH_3)$_2$ >—C(CH_3)$_3$。

诱导效应能沿碳链依次传递，但这种影响逐渐减弱。一般认为经过3个原子后，诱导效应近于消失。

（二）共轭效应

共轭效应存在于共轭体系中。**共轭体系**(conjugated system)是指在不饱和有机物中，3个或3个以上的p轨道互相平行重叠形成共轭π键的体系。由于共轭π键的形成，所引起的共轭体系趋于整体化、键长趋于平均化而稳定性增加的现象称为**共轭效应**(conjugative effect)。其特点是电子云密度平均化，体系能量降低，分子稳定性增加。

在共轭体系中，由于参与形成共轭体系的原子不同，会使共轭体系中电子离域具有方向性，可分为吸电子共轭效应和给电子共轭效应两类。共轭效应能够沿共轭链传递，出现正、负电荷交替现象，但强度不因距离的增长而减弱。这是与诱导效应不同的。

共轭体系主要有π-π共轭体系、p-π共轭体系和σ-π共轭体系(超共轭)三种形式。

具有单双键相间排列结构特征的化合物可形成π-π共轭体系。例如，苯、1,3,5-己三烯等。

p-π共轭体系是指化合物中单键的一侧有π键时，另一原子的p轨道与该π轨道相互侧面平行重叠所形成的共轭体系。例如，氯乙烯、1,3-丁二烯等。根据参与共轭的轨道与电子数目的不同，p-π共轭体系可分为多电子p-π共轭体系、等电子p-π共轭体系和缺电子p-π共轭体系。

σ-π共轭体系是指σ轨道与被单键隔开的π轨道之间发生部分重叠而形成的共轭体系，又称超共轭效应。例如，丙烯等。

二、有机化学反应类型

有机化学反应首先是共价键断裂，其断裂方式主要有两种：

均裂　　A:B ⟶ A· + ·B

异裂　　A:B ⟶ A^+ + [:B]$^-$

均裂(homolytic bond cleavage, homolysis)是指共价键断裂时电子对平均分配到两个键合原子上，形成带有单电子的原子或基团。经均裂生成的带有单电子的原子或基团称为**游离基**(radicals)。因共价键的均裂所引起的反应称为**游离基反应**(radical reaction)。

异裂(heterolytic bond cleavage, heterolysis)是指共价键断裂时电子对完全被一个原子所占有，形成正、负离子。因共价键的异裂产生离子或过渡到离子状态而进行的化学反应称为**离子型反应**(ion reaction)。

根据共价键断裂方式的不同，有机化学反应主要有游离基反应和离子型反应两种。

(一) 游离基反应

游离基反应一般在光、高温或过氧化物存在下进行,多为连锁反应,反应一旦发生,就连续进行,直到反应结束。游离基反应的特点是反应过程中形成了活泼的游离基。例如,甲烷的卤代反应是游离基反应,其反应历程为:

1. 链的引发阶段　在光照或加热至 250～400 ℃时,氯分子吸收能量而发生共价键的均裂,生成两个氯原子游离基,引发反应。

$$Cl_2 \longrightarrow 2Cl\cdot$$

2. 链的增长阶段　氯原子游离基能量高,反应性能活泼,它进攻甲烷分子,形成了氯化氢分子和一个新的游离基,即甲基游离基。

$$CH_4 + Cl\cdot \longrightarrow CH_3\cdot + HCl$$

甲基游离基进攻体系中的氯分子,生成了一氯甲烷和新的氯原子游离基。

$$CH_3\cdot + Cl_2 \longrightarrow CH_3Cl + Cl\cdot$$

生成的一氯甲烷再与氯原子游离基作用,如此反应一步步地传递下去,游离基进攻分子生成了新的分子和新的游离基,如此循环下去,最终得到四氯化碳。

$$CH_3Cl + Cl\cdot \longrightarrow \cdot CH_2Cl + HCl$$
$$\cdot CH_2Cl + Cl_2 \longrightarrow CH_2Cl_2 + Cl\cdot$$
$$CH_2Cl_2 + Cl\cdot \longrightarrow \cdot CHCl_2 + HCl$$
$$\cdot CHCl_2 + Cl_2 \longrightarrow CHCl_3 + Cl\cdot$$
$$CHCl_3 + Cl\cdot \longrightarrow \cdot CCl_3 + HCl$$
$$\cdot CCl_3 + Cl_2 \longrightarrow CCl_4 + Cl\cdot$$

这样一连串的连锁反应称为链反应。

3. 链的终止　随着反应的进行,游离基的浓度不断增加,游离基之间可以发生碰撞结合,互相结合形成稳定化合物,致使反应终止。

$$Cl\cdot + Cl\cdot \longrightarrow Cl_2$$
$$CH_3\cdot + CH_3\cdot \longrightarrow CH_3CH_3$$

因此,游离基反应的产物是多种物质的混合物。

(二) 离子型反应

离子型反应通过共价键的异裂产生离子型中间体(正离子和负离子),这些离子进攻反应物带相反电荷的部位而发生反应。例如,烯烃与卤素、卤化氢的加成反应就属于离子型反应。需要注意的是,离子型反应与无机物的离子反应是不相同的。

离子型反应可以分为亲电反应和亲核反应两种。离子型反应的类型有如下几种:

离子型反应{亲电反应{亲电加成反应、亲电取代反应}；亲核反应{亲核加成反应、亲核取代反应}}

知识链接

蓬勃发展的医用高分子材料

高分子材料是人类科学技术的重要科技进步成果之一，医用高分子材料属于一种特殊的高分子功能材料，具有生物功能性、生物相容性、化学稳定性和可加工性，能被机体组织分解、吸收或迅速排出体外。高分子材料的用途十分广泛，目前常用的医用高分子材料包括环氧树脂、聚乙烯醇、聚乳酸、尼龙、硅凝胶、聚四氟乙烯、硅橡胶、聚甲醛和聚甲基丙烯酸甲酯等，世界各国已成功地研制出了人工心脏瓣膜、人工肺、人工肾、人工血管、人造血液、人工皮肤、人工骨骼、人工关节等。

人工心脏瓣膜是用钨铬合金、钛合金制成框架，再用涤纶或聚四氟乙烯织物覆盖，底部轮圈与覆盖层之间衬有硅橡胶海绵，使用聚乙烯、聚四氟乙烯、聚丙烯、硅橡胶膜等以增加弹性。

人工肾是用醋酸纤维素、丙烯腈等高分子材料制成非常细的中空纤维，再把成千上万根中空纤维束集中在一个圆筒形容器中，血液在空心纤维中流动，透析液在空心纤维外侧流动，通过膜壁进行渗析，从而将有毒物质清除掉。

人工肌肉是由一根硅橡胶管包着一根涤纶织物管组成。这种涤纶织物管作为人工肌腱从硅橡胶两端伸长，中央部分的涤纶织物有皱折，以便让人工肌肉能部分活动，附着在天然肌腱或骨骼上。

人工皮肤是由硅橡胶或聚多肽作为底层，再与尼龙、涤纶等纤维制作的织物层结合而成。

医用高分子材料还可以制造手术缝合线，而且不需拆线。如用聚乳酸－羟乙酸制成的手术缝合线，经过一定时间就会被人体组织吸收，从而避免患者受拆线的痛苦。另外，用高分子材料制作的药物，其突出特点是药效保持长久，而且能降低毒性和不良反应。

目标检测

一、选择题

（一）单项选择题

1. 有机化合物中的化学键主要是(　　)

A. 离子键　　B. 共价键

C. 配位键　　D. 金属键

2. sp^3 杂化轨道的空间构型是(　　)

A. 四面体　　B. 正三角形

C. 正四面体　　D. 直线

3. sp^2 杂化轨道的空间构型是(　　)

A. 四面体　　B. 正三角形

C. 正四面体　　D. 直线

4. sp 杂化轨道的空间构型是(　　)

A. 四面体　　B. 正三角形

C. 正四面体　　D. 直线

5. 由于原子或基团之间的相互影响,使电子云分布发生一定程度的变化称为(　　)

A. 电子效应　　B. 诱导效应

C. 共轭效应　　D. 立体效应

6. 单双键相间排列的共轭体系称为(　　)

A. $\pi-\pi$ 共轭体系　　B. $\sigma-\pi$ 共轭体系

C. $p-\pi$ 共轭体系　　D. 非共轭体系

7. 游离基反应共价键的断裂方式为(　　)。

A. 均裂　　B. 异裂

C. 共轭　　D. 加成

8. 烯烃和醇的官能团分别是(　　)

A. 碳碳双键和碳碳三键　　B. 碳碳三键和羟基

C. 碳碳双键和羟基　　D. 羧基和羟基

9. 根据成键时原子轨道重叠方式不同,共价键可以分为(　　)

A. 双键和三键　　B. 双键和单键

C. 单键和三基　　D. σ 键和 π 键基

10. 下列属于炔烃的是(　　)

A. 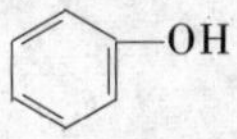

B. $CH_3—C\equiv C—CH_3$

C. CH_3COOH　　D. CH_3OH

(二)多项选择题

1. 下列属于有机化合物特性的是(　　)

A. 同分异构现象普遍　　B. 只含碳氢两种元素

C. 反应产物复杂　　D. 易燃性

E. 难溶于水

2. 根据碳骨架的不同,有机化合物可以分为(　　)

A. 开链化合物　　B. 碳环化合物

C. 杂环化合物　　D. 烃

E. 难溶于水

3. 下列属于脂肪族化合物的是(　　)

A. 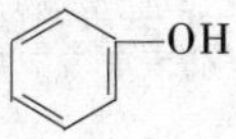

B. $CH_3CH_2CH_2COOH$

C. $CH_3CH_2CH_3$　　D. CH_3OH

E. CH_3CHO

4. 下列属于有机化合物分子中的电子效应的是(　　)

A. 诱导效应　　B. 共轭效应

C. 链锁效应　　D. 均裂效应

E. 异裂效应

二、判断下列化合物分别属于哪一类有机物

1. 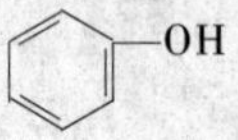

2. $CH_3—C≡C—CH_3$

3. 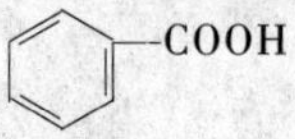

4. $CH_3—CH—CH_3$ (CH 上连 Cl)

5. 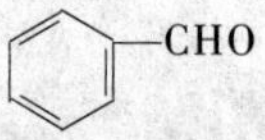

6. $CH_3—CH—CH_2—CH_3$ (CH 上连 CH_3)

三、简述题

1. 简述有机化合物的特性。

2. 简述 sp^3、sp^2 和 sp 三种杂化轨道的特点。

3. 简述 σ 键和 π 键的主要区别。

（李　雯）

第八章　烃

学习要点

1. 烷烃的结构特点、命名及化学性质。
2. 烯烃的结构特点、命名及化学性质。
3. 共轭二烯烃的结构及化学性质。
4. 炔烃的结构特点、命名及化学性质。
5. 脂环烃的分类、命名和环烷烃的稳定性。
6. 苯的同系物的命名、同分异构现象及苯和苯的同系物的化学性质。

由碳和氢两种元素组成的有机化合物称为碳氢化合物,简称**烃**(hydrocarbons)。虽然烃的元素组成简单,但由它可以衍生出许多种类的有机化合物,因此烃是有机化合物的母体。

根据结构和性质的不同,烃可按下列方式分类:

- 烃
  - 开链烃(脂肪烃)
    - 饱和链烃(烷烃)
    - 不饱和链烃
      - 烯烃
      - 炔烃
      - 二烯烃
  - 闭链烃(环烃)
    - 脂环烃
    - 芳香烃

第一节　烷　烃

烷烃(alkanes)是指分子中碳原子之间以单键相连,其余价键全部与氢原子结合的链烃,又称饱和链烃。通式为 C_nH_{2n+2}。

一、烷烃的结构与同分异构现象

1. 烷烃的结构　烷烃分子中碳原子均为 sp^3 杂化,原子之间都以单键相连。最简单的烷烃是甲烷,分子式为 CH_4。现代物理方法测得甲烷分子是正四面体构型,碳原子处于正四面体的中心,4 个氢原子分别位于正四面体的 4 个顶点,4 个 C—Hσ 键完全相同,彼此间的键角为 109°28′,键长为0. 109 nm。甲烷的分子结构如图 8 – 1 所示。

乙烷分子中 2 个碳原子之间以 sp^3 杂化轨道形成 1 个 C—Cσ 键,2 个碳原子各以 3 个 sp^3

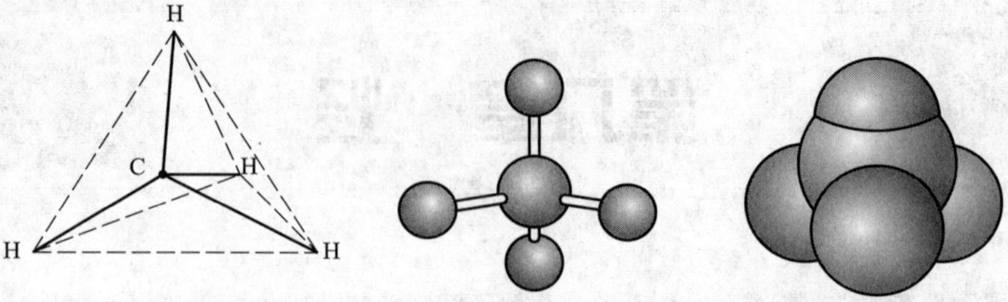

图 8－1 甲烷分子的结构

杂化形成 6 个 C—Hσ 键，键角仍为 109°28′。

其他烷烃分子中碳原子都是以 sp^3 杂化形成 C—Cσ 键和 C—Hσ 键。由于 sp^3 杂化使键角有保持 109.5°的倾向，故烷烃的碳架结构呈锯齿形，而非直线形。

2. 烷烃的同分异构现象 烷烃的同分异构现象主要表现为碳链的骨架结构不同。在烷烃分子中，除甲烷、乙烷和丙烷外，其他烷烃都存在同分异构现象。

如丁烷有两种异构体：

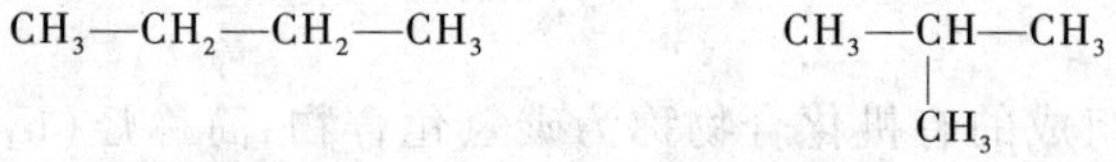

正丁烷 异丁烷

戊烷（C_5H_{12}）有 3 种异构体：

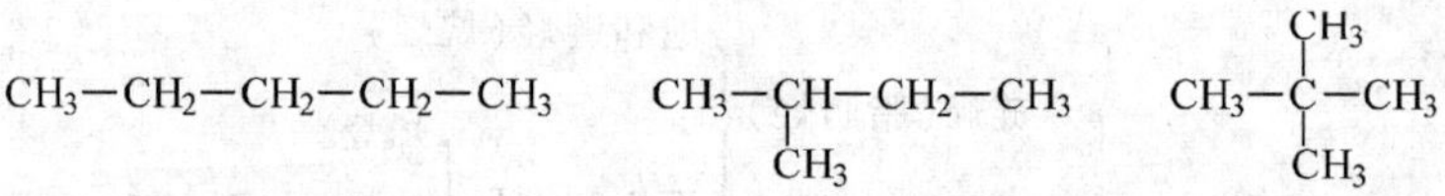

正戊烷 异戊烷 新戊烷

以上烷烃的同分异构现象，是由于碳链结构不同而产生的，这种异构称为碳链异构。

随着烷烃分子中碳原子数目的增多，同分异构体的数目迅速增加。如 C_6H_{14} 有 5 种异构体，C_7H_{16} 有 9 种异构体，$C_{10}H_{22}$ 有 75 种异构体，$C_{20}H_{42}$ 有 366 319 种异构体。

在只含碳碳单键的碳架中，根据碳原子在碳链中所处位置不同可将其分为 4 类。只与 1 个碳原子相连的碳原子，称为**伯碳原子**（primary carbon），或称一级碳原子，常用 1°表示；与 2 个碳原子相连的碳原子，称为**仲碳原子**（secondary carbon），或称二级碳原子，常用 2°表示；与 3 个碳原子相连的碳原子，称为**叔碳原子**（tertiary carbon），或称三级碳原子，常用 3°表示；与 4 个碳原子相连的碳原子，称为**季碳原子**（quaternary carbon），或称四级碳原子，常用 4°表示。例如：

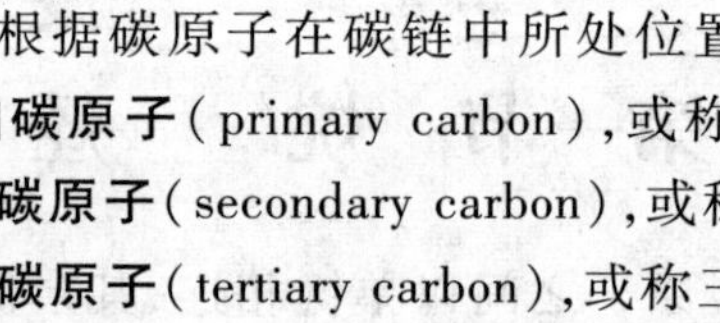

而与伯、仲、叔碳原子相连的氢原子，分别称为伯、仲、叔氢原子。

课 堂 活 动

请标出下列化合物各碳原子的类型。

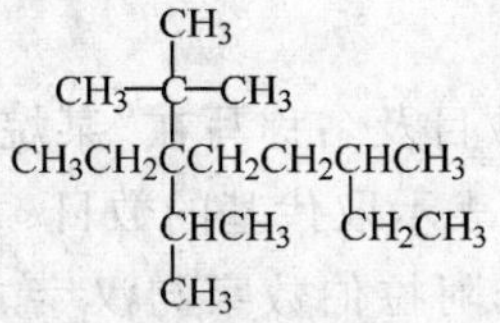

二、烷烃的命名

烷烃的命名通常分为普通命名法和系统命名法两种。

（一）普通命名法

普通命名法只适用于结构较简单的烷烃。其基本命名原则是：

1. 按分子中碳原子的总数称为某烷　含有 1 ~ 10 个碳原子的烷烃分别用天干（甲、乙、丙、丁、戊、己、庚、辛、壬、癸）顺序表示碳原子的总数，10 个以上碳原子的烷烃则用十一、十二、十三等中文数字表示。

2. 直链烷烃称为“正某烷”　链端第二位碳原子上连有 1 个甲基的烷烃称为“异某烷”，连有 2 个甲基的烷烃称“新某烷”。例如：

$CH_3—CH_2—CH_2—CH_2—CH_3$

正戊烷

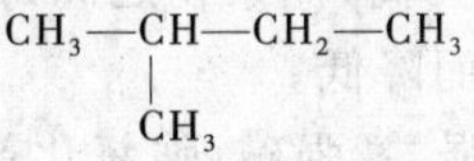

异戊烷

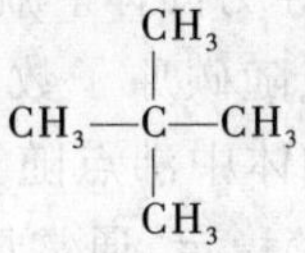

新戊烷

烷烃常用“RH”表示。烷烃分子中去掉 1 个氢原子后剩下的基团称为**烷基**（alkyl substituent），一般用 R—表示。常见的烷基有：

$CH_3—$	$CH_3CH_2—$	$CH_3CH_2CH_2—$	$(CH_3)_2CH—$
甲基	乙基	正丙基	异丙基
$CH_3CH_2CH_2CH_2—$	$(CH_3)_2CHCH_2—$	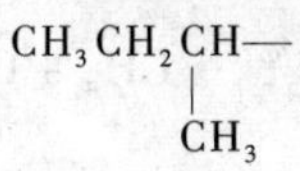	$(CH_3)_3C—$
正丁基	异丁基	仲丁基	叔丁基

（二）系统命名法

系统命名法是根据国际纯粹与应用化学联合会（International union of pure and applied chemistry，IUPAC）拟定的命名原则，结合我国文字特点而制定的命名方法。系统命名法的原则如下：

1. 选主链　选择连续的最长碳链作为主链,并按主链所含碳原子的数目称为某烷;若有几条等长碳链时,选择支链较多的一条碳链作为主链。

2. 编号　从靠近支链一端开始给主链上的碳原子编号。若主链上有两个或两个以上的取代基时,应使取代基位次之和最小。

3. 写名称　将取代基的位次、数目及名称写在“某烷”之前。若主链上连有相同的取代基时,则合并取代基,用二、三……数字表示取代基的数目,之前用阿拉伯数字表明各个取代基的位次,位次之间用“,”隔开,最后一个阿拉伯数字与汉字之间用“-”隔开;若主链上连有不同的几个取代基时,则按由小到大的顺序依次写明。

例如:

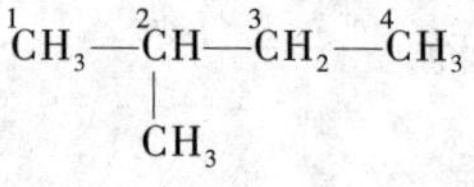
2-甲基丁烷

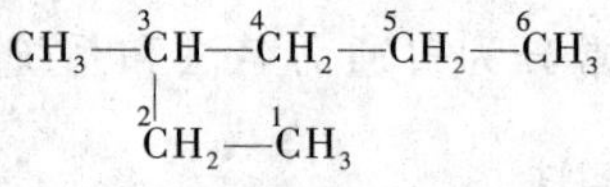
3-甲基己烷

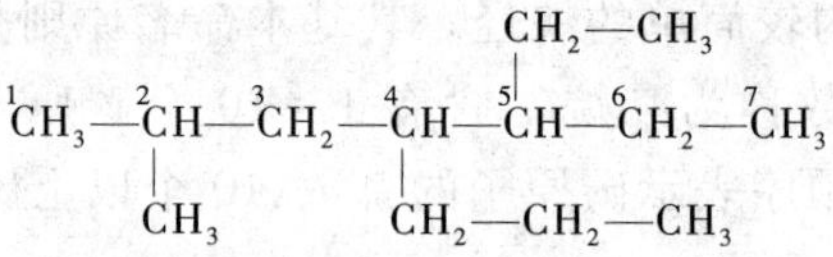
2-甲基-5-乙基-4-正丙基庚烷

三、烷烃的性质

常温常压下,含有1~4个碳原子的直链烷烃为气体,含5~16个碳原子的烷烃为液体,含17个碳原子及以上的烷烃为固体。烷烃难溶于水,易溶于乙醇、乙醚等有机溶剂,相对密度小于1。它们的熔点和沸点随碳原子数目的增多而升高,同系物之间每增加1个CH_2,沸点约升高20~30 ℃,在同分异构体中沸点随支链的增多而降低。

烷烃的化学性质比较稳定,通常情况下不与强酸、强碱、强氧化剂发生反应。这是因为烷烃分子中的化学键都是稳定的σ键。但其稳定性是相对的,在特殊条件下,σ键也可以断裂而发生某些化学反应。

1. 取代反应　有机化合物分子中的某些原子或原子团,被其他原子或原子团所取代的反应,称为取代反应。烷烃分子中的氢原子被卤素原子取代的反应称为卤代反应。例如,甲烷与氯气在光照条件下,可发生以下反应:

$$CH_4 + Cl_2 \xrightarrow{光} \underset{一氯甲烷}{CH_3Cl} + HCl$$

$$CH_3Cl + Cl_2 \xrightarrow{光} \underset{二氯甲烷}{CH_2Cl_2} + HCl$$

$$CH_2Cl_2 + Cl_2 \xrightarrow{光} \underset{三氯甲烷}{CHCl_3} + HCl$$

$$CHCl_3 + Cl_2 \xrightarrow{光} \underset{四氯甲烷}{CCl_4} + HCl$$

卤素与甲烷的反应活性顺序为 $F_2 > Cl_2 > Br_2 > I_2$，其中氟代反应太剧烈，难以控制；而碘代反应太慢，难以进行，应用较广的是氯代和溴代反应。

2. 氧化反应　在有机化学中，将物质加氧或去氢的反应称为氧化反应，物质去氧或加氢的反应称为还原反应。

烷烃不能被氧化剂氧化，因此不能使高锰酸钾溶液退色。但烷烃在空气中可燃烧生成二氧化碳和水，同时放出大量的热。烷烃的燃烧反应属于氧化反应。例如：

$$CH_4 + 2O_2 \xrightarrow{\text{燃烧}} CO_2 + 2H_2O + 891.2\ kJ \cdot mol^{-1}$$

甲烷是一种很好的燃料。天然气、汽油、柴油的主要成分都是烷烃的混合物，燃烧时放出大量热，它们都是重要的能源。

第二节　烯烃和炔烃

分子中含有碳碳双键或碳碳三键的链烃称为不饱和烃，通常可分为烯烃和炔烃。

一、烯烃

分子中含有碳碳双键的不饱和链烃称为**烯烃**（alkene）。碳碳双键（$>C=C<$）是烯烃的官能团，通式为 C_nH_{2n}。

（一）烯烃的结构

最简单的烯烃是乙烯，分子式为 C_2H_4。光谱和电子衍射测定证明，乙烯分子中所有的原子都在同一平面上，即乙烯分子为平面分子。

杂化轨道理论认为，乙烯分子中的 2 个碳原子在成键时均采取 sp^2 杂化，形成 3 个等同的 sp^2 杂化轨道，彼此成120°夹角。每个碳原子上各有 1 个未参与杂化的2p 轨道，其对称轴垂直于 3 个 sp^2 杂化轨道所形成的平面。

在形成乙烯分子时，2 个碳原子各以 1 个 sp^2 杂化轨道沿键轴方向重叠，形成一个 C—Cσ 键，其余的 sp^2 杂化轨道分别与 4 个氢原子形成 4 个 C—Hσ 键。2 个未参与杂化的 2p 轨道发生平行重叠，形成 1 个 π 键。因此，乙烯的碳碳双键是由 1 个 σ 键和 1 个 π 键构成的。乙烯的分子模型及分子中的 π 键，如图 8－2 所示。

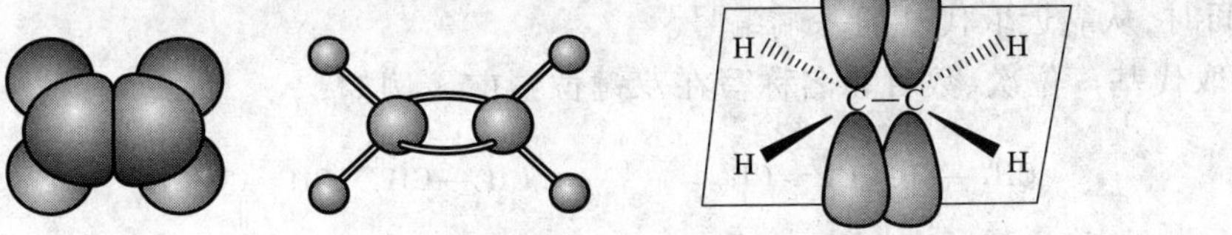

图 8－2　乙烯分子的结构

（二）烯烃的同分异构现象

由于烯烃含有双键，其同分异构现象比烷烃复杂。烯烃除了有碳链异构外，还有位置异构和顺反异构。

1. 碳链异构　与烷烃相似，由于碳链的结构不同而引起的异构现象。例如：

$CH_2{=}CH—CH_2—CH_3$　　1－丁烯

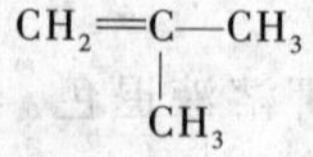

2－甲基丙烯

2. 位置异构　由于双键在碳链上位置不同而引起的异构现象。例如：

$CH_2{=}CH—CH_2—CH_3$　　1－丁烯

$CH_3—CH{=}CH—CH_3$　　2－丁烯

3. 顺反异构　由于碳碳双键上所连接的基团在空间的排列方式不同而引起的异构现象。例如：

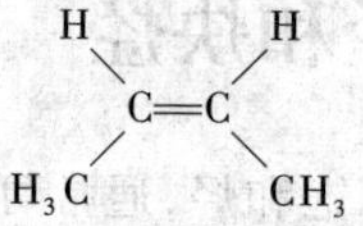

顺－2－丁烯

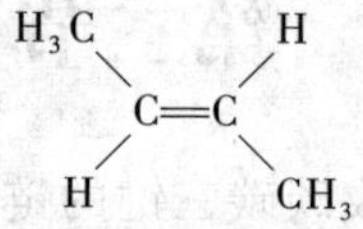

反－2－丁烯

	顺－2－丁烯	反－2－丁烯
熔点	－139.3 ℃	－105.5 ℃
沸点	3.5 ℃	0.9 ℃

以上两种异构体的化学式和结构式都相同，它们的区别仅在于双键碳原子上直接相连的基团在空间的排列方式不同。2 个氢原子在碳碳双键同侧的称为顺式，在碳碳双键异侧的称为反式。并不是所有的烯烃都有顺反异构体，当双键碳上其中 1 个碳原子上连有 2 个相同的原子或原子团时，则不存在顺反异构。如乙烯、丙烯、1－丁烯等没有顺反异构体。

顺反异构体不仅在理化性质上有所不同，它们在生理活性或药理作用上也常有较大的差异。如具有甾体激素性质的己烯雌酚，供药用的是反式异构体；维生素 A 侧链上的双键为全反式的。若改变上述化合物的构型，将导致生理活性的降低甚至丧失。

（三）烯烃的命名

烯烃的系统命名法与烷烃相似，不同的是要指出双键在主链上的位置。其命名原则是：

1. 选主链　选择含有双键的最长碳链为主链，根据主链碳原子的数目称为“某烯”。碳原子数目的表示与烷烃相同。

2. 编号　从靠近双键的一端依次将主链碳原子编号，双键的位次写在某烯的前面。若双键在中间时，从靠近取代基的一端编号。

3. 取代基　位次、数目和名称写在双键位置前。例如：

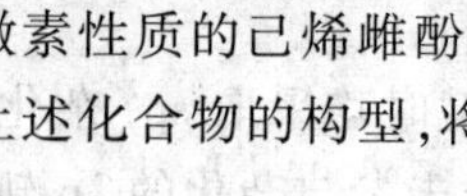

3－甲基－1－丁烯

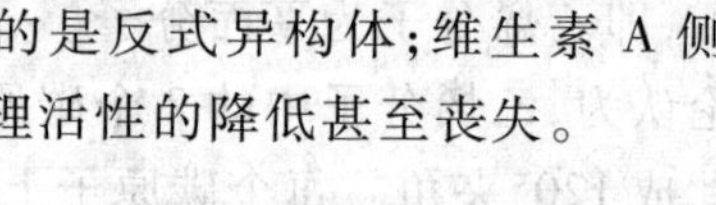

3－乙基－3－己烯

（四）烯烃的性质

常温常压下，含有 2～4 个碳原子的烯烃是气体，含 5～18 个碳原子的烯烃是液体，含 19

个碳原子以上的烯烃是固体。烯烃难溶于水而易溶于有机溶剂，沸点和密度随着相对分子质量的增加而递增，密度都小于 1 $g\cdot cm^{-3}$。

烯烃双键中的 π 键不稳定，易断裂，且电子云密度较高，容易受到亲电试剂的进攻而发生化学反应。因此，烯烃的化学性质比烷烃活泼得多，能发生加成、氧化、聚合等反应。

1. 加成反应　**加成反应**（addition reaction）是指有机物分子中不饱和键的 π 键断裂，加入其他原子或基团的反应。在适当条件下，烯烃能与氢气、卤素、卤化氢、硫酸等发生加成反应。例如：

$$R—CH═CH_2 + H_2 \xrightarrow{Pt} R—CH_2—CH_3$$

$$CH_3—CH═CH_2 + Br_2 \longrightarrow CH_3—\underset{Br}{CH}—\underset{Br}{CH_2}$$

1,2-二溴丙烷

烯烃与溴的四氯化碳溶液或溴水发生加成反应后，溴的红棕色立即褪去，生成无色的溴代烷烃。常用此反应区别烯烃和烷烃。

在加成反应中，当不对称烯烃与不对称试剂发生加成反应时，不对称试剂的负电部分总是加到碳碳双键中含氢较少的碳原子上，正电部分加到含氢较多的碳原子上，这个规则称为**马尔科夫尼科夫规则**（Markovnikov rule），简称马氏规则。根据马氏规则，丙烯与溴化氢反应时，反应产物以 2-溴丙烷为主。

$$CH_3CH═CH_2 + HBr \longrightarrow CH_3CH_2—CH_2Br \quad \text{1-溴丙烷}$$

$$CH_3CH═CH_2 + HBr \longrightarrow CH_3\underset{Br}{CH}—CH_3 \quad \text{2-溴丙烷}$$

2. 氧化反应　烯烃容易被氧化，其反应主要发生在双键上。例如，乙烯在冷、稀的高锰酸钾弱碱性溶液中，氧化生成邻二醇，而高锰酸钾溶液的紫红色立即消失，并生成褐色的二氧化锰沉淀。

$$CH_2═CH_2 \xrightarrow[OH^-]{KMnO_4/H_2O} \underset{OH}{CH_2}—\underset{OH}{CH_2}$$

如果与酸性高锰酸钾溶液作用，烯烃双键中不仅 π 键打开，σ 键也断裂，生成小分子化合物，高锰酸钾溶液的紫红色褪去。例如：

$$CH_3—CH═CH—CH_3 \xrightarrow{KMnO_4/H^+} 2CH_3—COOH$$

烯烃与高锰酸钾溶液的反应，条件简单，现象明显，常用作烯烃的定性鉴别。

3. 聚合反应　在一定条件下，烯烃分子中的 π 键断裂，发生自身加成反应，生成相对分子质量较大的化合物。例如：

$$nCH_2═CH_2 \xrightarrow[200\sim300\ ℃,\text{高压}]{O_2(0.05\%)} \text{⁅}CH_2—CH_2\text{⁆}_n$$

聚乙烯

这种由低分子化合物结合生成高分子化合物的反应称为**聚合反应**（converge reaction），其中的低分子化合物称为单体，高分子化合物称为聚合物，n 为聚合度。

乙烯、丙烯、1-丁烯等分别经催化聚合，可制得聚乙烯、聚丙烯、聚丁烯等，是常用的塑料、橡胶、合成纤维等化学工业品的原料，在医药制剂、人造血浆、人造器官材质等方面有重要应用。

(五) 二烯烃

分子中含有两个碳碳双键的不饱和链烃称为**二烯烃**(diene)，通式为 C_nH_{2n-2}。

1. 二烯烃的分类和命名　根据分子中两个双键位置的不同，二烯烃可分为：

(1) 聚集二烯烃：两个双键与同一个碳原子相连的二烯烃。例如丙二烯 $CH_2=C=CH_2$。这类化合物数量少，稳定性差，实际应用很少。

(2) 隔离二烯烃：两个双键被两个或两个以上的单键隔开的二烯烃，又称孤立二烯烃。例如1,4-戊二烯 $CH_2=CH—CH_2—CH=CH_2$。隔离二烯烃分子中两个双键距离较远，相互影响小，其性质与单烯烃相似。

(3) 共轭二烯烃：两个双键被一个单键隔开的二烯烃称为**共轭二烯烃**(conjugated diene)。例如1,3-丁二烯 $H_2C=CH—CH=CH_2$。共轭二烯烃具有特殊的分子结构和性质，因此在理论和实际应用上都是非常重要的一类二烯烃。

二烯烃的命名方法与烯烃相似，选取含两个双键的最长碳链为主链，称为某二烯。双键的数目用中文数字表示，双键的位次则用阿拉伯数字表示。例如：

$CH_2=C=CHCH_3$	$CH_2=CH(CH_2)_2CH=CH_2$	$CH_2=CH—C(CH_3)=CH_2$
1,2-丁二烯	1,4-己二烯	2-甲基-1,3-丁二烯(异戊二烯)

2. 共轭二烯烃的结构　1,3-丁二烯是最简单的共轭二烯烃，4个碳原子都采取 sp^2 杂化，形成3个 C—Cσ 键和6个 C—Hσ 键，分子中的10个原子在同一平面上。每个碳原子都有1个未参与杂化的p轨道，4个p轨道垂直于上述σ键所在平面。它们彼此两两平行重叠形成2个π键，2个π键也有一定程度的重叠，形成共轭π键，又称大π键或离域π键。共轭π键的形成使单键和双键具有平均化的趋势，在1,3-丁二烯分子中 C=C 的键长为0.137 nm，比一般双键的键长0.134 nm稍长，C—C 的键长为0.146 nm，比一般单键的键长0.154 nm稍短，如图8-3所示。

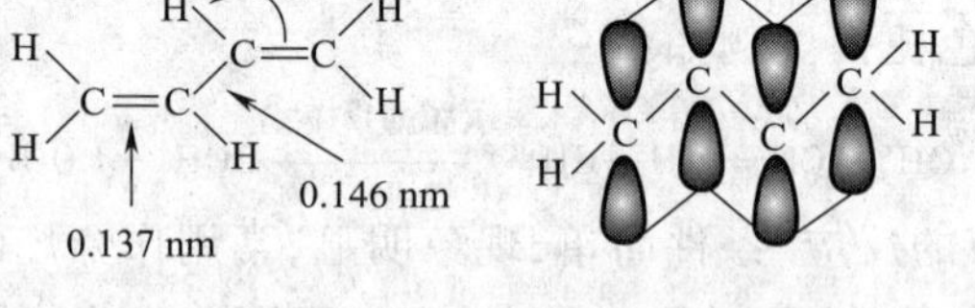

图8-3　1,3-丁二烯的结构

3. 共轭二烯烃的加成反应　与烯烃相似，共轭二烯烃能与卤素、卤化氢等试剂发生加成反应。但由于其结构的特殊性，加成产物通常有两种。如1,3-丁二烯有1,2-加成和1,4-加成两种方式。

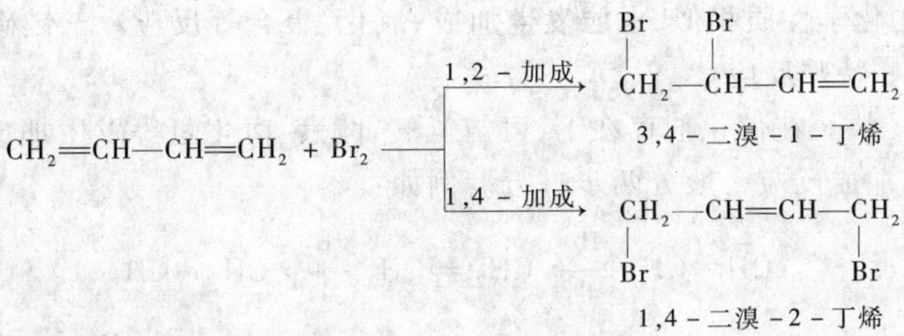

1,2 - 加成和 1,4 - 加成是竞争反应,通常情况下,在低温及非极性溶剂中以 1,2 - 加成为主,较高温度及极性溶剂中以 1,4 - 加成为主。

二、炔烃

炔烃(alkyne)是指分子中含有碳碳三键的不饱和链烃。官能团是—C≡C—,通式为 C_nH_{2n-2},与含相同碳原子数的二烯烃互为同分异构体。

(一)炔烃的结构和命名

1. 炔烃的结构　乙炔(ethyne)是最简单的炔烃,分子式为 C_2H_2。乙炔为直线形分子,2 个碳原子各以 1 个 sp 杂化轨道重叠形成 1 个 C—Cσ 键,其余的 sp 杂化轨道与 2 个氢原子的 s 轨道重叠,形成 2 个 C—Hσ 键,3 个 σ 键都在同一直线上。每个碳原子上剩余的 2 个未杂化的 p 轨道与另一碳原子的 2 个 p 轨道两两相互“肩并肩”平行重叠,形成 2 个相互垂直的 π 键。即乙炔分子中的三键是由 1 个 σ 键和 2 个 π 键组成的。乙炔的分子模型及分子中的 π 键如图 8 - 4 所示。

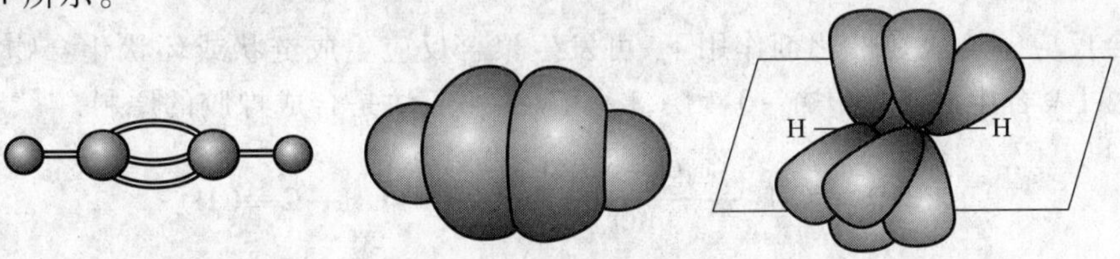

图 8 - 4　乙炔分子的结构

2. 炔烃的同分异构和命名　炔烃的同分异构与烯烃相似,不仅有碳链异构也有碳碳三键的位置异构。例如,含 5 个碳原子的炔烃,有 1 - 戊炔、2 - 戊炔和 3 - 甲基 - 1 - 丁炔 3 个异构体。

炔烃的系统命名与烯烃相似,只需将“烯”字改作“炔”字即可。例如:

$CH_3C{\equiv}CCH_2CH_3$　　$CH_3—CH(CH_3)—C{\equiv}CH$

2 - 戊炔　　3 - 甲基 - 1 - 丁炔

(二)炔烃的性质

炔烃的物理性质与烯烃相似,难溶于水,易溶于有机溶剂,但简单炔烃的熔、沸点以及密度一般比碳原子数相同的烷烃和烯烃高一些。

炔烃与烯烃的化学性质相似，也能发生加成、氧化、聚合等反应。三键碳上连有氢原子的炔烃，还能发生一些特殊反应。

1. 加成反应　炔烃在催化剂存在下，可与氢气、卤素、卤化氢等发生加成反应。炔烃分子中有 2 个 π 键，其加成反应一般分两步进行。例如：

$$CH{\equiv}CH \xrightarrow[Pt]{H_2} CH_2{=}CH_2 \xrightarrow[Pt]{H_2} CH_3{-}CH_3$$

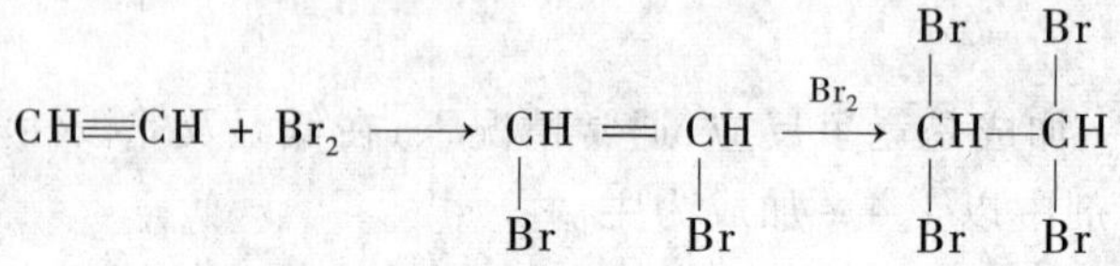

1,2-二溴乙烯　　1,1,2,2-四溴乙烷

炔烃也能使溴水或溴的四氯化碳溶液退色，此反应可用作鉴别反应。

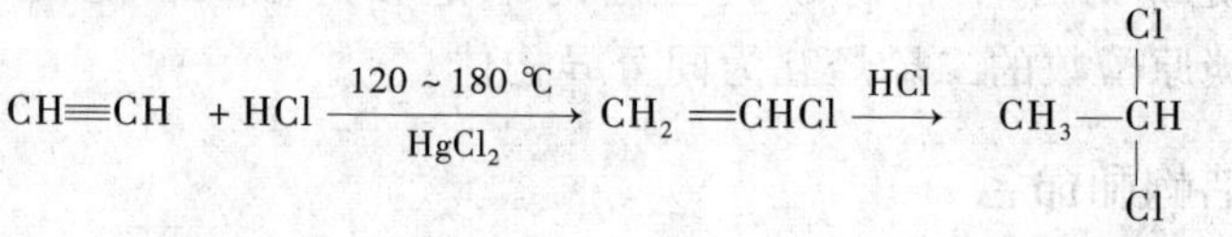

1,1-二氯乙烷

炔烃与卤化氢的加成反应分两步进行，反应遵循马氏规则。

2. 氧化反应　炔烃也易被氧化，碳碳三键断裂，生成相应的氧化产物。

炔烃与 $KMnO_4$ 溶液作用时，即被氧化，三键断裂，同时 $KMnO_4$ 溶液紫色褪去，可用作鉴别反应。例如：

$$3CH{\equiv}CH + 10KMnO_4 + 2H_2O \longrightarrow 10MnO_2\downarrow + 10CO_2\uparrow + 6KOH$$

3. 聚合反应　乙炔在催化剂作用下，可发生聚合反应生成链状或环状化合物。两个乙炔分子经催化可聚合生成1-丁烯-3-炔，1-丁烯-3-炔是合成橡胶的原料。

$$2HC{\equiv}CH \xrightarrow[HCl]{Cu_2Cl_2-NH_4Cl} CH_2{=}CH{-}C{\equiv}CH$$

1-丁烯-3-炔

乙炔在金属催化剂作用下，可聚合生成苯。

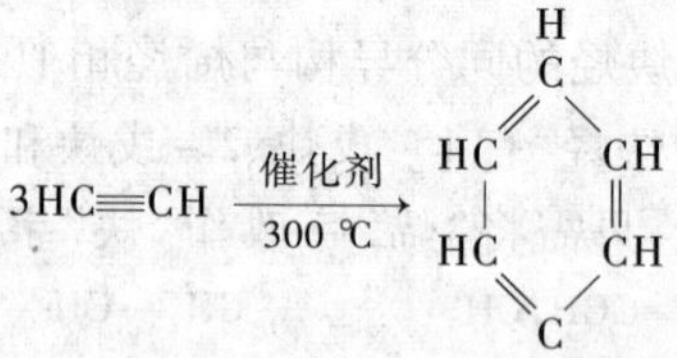

苯

4. 金属炔化物的生成　具有—C≡CH 结构的炔烃，三键碳上的氢原子比较活泼，具有弱酸性，能被金属取代，生成金属炔化物。

$$CH{\equiv}CH + 2[Ag(NH_3)_2]NO_3 \longrightarrow AgC{\equiv}CAg\downarrow + 2NH_3 + 2NH_4NO_3$$

乙炔银（白色）

$$CH{\equiv}CH \ + 2[Cu(NH_3)_2]Cl \longrightarrow CuC{\equiv}CCu\downarrow \ + 2NH_3 + 2NH_4Cl$$

乙炔亚铜(棕红色)

而 R—C≡C—R′ 型的炔烃无此反应,因此,该反应可用于端基炔烃(R—C≡CH)的鉴定。

第三节 环 烃

环烃是指由碳氢两种元素组成的环状烃,又称闭链烃。根据其结构和性质的不同,环烃可以分为脂环烃和芳香烃。

一、脂环烃

脂环烃是一类性质与脂肪烃相似的环烃。脂环烃及其衍生物广泛存在于自然界中,大都具有一定的生理活性,如甾体、萜类等。

(一)脂环烃的分类和命名

根据分子中所含环数目的多少,脂环烃可分为单脂环烃和多脂环烃。在多脂环烃中,根据环的连接方式不同,又可分为螺环烃和桥环烃。

根据分子的不饱和程度,脂环烃又分为环烷烃、环烯烃和环炔烃。

单脂环烃的命名是在同数目碳原子的开链烃名称前加上"环"字。当环上有取代基时,一般以环为母体,环上取代基的位次最小进行命名;环上取代基比较复杂时,可将环作为取代基来命名。例如:

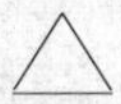

环丙烷

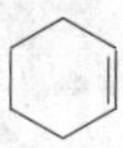

环己烯

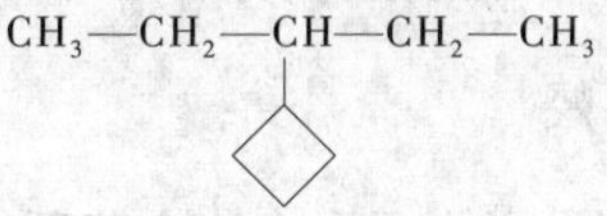

3-环丁基戊烷

(二)环烷烃的稳定性

环烷烃分子中的碳原子均采取 sp^3 杂化,分子中的共价键都是 σ 键。在环烷烃中,环丙烷化学性质活泼,最不稳定,环丁烷次之,环戊烷和环己烷比较稳定。

环丙烷的几何形状为平面正三角形,碳碳键之间的夹角只有 60°,比 sp^3 杂化轨道的正常键角 109°28′小得多,要把正常键角压缩到 60°进行正面重叠是不可能的。现代物理方法测得环丙烷分子中碳碳键之间的夹角为 105.5°,环碳原子是将 sp^3 杂化轨道扭转一定角度,在碳碳原子连线的外侧斜着重叠,形成了弯曲的 C—Cσ 键,称为"弯曲键",如图 8-5 所示。这种弯曲键的成键电子云重叠程度小,体系内能较高,键的稳定性差,容易

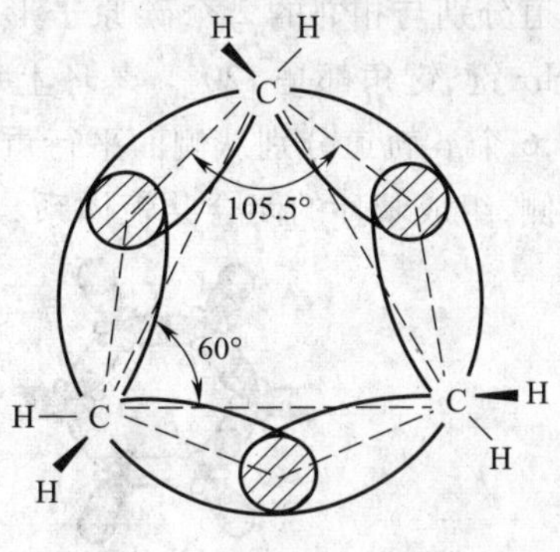

图 8-5 环丙烷的碳碳 σ 键

开环。

环丁烷的结构与环丙烷相似，碳碳键也是弯曲键，但弯曲程度比环丙烷碳碳键的弯曲程度小，因此环丁烷相对稳定。

环戊烷和环己烷，成环碳原子不在同一平面上，碳碳之间的夹角基本保持正常键角，因此环稳定不易开环。在环烷烃中环己烷最稳定，环戊烷仅次于环己烷。

环己烷分子有椅式和船式两种典型的空间构象，如图 8-6 所示椅式构象是较稳定的构象。

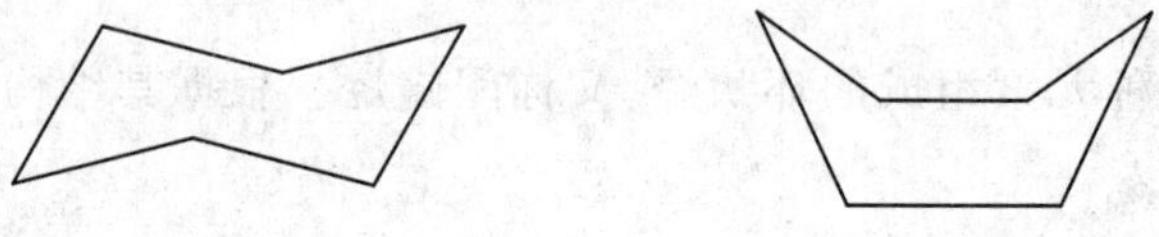

图 8-6　环己烷分子的空间构象

二、芳香烃

芳香烃是芳香族化合物的母体。芳香族化合物最初是从树脂和香精油中提取的，大多数含有苯环结构，具有芳香的气味。但随着科学的发展，人们发现具有苯环的化合物不一定都有芳香气味，而有芳香气味的化合物也不一定含有苯环。因此，芳香族化合物中的“芳香”二字已失去了其原有的含义。

芳香烃是指具有芳香性的一类碳环化合物，简称芳烃。“芳香性” 是指一般情况下难以加成，难以氧化，易于发生取代反应。芳香烃可以分为两类，一类是含有苯环结构的芳烃，称为苯系芳烃；另一类不含苯环，但具有“芳香性”的环烃，称为非苯系芳烃。本章只讨论苯系芳烃。

根据分子中所含苯环的数目，芳香烃可以分为单环芳香烃和多环芳香烃。

（一）单环芳香烃

单环芳香烃是指分子中只含有一个苯环结构的芳香烃，如苯、甲苯、二甲苯等。最简单的单环芳香烃是苯。

1. 苯的结构　苯的分子式为 C_6H_6，其结构式多采用凯库勒式（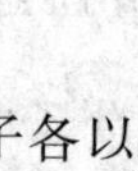）。

现代物理方法研究表明，苯分子中的 6 个碳原子都是 sp^2 杂化，每个碳原子各以 2 个 sp^2 杂化轨道分别与相邻的 2 个碳原子形成 C—Cσ 键，另 1 个 sp^2 杂化轨道与氢原子的 1s 轨道形成 C—Hσ 键，键角都是 120°。苯环上每个碳原子有一个未参与杂化的 p 轨道，其对称轴垂直于环平面，6 个 p 轨道分别从侧面平行重叠形成 1 个环状的大 π 键，电子云均匀分布在苯环平面的上下两侧，组成苯环的闭合共轭体系。苯分子中的 σ 键、大 π 键及分子模型，如图 8-7 所示。

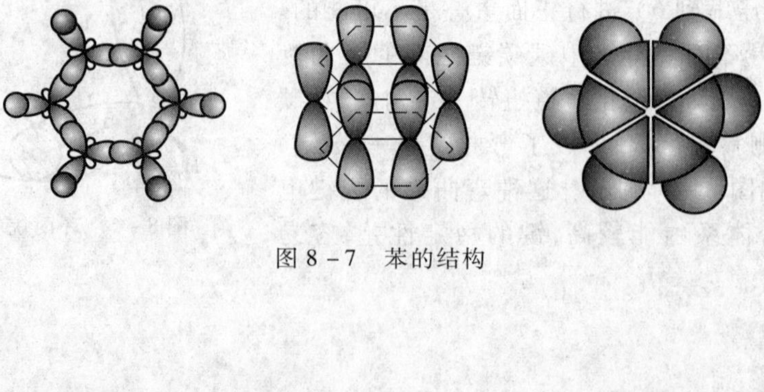

图 8-7　苯的结构

由于大 π 键的形成，该体系中电子云密度完全平均化，碳碳键的键长均为 0.139 nm，无单双键之分。这个体系使苯环具有高度的对称性和特殊的稳定性。

2. 苯的同系物的命名　苯的同系物是指苯分子中的氢原子被烃基取代的衍生物。命名时以苯环为母体，取代基的名称写在苯前；若苯环上连有结构较复杂或不饱和的碳链时，一般以苯环作为取代基进行命名。例如：

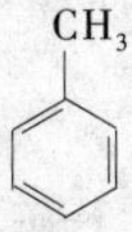
甲苯

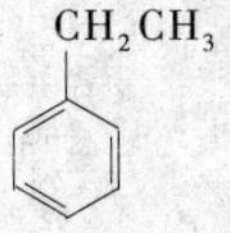
乙苯

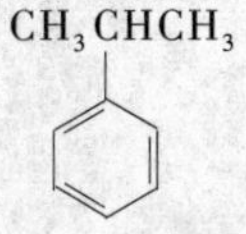
异丙苯

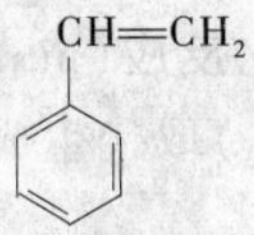
苯乙烯

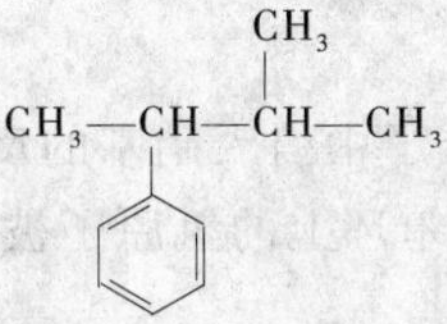
2－甲基－3－苯基丁烷

当苯环上有两个相同取代基时，有 3 种位置异构体，两个取代基的相对位置可以用邻、间、对或用阿拉伯数字表示。例如：

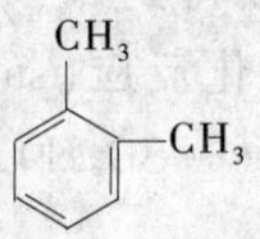
邻二甲苯
1,2－二甲苯

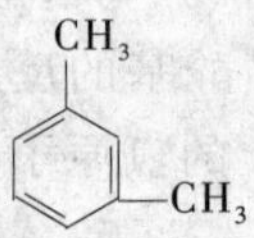
间二甲苯
1,3－二甲苯

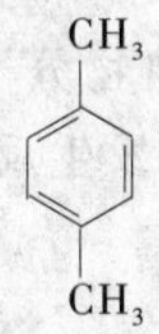
对二甲苯
1,4－二甲苯

当苯环上有 3 个相同的取代基时，其相对位置可用连、偏、均或阿拉伯数字来表示。当取代基不同时，命名只能用阿拉伯数字来标明位置。例如：

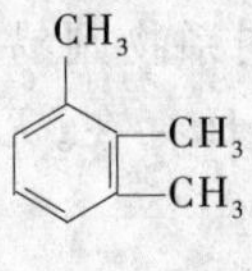
连三甲苯
1,2,3－三甲苯

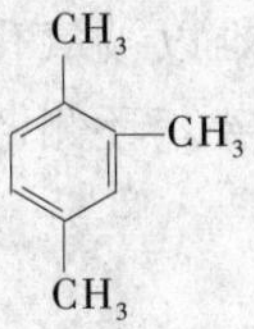
偏三甲苯
1,2,4－三甲苯

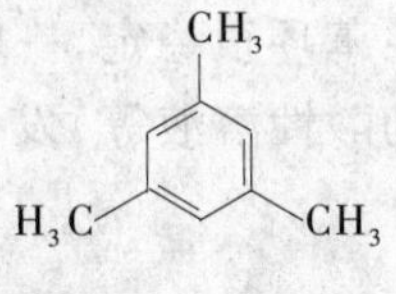
均三甲苯
1,3,5－三甲苯

芳香烃分子中去掉一个氢原子剩余的基团称为芳烃基，常用 Ar—表示。例如：

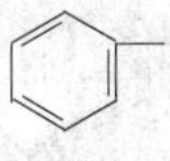
苯基

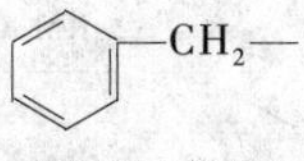
苯甲基（苄基）

3. 苯及其同系物的性质　苯及其同系物一般为无色的液体，具有特殊的气味，难溶于水，易溶于有机溶剂，相对密度为 0.86～0.9。苯及其同系物一般具有毒性，长期吸入其蒸气会引起中毒,能损坏造血系统和神经系统。

由于苯环的特殊结构,苯及其同系物表现出难加成、难氧化、易取代的化学性质。

(1) 取代反应:在一定条件下,苯环上的氢原子易被其他原子或原子团取代。重要的取代反应有卤代、硝化和磺化反应等。

① 卤代反应:在催化剂铁粉或卤化铁存在下,苯环上的氢原子被卤素原子取代,生成卤代苯。例如:

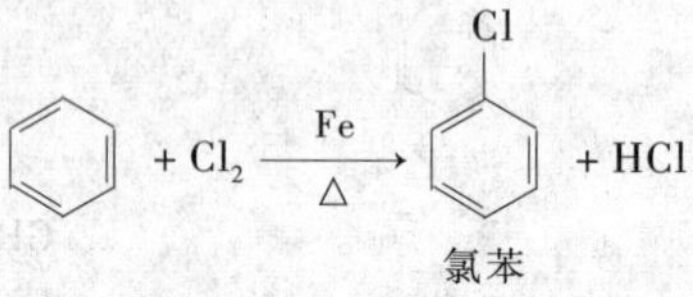

② 硝化反应:有机物分子中引入硝基的反应称为**硝化反应**(nitration reaction)。苯与浓硝酸及浓硫酸的混合物共热,苯环上的氢原子被硝基($—NO_2$)取代生成硝基苯。

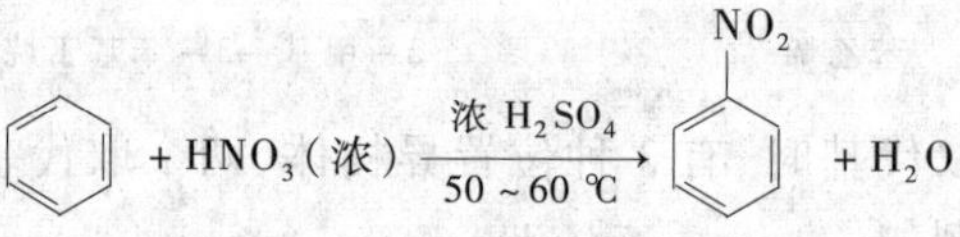

烷基苯的硝化反应比苯的硝化反应容易,与混酸作用主要得到邻、对位硝化产物。

③ 磺化反应:在有机物分子中引入磺酸基的反应称为**磺化反应**(sulfonation reaction)。苯与浓硫酸在 75 ~ 80 ℃时发生反应,苯环上的氢原子被磺酸基($—SO_3H$)取代,生成苯磺酸。

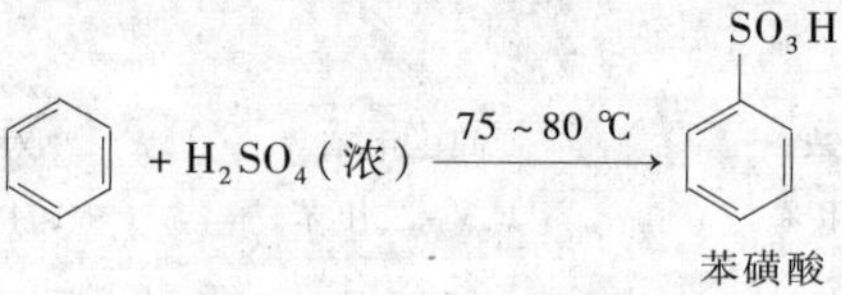

烷基苯的磺化反应也与卤代、硝化反应一样比苯的磺化反应容易。甲苯与浓硫酸在室温条件下就能发生磺化反应,反应主要得到邻、对位磺化产物。

(2) 氧化反应:苯环很稳定,一般情况下难以被氧化。苯的同系物则易与强氧化剂(如重铬酸钾、高锰酸钾的酸性溶液等)发生反应。若苯环侧链上有 α-H 存在,无论烷基长短,氧化产物均为苯甲酸。

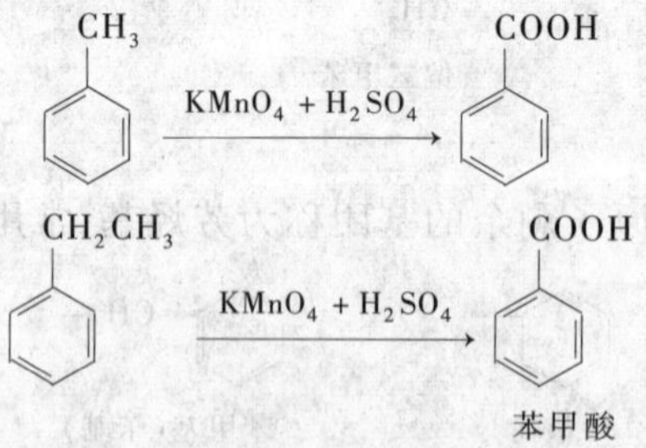

(3) 加成反应:苯一般条件下不易发生加成反应,但在特殊条件下,如在催化剂、高温、高压及光照的作用下,也能发生加成反应。例如:

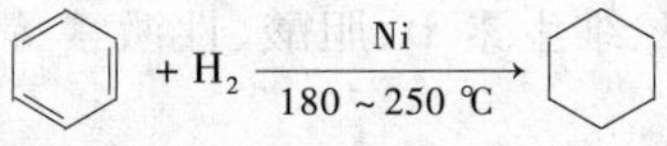

课 堂 活 动

某烃分子式为 $C_{10}H_{14}$，与高锰酸钾酸性溶液反应后生成 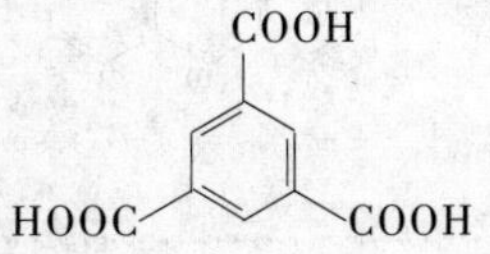

，推断该烃的结构式。

难 点 解 析

为何苯易发生取代反应，难发生加成、氧化反应？

苯的化学性质是由其特殊结构所决定的。由于苯环含有特殊的大 π 键，使得 6 个碳原子周围的电子云密度均匀分布，键长完全平均化，分子的能量降低，有特殊的稳定性，即具有芳香性，不易发生加成和氧化反应，却易发生取代反应。

（二）稠环芳香烃

稠环芳香烃是由两个或两个以上的苯环通过共用两个相邻的碳原子相互稠合而形成的多环芳香烃。常见的稠环芳香烃有萘、蒽、菲等。

1. 萘　萘的分子式为 $C_{10}H_8$。萘为白色片状晶体，有特殊气味，熔点为 80 ℃，沸点为 218 ℃，易升华，不溶于水，易溶于乙醇、乙醚和苯等有机溶剂。

萘的分子结构是平面的，由两个苯环稠合而成，其结构中 1、4、5、8 位的 4 个碳原子等同，都与共用碳原子直接相连，通常称为 α - 碳原子。2、3、6、7 位的 4 个碳原子也等同，称为 β - 碳原子。

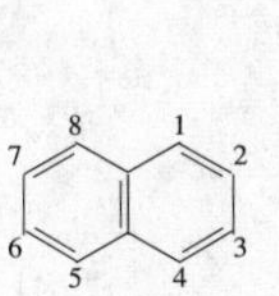

萘

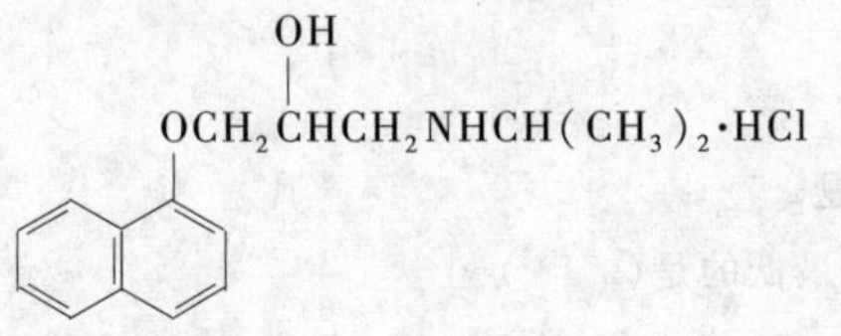

普萘洛尔

萘是重要的化工原料，曾用作防蛀剂，也是制取药物和染料中间体的重要原料，一些药物分子中含有萘环，如抗高血压药物普萘洛尔的结构中就含有萘环。

2. 蒽和菲　蒽和菲存在于煤焦油中，蒽为无色片状晶体，熔点为 216 ℃，沸点为 340 ℃；菲为有光泽的无色晶体，熔点为 101 ℃，沸点为 340 ℃。两者都难溶于水，易溶于苯。

蒽和菲的分子式都是 $C_{14}H_{10}$，二者互为同分异构体。它们的芳香性比萘和苯的芳香性弱，比萘易于发生加成和氧化反应。

完全氢化的菲在 C - 7 和 C - 8 处与环戊烷稠合的化合物称为环戊烷多氢菲，它本身并不存在于自然界，其衍生物如胆甾醇、维生素 D、胆酸、性激素等广泛存在于动植物体内，并且具有重要的生理作用。

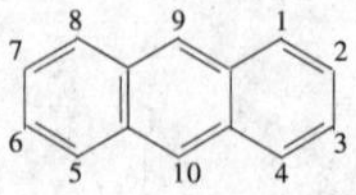

蒽

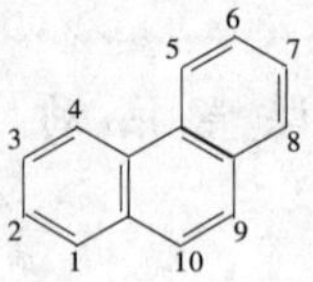

菲

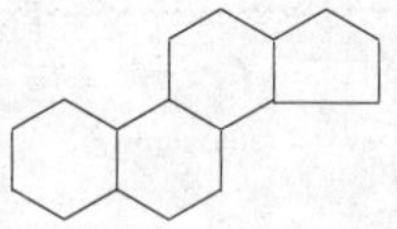

环戊烷多氢菲

知识链接

致癌烃

致癌烃是指能引起恶性肿瘤的一类稠环芳香烃，它能直接参加机体细胞内的生化反应，从而导致机体组织发生癌变。这一类化合物多含有 4 个或更多的苯环，煤焦油和沥青中含有致癌烃。常见的致癌烃有芘、1,2 - 苯并芘、1,2,5,6 - 二苯并蒽和 1,2,3,4 - 二苯并菲等。

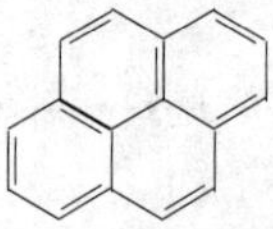

芘

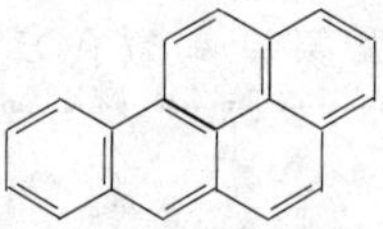

1,2 - 苯并芘

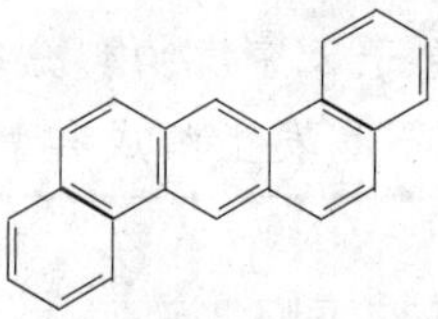

1,2,5,6 - 二苯并蒽

20 世纪初，人们注意到长期从事煤焦油作业的人员患皮肤癌的概率很高，研究发现存在于煤焦油中的 1,2 - 苯并芘具有高度的致癌性。熏、烤、炸制食品，烧焦的食物，木材和煤燃烧产生的烟都含有微量的 1,2 - 苯并芘，1 000 支卷烟能产生 16 μg 的 1,2 - 苯并芘，城市空气中 1,2 - 苯并芘的含量比农村空气中高得多。

目标检测

一、选择题

（一）单项选择题

1. 下列烷烃沸点最低的是（　　）

A. 乙烷　　B. 丙烷　　C. 己烷　　D. 戊烷

2. 丙烯不能发生的反应是（　　）

A. 取代反应　　B. 加成反应　　C. 聚合反应　　D. 氧化反应

3. 分子中各原子在一条直线上的是（　　）

A. CH_4　　B. C_2H_2　　C. C_2H_4　　D. C_6H_6

4. 下列物质中有 5 种同分异构体的是（　　）

A. 丁烷　　B. 己烷　　C. 环己烷　　D. 环己烯

5. 下列能使溴水褪色的物质是（　　）

A. 苯　　B. 乙烷　　C. 乙炔　　D. 环己烷

6. 下列能鉴别丙烯和丙烷的试剂是（　　）

A. NaOH 溶液　　B. 浓硫酸　　C. 溴水　　D. H_2O

7. 下列有机物名称不正确的是(　　)

A. 2－甲基戊烷　　B. 2－乙基戊烷

C. 2－甲基－2－戊烯　　D. 2,3－二甲基－2－苯基己烷

8. 1－丁烯与 HBr 反应的主要产物是(　　)

A. 1－溴丁烷　　B. 2－溴丁烷　　C. 2－溴丁烯　　D. 2－甲基－2－溴丁烷

9. 甲烷的结构构型为(　　)

A. 平面三角形　　B. 正四面体　　C. 正方形　　D. 直线形

10. 下列能与[$Ag(NH_3)_2$]NO_3 溶液生成白色沉淀的是(　　)

A. 1－戊炔　　B. 2－戊炔　　C. 1－戊烯　　D. 2－戊烯

11. 下列化合物中,不能被高锰酸钾酸性溶液氧化的是(　　)

A. 甲苯　　B. 苯　　C. 乙烯　　D. 乙炔

12. 下列化合物中同时含有伯、仲、叔、季碳原子的是(　　)

A. 正丁烷　　B. 异丁烷　　C. 新戊烷　　D. 2,2,4－三甲基戊烷

(二)多项选择题

1. 下列化合物能使溴水褪色的是(　　)

A. 丙烷　　B. 丙烯　　C. 丙炔

D. 1,3－丁二烯　　E. 异丁烷

2. 下列化合物能使高锰酸钾酸性溶液退色的是(　　)

A. 丙烷　　B. 丙烯　　C. 丙炔

D. 苯　　E. 甲苯

3. 鉴别 1－丁炔和 2－丁炔可用(　　)

A. 氯化亚铜的氨溶液　　B. 硝酸银的氨溶液　　C. 高锰酸钾溶液

D. 溴水　　E. 盐酸

4. 在有机化学中,下列说法正确的是(　　)

A. 物质加氧或去氢的反应称为氧化反应　　B. 物质去氧或加氢的反应称为还原反应

C. 物质加氧或加氢的反应称为还原反应　　D. 物质去氧或去氢的反应称为还原反应

E. 由低分子化合物结合生成高分子化合物的反应称为聚合反应

二、命名或写出结构式

1. 写出下列化合物的名称

(1) 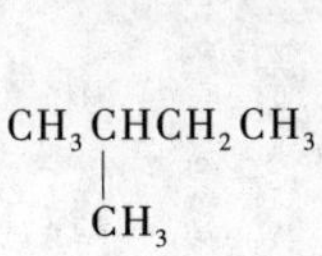

(2) 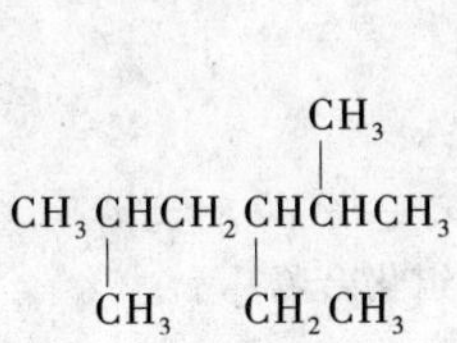

(3) 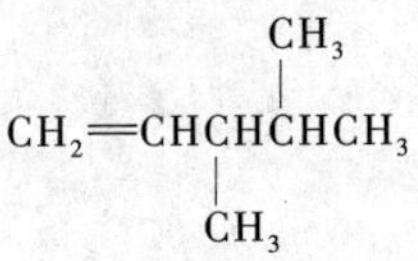

(4) 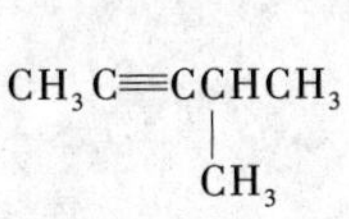

(5) 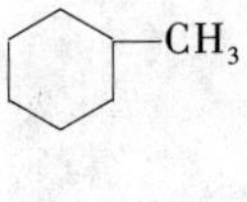

(6) 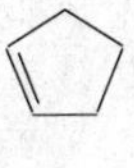

(7) 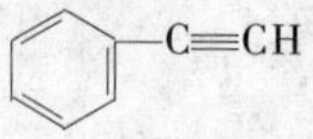　　(8) 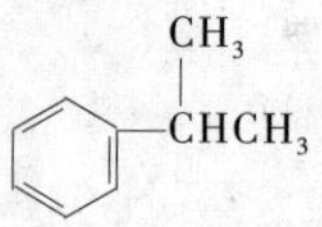

2. 写出下列化合物的结构式

(1) 2-甲基-3-乙基庚烷　　(2) 1,3-丁二烯

(3) 4-甲基-2-己炔　　(4) 对甲乙苯

三、完成下列反应式

1. $CH_3—CH═CH_2 + H_2 \xrightarrow{Pt}$

2. $CH_3—CH_2—CH═CH_2 + HBr \longrightarrow$

3. $CH_3—CH═CH_2 + KMnO_4 + H_2O \xrightarrow{碱性或中性}$

4. $CH_3—CH_2—CH═C(CH_3)_2 \xrightarrow{KMnO_4/H^+}$

5. $nCH_2═CH_2 \xrightarrow[200 \sim 300\ ℃,高压]{O_2(0.05\%)}$

6. $CH_2═CH—CH═CH_2 + Br_2 \longrightarrow$ (两条产物箭头)

7. $CH≡CH + HCl \xrightarrow[HgCl_2]{120 \sim 180\ ℃}$

8. $CH_3—C≡CH \xrightarrow{KMnO_4/H_2O}$

9. $CH_3—C≡C—CH_3 \xrightarrow{KMnO_4/H_2O}$

10. $R—C≡CH + [Ag(NH_3)_2]NO_3 \longrightarrow$

11. 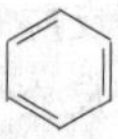 $+ HNO_3(浓) \xrightarrow[50 \sim 60\ ℃]{浓\ H_2SO_4}$

12. 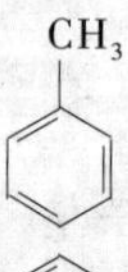 $\xrightarrow{KMnO_4 + H_2SO_4}$

13. 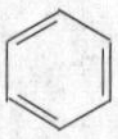 $+ H_2 \xrightarrow[180 \sim 250\ ℃]{Ni}$

四、用化学方法鉴别下列各组化合物

1. 乙烷、乙烯和乙炔

2. 苯、乙苯和乙烯

3. 1-丁炔和2-丁炔

（李　岩）

第九章　醇、酚、醚

学习要点

1. 醇、酚、醚的结构、分类及命名方法。
2. 醇、酚、醚的理化性质及其结构对理化性质的影响。
3. 醇、酚、醚的常用鉴别方法。
4. 重要的醇、酚、醚及其在医学上的应用。

醇、酚、醚都是烃的含氧衍生物。它们与生命现象、医药卫生及日常生活的关系极为密切，同时也是制备其他有机化合物的重要原料。

第一节　醇

醇(alochol)是指羟基(—OH)与脂肪烃基、脂环烃基或芳香烃侧链碳原子相连的化合物，其通式可表示为ROH,官能团是—OH,称为醇羟基。

一、醇的分类和命名

(一) 醇的分类

1. 根据羟基所连的烃基　醇可分为脂肪醇、脂环醇和芳香醇。羟基与脂肪烃基相连的醇称为脂肪醇，与脂环烃基相连的醇称为脂环醇，与芳香烃侧链碳原子相连的醇称为芳香醇。根据烃基是否饱和，又可将脂肪醇分为饱和脂肪醇与不饱和脂肪醇。醇的烃基中不含不饱和键(双键或三键)的醇称为饱和醇，含有不饱和键(双键或三键)的醇称为不饱和醇。例如：

CH_3CH_2OH　　$CH_2{=}CHCH_2OH$

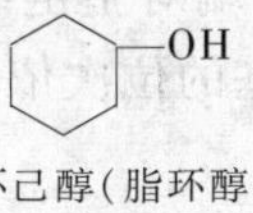

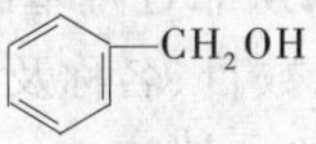

乙醇(饱和脂肪醇)　烯丙醇(不饱和脂肪醇)　环己醇(脂环醇)　苯甲醇(芳香醇)

2. 根据羟基所连的碳原子的类型　醇可分为伯醇(一级醇,1°醇)，仲醇(二级醇,2°醇)，叔醇(三级醇,3°醇)。羟基连在伯碳上的醇为伯醇，连在仲碳上的醇为仲醇，连在叔碳上的醇为叔醇。例如：

正丙醇(伯醇)　异丙醇(仲醇)　叔丁醇(叔醇)

3. 根据分子中羟基的数目　醇可分为一元醇、二元醇和三元醇等。含两个以上羟基的醇统称为多元醇。例如：

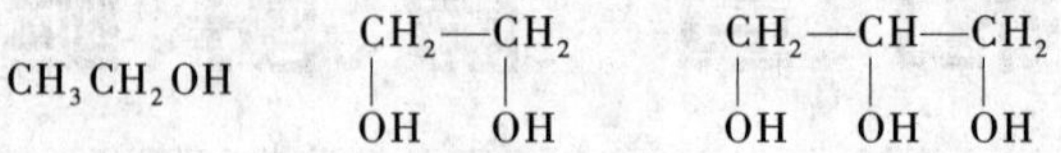

乙醇（一元醇）　　乙二醇（二元醇）　　丙三醇（三元醇）

课堂活动

判断下列化合物是否属于醇，若是请按伯、仲、叔醇分类。

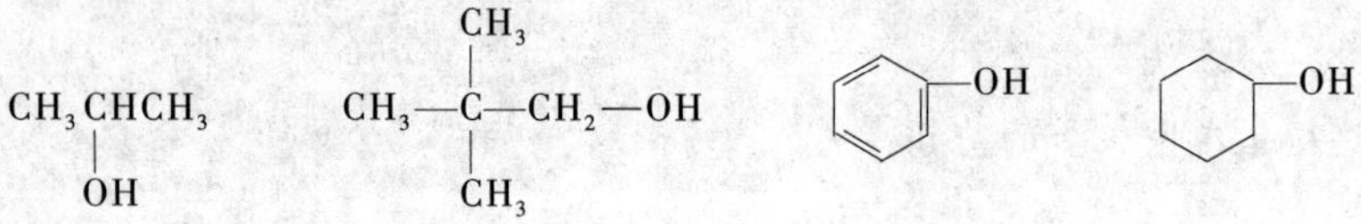

（二）醇的命名

1. 普通命名法　普通命名法一般仅用于结构简单的一元醇的命名，命名方法是在“醇”字前加上烃基名称，通常“基”字可省略。例如：

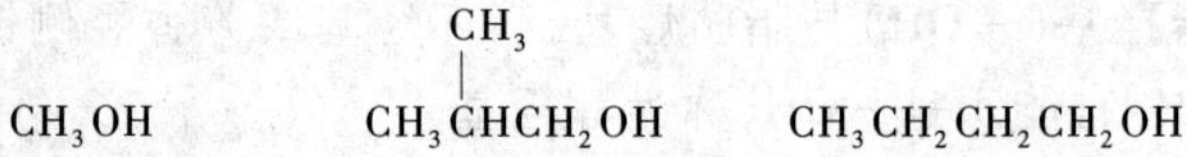

甲醇　　异丁醇　　正丁醇

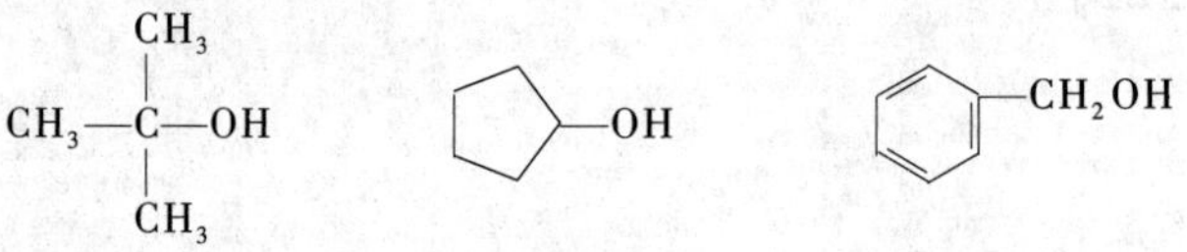

叔丁醇　　环戊醇　　苯甲醇（苄醇）

2. 系统命名法　结构比较复杂的醇一般采用系统命名法命名。其命名原则如下：

（1）饱和脂肪醇的命名：选择含羟基的最长碳链为主链，根据主链所含碳原子数目而命名为“某醇”；从靠近羟基的一端对主链编号，若羟基在中间，则从靠近支链的一端编号，将取代基的位次、数目、名称及羟基的位次依次写在“某醇”之前。若羟基位于“1”号位时，其位次号也可以省略。例如：

2-甲基-1-丁醇（2-甲基丁醇）　　2,2-二甲基-1-丙醇（2,2-二甲基丙醇）

（2）不饱和脂肪醇的命名：应选择既含有羟基又含不饱和键的最长碳链为主链，从靠近羟基的一端开始编号（若羟基在中间，则从靠近不饱和键端的一端开始编号），根据主链所含碳原子数称为“某烯（炔）醇”，且将不饱和键与羟基的位次分别标于“烯（炔）”字、“醇”字之前，主链的碳原子数应写在“烯”字前面。例如：

$CH_2{=}CH{-}CH(OH){-}CH_3$ $\quad$ $CH_3{-}CH_2{-}CH(OH){-}CH{=}CH_2$

3-丁烯-2-醇 $\quad$ 1-戊烯-3-醇

（3）脂环醇的命名：在“醇”字前加上脂环烃基的名称，通常省去“基”字，称为“环某醇”。若脂环上有取代基，则从羟基所在的碳原子对脂环编号，标明取代基的位置。例如：

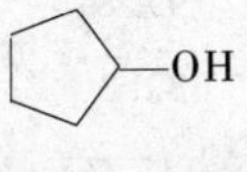

环戊醇

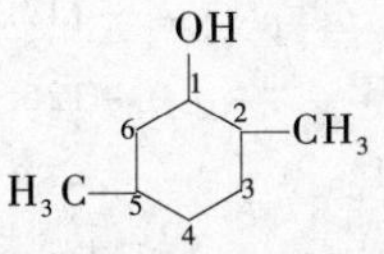

2,5-二甲基环己醇

（4）芳香醇的命名：一般以脂肪醇为母体，将苯基作为取代基。例如：

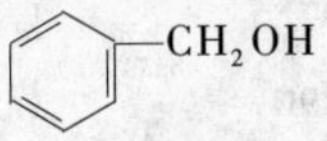

苯甲醇

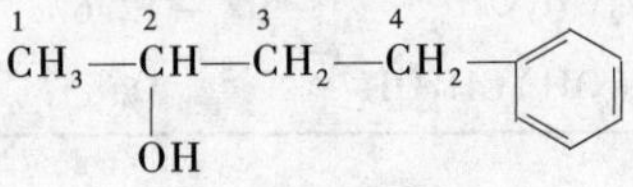

4-苯基-2-丁醇

（5）多元醇的命名：应选择连有尽可能多羟基的最长碳链为主链，根据主链中碳原子及羟基的数目而命名为某二醇、某三醇，并在碳原子数目前标明羟基的位次，未能包含在主链中的羟基作为取代基。例如：

$CH_2(OH){-}CH_2(OH)$ $\quad$ $CH_2(OH){-}CH(OH){-}CH_2(OH)$ $\quad$ $CH_2(OH){-}CH_2{-}CH(OH){-}CH_3$

乙二醇 $\quad$ 1,2,3-丙三醇（甘油） $\quad$ 1,3-丁二醇

除了上述命名法以外，有些常见的醇也可以根据其来源或突出性状而采用俗名，如甲醇俗称木精或木醇，乙醇俗称酒精，丙三醇俗称甘油等。

课堂活动

命名下列化合物

$CH_3CH(OH)CH_3$ $\quad$ $CH_2{=}CHCH_2CH_2OH$

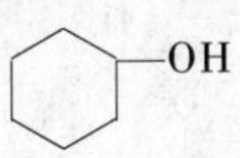

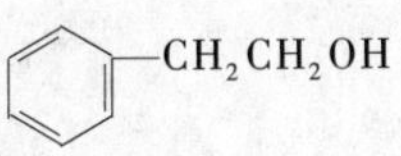

二、醇的性质

（一）醇的物理性质

含有1~3个碳原子的醇是具有酒味的挥发性液体，易溶于水，含有4~11个碳原子的醇是具有令人不愉快气味的黏稠液体，仅部分溶于水，含有12个碳原子以上的一元醇是无色无味的蜡状固体，难溶于水。醇的密度均小于1 $g \cdot cm^{-3}$。醇的沸点随相对分子质量的增加而上

升，支链醇的沸点低于同碳原子数的直链醇的沸点。部分常见醇的物理常数见表 9－1。

表 9－1　常见醇的物理常数

名称	结构式	熔点/℃	沸点/℃	密度/($g\cdot cm^{-3}$)	溶解度/($g/100\ mL\ H_2O$)
甲醇	CH_3OH	－97.8	64.7	0.792	∞
乙醇	CH_3CH_2OH	－117.3	78.3	0.789	∞
正丙醇	$CH_3CH_2CH_2OH$	－126.0	97.8	0.804	∞
异丙醇	$(CH_3)_2CHOH$	－88	82.3	0.786	∞
正丁醇	$CH_3(CH_2)_2CH_2OH$	－89.6	117.7	0.810	7.9
正戊醇	$CH_3(CH_2)_3CH_2OH$	－78.5	138.0	0.817	2.3
正已醇	$CH_3(CH_2)_4CH_2OH$	－52	156.5	0.819	0.6
乙二醇	$HOCH_2CH_2OH$	－12.6	197.5	1.113	∞
丙三醇	$HOCH_2CH(OH)CH_2OH$	18	290	1.262	∞

低级醇的熔点和沸点高于相对分子质量相近的烷烃的熔点和沸点，例如，甲醇的沸点为 64.7 ℃，而乙烷的沸点仅为－88.5 ℃，这是因为醇分子中含有羟基，分子间可以通过氢键相互缔合，使醇的分子间作用力增大。醇分子间的氢键表示如下：

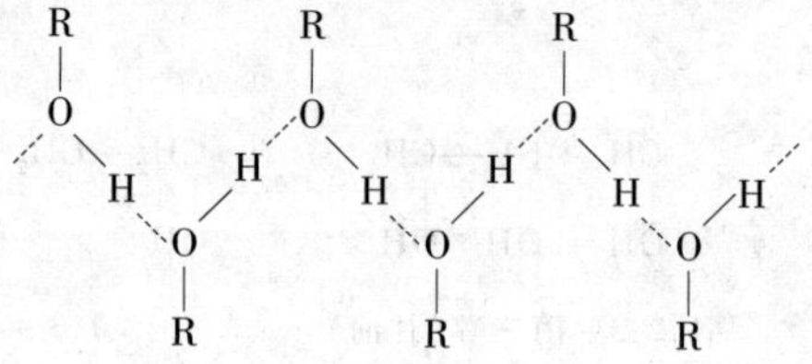

醇羟基和水分子之间也能形成氢键，因此，含有 1～3 个碳原子的醇可以与水混溶，但随着醇分子中烃基的增大，醇与水形成氢键的能力迅速减弱，在水中的溶解度也就明显下降。醇与水分子间的氢键表示如下：

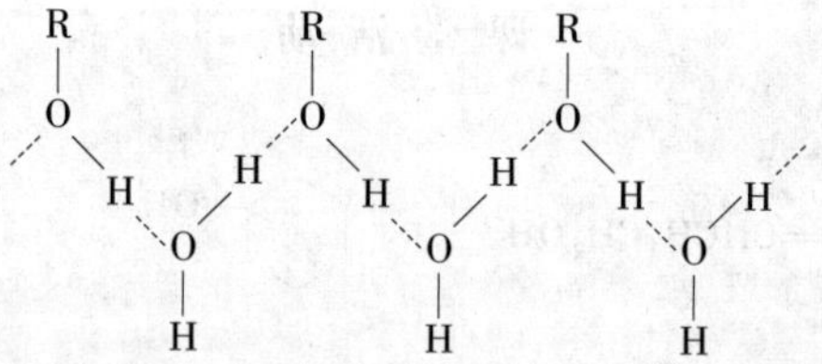

除此之外，低级醇还能与某些无机盐如 $CaCl_2$、$MgCl_2$ 等形成配合物，所以 $CaCl_2$、$MgCl_2$ 等化合物不能用于干燥低级醇。

课堂活动

为什么醇的沸点远远高于相应的烷烃的沸点？为什么低级的醇易溶于水而高级醇难溶于水？

（二）醇的化学性质

醇的化学性质主要是由醇羟基（—OH）所决定的。醇的化学反应主要发生在羟基、羟基所在的碳原子（即 α – C）以及与羟基所在碳原子相连的碳原子（即 β – C）上。其反应一般涉及下列一种或几种键的断裂：

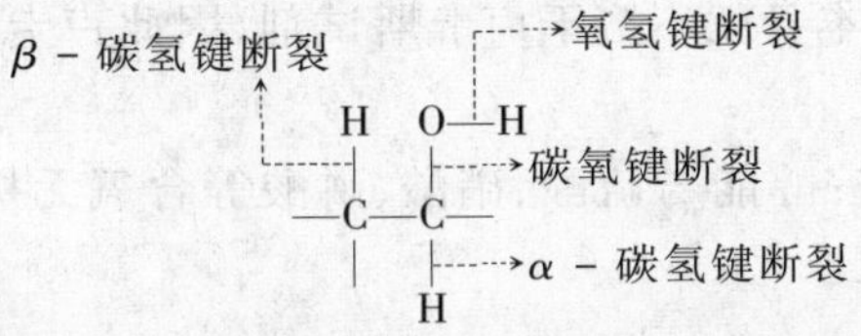

1. 与活泼金属的反应　由于氧原子的电负性比氢原子的电负性大，O—H 键易断裂，醇与水一样其分子中羟基上的氢原子能被活泼金属取代而表现出一定的弱酸性。如醇与金属钠反应时，醇羟基中的氢原子被金属钠取代，生成醇钠和氢气。由于烷基的给电子诱导效应，使醇羟基氢原子的活性比水分子中的氢原子活性低得多，故醇的酸性比水的酸性还要弱，与金属钠的反应也缓和得多，并且随着烃基的增大和碳链的增长，醇与金属钠的反应活性逐渐降低。

$$2ROH + 2Na \longrightarrow 2RONa + H_2\uparrow$$

不同结构的醇与金属钠的反应活性不同，其活性顺序为：

甲醇 > 伯醇 > 仲醇 > 叔醇

醇钠是一种白色固体，遇水后强烈水解为醇和氢氧化钠，故其溶液可使酚酞变红。由于醇是比水更弱的酸，因而醇钠的碱性比氢氧化钠的碱性还要强。醇钠的水解方程式如下：

$$RONa + H_2O \longrightarrow ROH + NaOH$$

2. 与无机酸的反应

（1）与氢卤酸的反应：醇与氢卤酸反应，生成卤代烃和水，该反应是可逆的。

$$R\boxed{OH + H}X \rightleftharpoons RX + H_2O \quad (X = Cl, Br, I)$$

醇和氢卤酸反应的速率与氢卤酸的种类及醇的结构有关。不同氢卤酸的反应活性顺序为 HI > HBr > HCl，各类醇的反应活性顺序为叔醇 > 仲醇 > 伯醇。

HCl 的活性较弱，与醇反应较困难，反应时需在无水氯化锌的催化下才能进行。由无水氯化锌和浓盐酸所配成的溶液称为**卢卡斯（Lucas）试剂**。六个碳原子以下的醇可溶于卢卡斯试剂，而反应生成的卤代烃却难溶于该试剂，故溶液变浑浊。在室温下叔醇与卢卡斯试剂反应最快，仲醇次之，伯醇最慢。

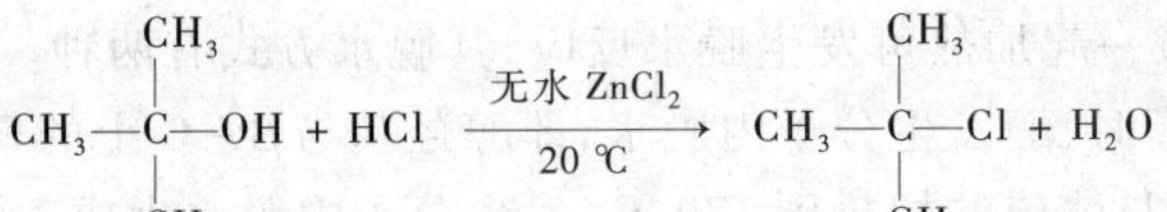

立即浑浊

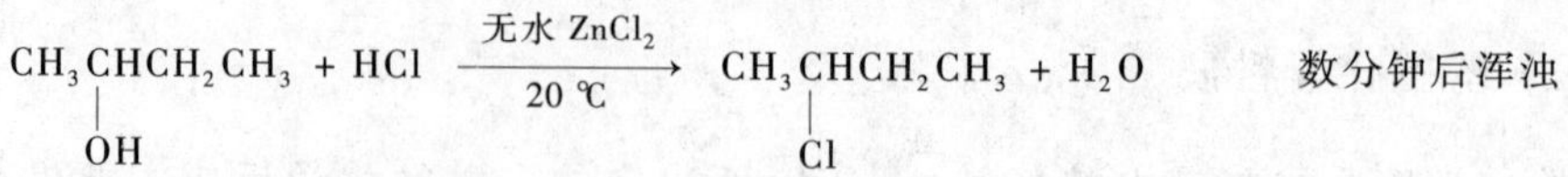

$$CH_3CH_2CH_2CH_2OH + HCl \xrightarrow[20℃]{无水\ ZnCl_2} CH_3CH_2CH_2CH_2Cl + H_2O \qquad 数小时无浑浊$$

而六个碳原子以上的醇本身就不溶于卢卡斯试剂，因此卢卡斯试剂只可用以区别 6 个碳原子以下的伯、仲、叔醇。

（2）与含氧无机酸反应：醇能与硫酸、硝酸、磷酸等含氧无机酸发生反应生成无机酸酯。例如：

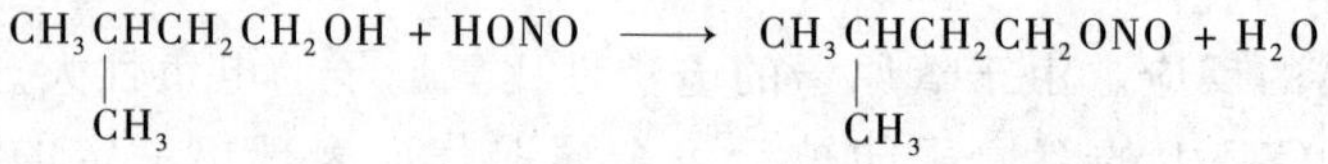

异戊醇　　亚硝酸　　亚硝酸异戊酯

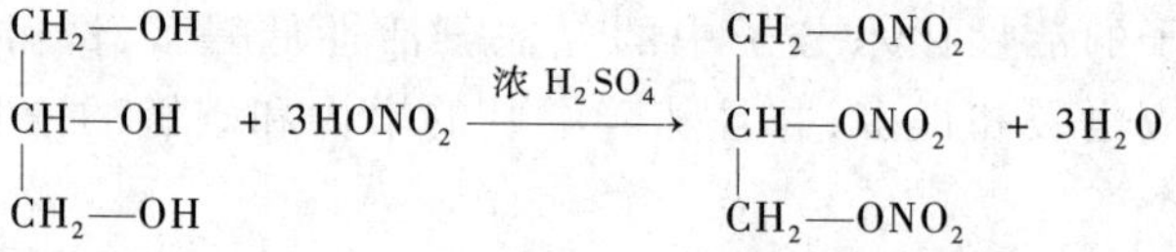

甘油　　硝酸　　甘油三硝酸酯（硝化甘油）

亚硝酸异戊酯、甘油三硝酸酯都是缓解心绞痛的药物。甘油三硝酸酯还可作为炸药使用，1866 年，诺贝尔（Nobel）发明的安全炸药就是由硝化甘油和硅藻土等成分组成的。

知识链接

甘油三硝酸酯和诺贝尔奖

甘油三硝酸酯又称为硝化甘油、三硝酸甘油酯或三硝酸丙三酯，纯品为无色透明液体。1847 年由意大利化学家索布雷罗（Ascanio Sobrero）用浓硫酸、浓硝酸与甘油作用制得，硝化甘油极易爆炸，是一种性质猛烈的炸药，不用说加热、撞击、摩擦，即使在室温下轻微的振荡或由桌面高度掉落地面都可引起爆炸，这种特性严重限制了它的应用。19 世纪中叶，瑞典化学家诺贝尔在经历了数次事故（他的父亲和弟弟均死于爆炸事故）之后，终于成功制服了这匹“烈马”。他用硅藻土吸收这种易爆液体，一般的振动、摩擦对它不起作用，只有用雷管才能让它恢复那种火爆的特性。诺贝尔的安全炸药成为工程爆破中最常用的炸药，销售量迅速上升，诺贝尔作为专利所有者，很快成为巨富。在去世之前他留下遗嘱，用自己的家产在银行的利息设立了诺贝尔奖金，用于奖励世界各国在科学研究领域中对人类做出重大贡献的学者。现在，诺贝尔奖已经成为衡量一个国家科学研究水平的最权威标准。

3. 脱水反应　醇与浓硫酸一起加热可发生脱水反应，其脱水方式有两种。

（1）分子内脱水：温度较高时，醇发生分子内脱水，即醇羟基与 $\beta-C$ 上的氢原子脱去 1 分子水，生成烯烃。例如，将乙醇与浓硫酸加热到 170 ℃，发生分子内脱水生成乙烯。

$$\underset{\boxed{H\quad\ OH}}{\overset{}{CH_2-CH_2}} \xrightarrow{\text{浓 } H_2SO_4,\ 170\ ℃} CH_2=CH_2 + H_2O$$

要注意的是,仲醇和叔醇在进行分子内脱水时,遵循扎依采夫规则,即羟基与含氢少的 β - C上的氢原子脱去水,主要生成双键碳原子上烃基较多的烯烃。例如:

$$\underset{\boxed{H\quad OH}}{CH_3CH\,CHCH_3} \xrightarrow[\triangle]{\text{浓 } H_2SO_4} \underset{\text{(主要产物)}}{CH_3CH=CHCH_3} + \underset{\text{(次要产物)}}{CH_3CH_2CH=CH_2}$$

不同结构的醇发生分子内脱水反应的活性顺序为:

叔醇 > 仲醇 > 伯醇

在动物体内的代谢过程中,某些含醇羟基的化合物在酶的作用下,也可以发生分子内脱水形成含双键的中间产物。

(2) 分子间脱水:温度较低时,醇可发生分子间脱水,生成醚。例如,乙醇在浓硫酸存在下加热到 140 ℃,发生分子间脱水生成乙醚。

$$CH_3CH_2-O\boxed{H + HO}CH_2CH_3 \xrightarrow{\text{浓 } H_2SO_4,\ 140\ ℃} CH_3CH_2-O-CH_2CH_3 + H_2O$$

醇的分子内脱水和分子间脱水是一对竞争性反应,反应条件及醇的结构均可影响其脱水方式。一般情况下,温度较高时,醇易发生分子内脱水生成烯烃,温度较低时,醇易发生分子间脱水生成醚;叔醇的分子内脱水倾向较大,主要产物为烯烃,很难得到醚。

4. 氧化反应　在有机反应中,通常将去氢或加氧的反应称为**氧化反应**(oxidation),加氢或去氧的反应称为**还原反应**(reduction)。

在醇分子中,由于受醇羟基的影响,α - H 比较活泼,醇容易被多种氧化剂氧化。醇的结构不同,所用氧化剂不同,其氧化产物也不同。

若用 $KMnO_4$ 或 $K_2Cr_2O_7$ 的酸性溶液为氧化剂,伯醇被氧化生成醛,醛进一步被氧化生成羧酸,仲醇则被氧化为酮,同时 $K_2Cr_2O_7$ 溶液的颜色由橙红色变为绿色,$KMnO_4$ 由紫红色变为无色,叔醇因分子中不含 α - H,在同样条件下不能被氧化。所以,利用该反应可将叔醇与伯醇、仲醇区别开来。

$$RCH_2OH \xrightarrow{[O]} RCHO \xrightarrow{[O]} RCOOH$$

$$R-\overset{\displaystyle OH}{\overset{|}{C}H}-R' \xrightarrow{[O]} R-\overset{\displaystyle O}{\overset{\|}{C}}-R'$$

伯醇和仲醇不仅可以发生加氧氧化,还可以在活性铜或银等催化剂存在下直接发生脱氢氧化,分别生成醛和酮。叔醇分子中没有 α - H,因而无此反应。

$$R-CH_2-OH \xrightarrow[-2H]{\text{催化剂}} R-\overset{\displaystyle O}{\overset{\|}{C}}-H$$

$$R-\overset{\displaystyle OH}{\overset{|}{C}H}-R' \xrightarrow[-2H]{\text{催化剂}} R-\overset{\displaystyle O}{\overset{\|}{C}}-R'$$

在人体内，某些含有羟基的化合物在酶的催化下也能发生脱氢氧化反应，形成羰基化合物，这种氧化称为生物氧化。例如，乙醇在肝脏内酶的作用下可氧化为能被细胞利用的乙酸，但肝脏不能转化过量的乙醇，因此饮酒过量时，大量的乙醇会存留在血液中而导致酒精中毒。

知识链接

酒精分析仪测试酒驾的原理

酒后驾驶严重危害交通安全，2013 版酒驾处罚条文将酒后驾驶分两种：酒精含量达到 20 mg/100 mL 但不足 80 mg/100 mL，属于饮酒驾驶；酒精含量到或超过达 80 mg/100 mL，属于醉酒驾驶。目前，饮酒驾驶属于违法行为，醉酒驾驶属于犯罪行为。

目前，交警主要用酒精分析仪来简便快捷地检测司机是否为酒后驾车。该仪器就是利用乙醇的氧化反应，判断司机是否为酒后驾车。酒精分析仪内装有橙红色的 CrO_3 晶体粉末，它的氧化能力极强，能将乙醇快速氧化，本身被还原为墨绿色的 Cr^{3+}。当司机对准酒精分析仪吹气时，如果呼出的气体中含有乙醇蒸气，分析仪内的 CrO_3 就会与之反应生成墨绿色的 Cr^{3+}，并将颜色的变化通过电子传感元件转化成电信号，即可检测出被测者是否饮用过含酒精的饮料。

5. 邻二醇的特性　在多元醇中，相邻 2 个碳原子上都连有羟基（即：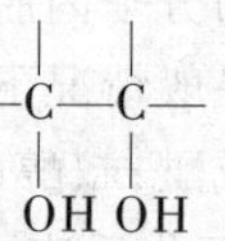）的多元醇称为邻二醇。凡具有邻二醇结构的多元醇都能与新制的氢氧化铜反应生成深蓝色的溶液，不具有邻二醇结构的多元醇无此反应，因此，新制的氢氧化铜可以鉴别具有邻二醇结构的多元醇。反应式如下：

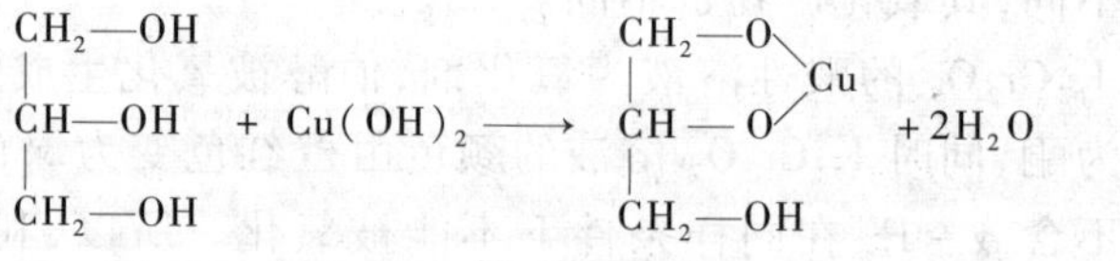

甘油铜（深蓝色）

三、重要的醇

1. 甲醇（CH_3OH）　甲醇最初由木材干馏所得，故俗称木醇，是无色易燃液体，沸点为 64.7 ℃，其毒性很大，主要作用于神经系统，一般情况下误饮甲醇 10 mL 可致失明，30 mL 可致死亡。甲醇与汽油（2∶8）的混合物是一种优良的发动机燃料。

2. 乙醇（CH_3CH_2OH）　乙醇俗称酒精，是无色透明的液体，易燃，沸点为 78.5 ℃，能与水混溶。乙醇能使蛋白质脱水变性凝固，故具有杀菌作用，在临床上常用 75% 的乙醇溶液作外用消毒剂。用 50% 的乙醇给长期卧床的患者擦拭皮肤，可促进血液循环，防止压疮。乙醇在医药上也大量地被用作溶剂，常用来配制酊剂及提取某些中草药的有效成分。

3. 丙三醇（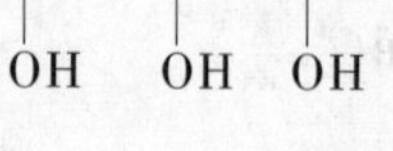）　丙三醇俗称甘油，为无色黏稠而具有甜味的液体，沸点

为 290 ℃,能与水和乙醇混溶。甘油可以用来润泽皮肤,但由于其吸湿性太强,对皮肤有刺激作用,所以,使用时应先用适量的水稀释。临床上还常用 55% 的甘油水溶液(开塞露)来灌肠以治疗便秘。

甘油属于邻二醇类的多元醇,故除具有醇的通性外,还表现出邻二醇类化合物的性质,例如遇新制的氢氧化铜反应生成深蓝色的溶液。

4. 苯甲醇(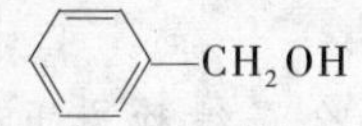) 苯甲醇又称为苄醇,是最简单的芳香醇,为无色液体,沸点为 205.2 ℃,具有芳香气味,能溶于水。苯甲醇具有微弱的麻醉作用和防腐性能。10% 的苯甲醇软膏或其洗剂可用作局部止痒剂。

5. 肌醇(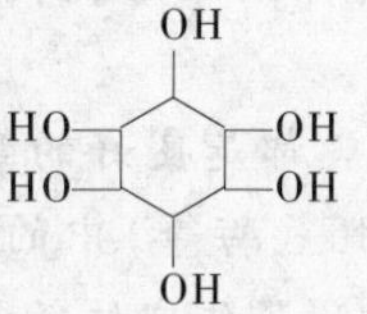) 肌醇又称为环己六醇,为白色结晶性粉末,有甜味,易溶于水。它能促进肝和其他组织中的脂肪代谢,也能降低血脂,可作为肝炎的辅助治疗药物,常用以治疗脂肪肝。

6. 硫醇(R—SH) 硫醇是指烃分子中的氢原子被巯基(—SH)取代后所形成的化合物,也可以看做是硫取代了醇分子中的羟基氧所得的产物。硫醇的官能团是巯基(或称硫氢基)。硫醇的命名与醇的相似,只需在"醇"字前加一个"硫"字即可。例如:

CH_3SH	CH_3CH_2SH	$CH_3CH(SH)CH_3$
甲硫醇	乙硫醇	异丙硫醇

低级硫醇易挥发并具有极难闻的臭味,即便是量很少,气味也很明显,因此常在燃气中加入少量的低级硫醇以起报警作用。

硫醇的沸点低于同碳原子数的醇的沸点,如乙硫醇的沸点只有 36.2 ℃,而乙醇的沸点为 78.5 ℃,硫醇的水溶性也低于相应的醇。这是因为硫的电负性比氧的电负性小,硫醇分子间以及与水分子间难以形成氢键。

(1) 弱酸性:硫醇的酸性比醇的酸性强,能与氢氧化钠或氢氧化钾反应生成硫醇盐。

$$RSH + NaOH \rightleftharpoons RSNa + H_2O$$

硫醇还可以与汞、铅、银等重金属离子形成不溶于水的硫醇盐。

$$2RSH + HgO \longrightarrow \underset{\text{白色}}{(RS)_2Hg\downarrow} + H_2O$$

因此,临床上常用二巯基丙醇、二巯基丁二酸钠、二巯基磺酸钠等含巯基的药物,来作为重金属中毒的解毒剂。

(2) 氧化反应:硫醇很容易被氧化生成二硫化物,二硫化物中的—S—S—称为二硫键。

$$2R—SH \underset{[H]}{\overset{[O]}{\rightleftharpoons}} \underset{\text{二硫化物}}{R—S—S—R}$$

在机体内含有巯基的肽，可以通过此反应形成含二硫键的蛋白质，二硫键对保持蛋白质分子的空间结构起着重要作用。形成的二硫化物也很容易被还原为硫醇。机体内巯基和二硫键经常相互转化，此反应在生理上具有重要意义。

知识链接

硫醇与重金属离子解毒

在109种化学元素中，83种是金属，相对密度在5以上的金属统称为重金属，约有45种。尽管锰、铜、锌等重金属是生命活动所必需的微量元素，但是大部分重金属如汞、铅、镉等并非生命活动所必需，而且所有重金属超过一定浓度都会导致中毒，因此，防范和排除重金属中毒是一个很现实也是一项重要的医学课题。

重金属离子能使人、畜中毒，其主要原因是重金属离子一般都是良好的配合物中心，它们能与生物体内的许多酶（如辅酶A、琥珀酸脱氢酶、乳酸脱氢酶等）中的巯基结合形成配合物，使活性酶转化为中毒酶，导致酶丧失其催化活性，妨碍了体内的正常代谢，而出现中毒症状。如汞中毒：

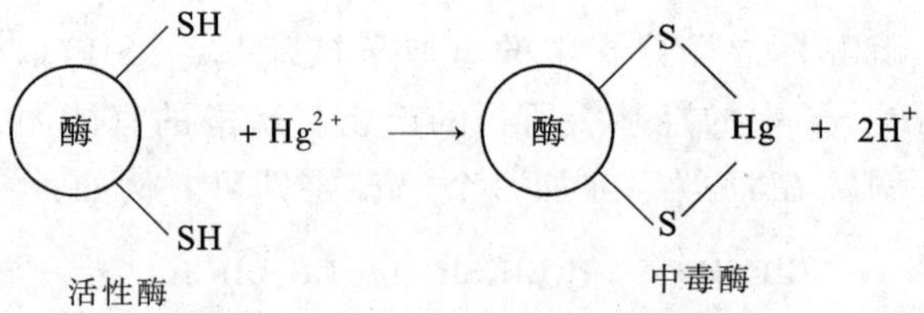

排除重金属中毒的原理是：加入一种配位能力更强的配位剂，与有毒重金属离子结合成更稳定的无毒配合物，使酶重新游离恢复其催化活性，而无毒配合物则被排出体外。这些配位剂被称为重金属离子解毒剂，由于某些硫醇能与重金属离子形成稳定且无毒的配合物，故硫醇类化合物是临床上常用的重金属离子解毒剂，例如，二巯基丁二酸钠、二巯基丙醇、二巯基丙磺酸钠等。这些化合物都具有两个活性巯基，与重金属离子的结合力较强，因此，一方面可以防止重金属与酶的结合，另一方面还能夺取已与酶结合的重金属，使中毒酶转化为活性酶而恢复活性，从而发挥其解毒作用。但对于中毒时间较长的酶，难以转化为活性酶，所以，重金属离子中毒后应尽早救治。例如：

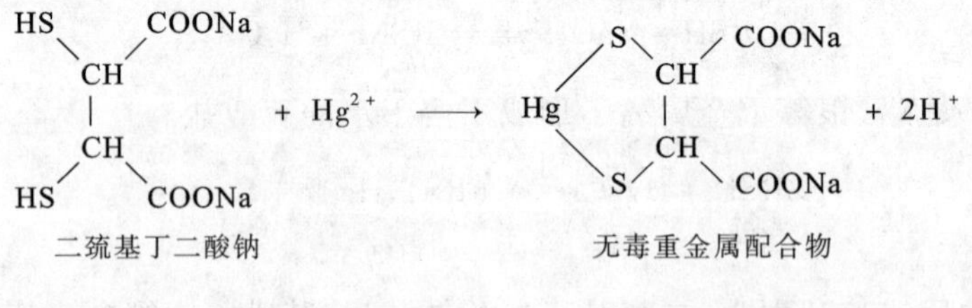

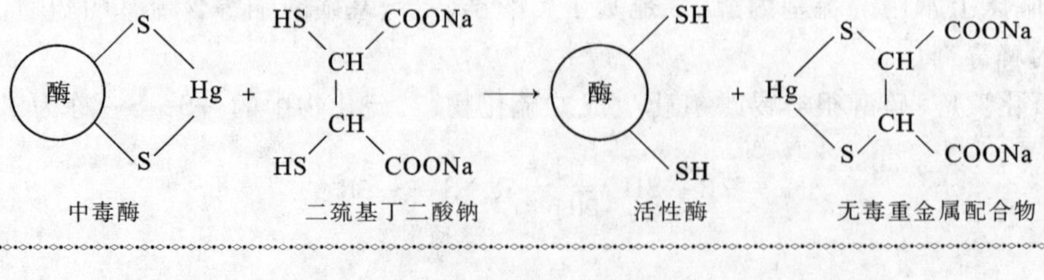

第二节　酚

一、酚的结构、分类和命名

（一）酚的结构

酚(phenol)是羟基直接与芳环碳原子相连的化合物,通式可表示为 Ar—OH。苯酚是最简单的酚,俗称石炭酸。酚的官能团是酚羟基(—OH)。酚羟基中的氧原子采取 sp^2 杂化,氧原子上的 2 对未共用电子对,一对处于 sp^2 杂化轨道中,另一对处于未参加杂化的 p 轨道中,该轨道与苯环的大 π 键进行平行重叠,形成 p－π 共轭体系,如图 9－1 所示。

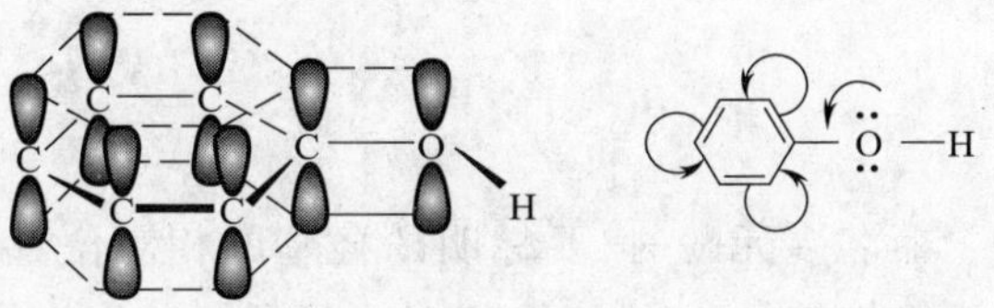

图 9－1　苯酚分子的 p－π 共轭

由于 p－π 共轭体系的形成,导致氧原子上的电子云向苯环偏移,氧原子上的电子云密度降低,O—H 键极性增大,酚羟基中氢的解离倾向增大,使酚的酸性强于醇;另外,使苯环上电子云密度相对升高,有利于苯环上的亲电取代反应。

（二）酚的分类

根据分子中酚羟基的数目酚可分为一元酚、多元酚。根据烃基不同,酚可分为苯酚和萘酚等,在萘酚中按羟基的位置,又可分为 α－萘酚和 β－萘酚。例如:

一元酚:

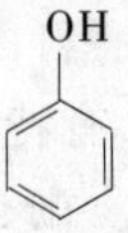

苯酚

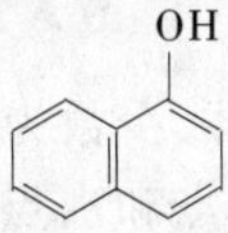

α－萘酚

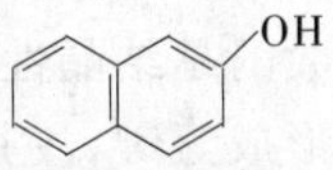

β－萘酚

多元酚:

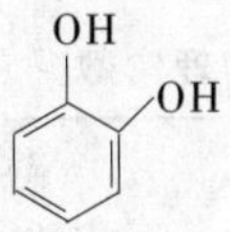

邻苯二酚

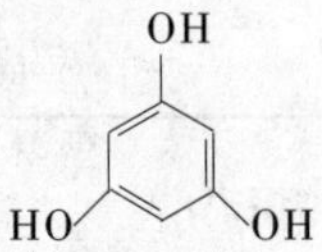

均苯三酚

（三）酚的命名

酚的命名是在“酚”字前加上芳环的名称,称为“某酚”,且以此为母体,其他原子或原子团为取代基,遵循系统命名法的一般原则,从酚羟基所在的碳开始对苯环编号,将取代基的位次、数目及名称写在母体名称之前,亦可用邻、间、对(*o*－、*m*－、*p*－)来表示取代基与酚羟基的位置关系。萘酚命名时,编号应从萘的 α 位开始。例如:

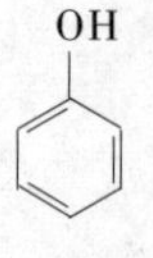

苯酚

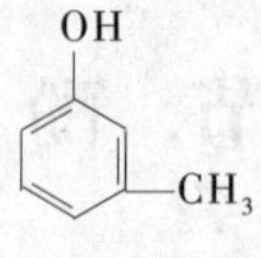

3－甲基苯酚
（间甲苯酚）

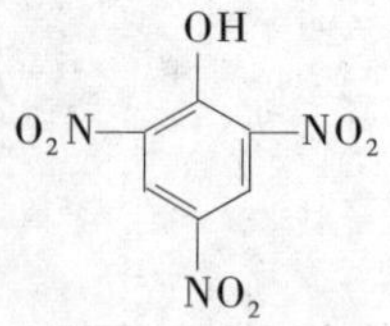

2,4,6－三硝基苯酚

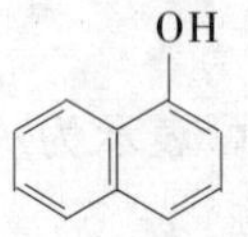

1－萘酚
（α－萘酚）

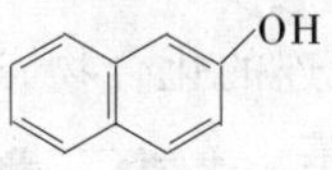

2－萘酚
（β－萘酚）

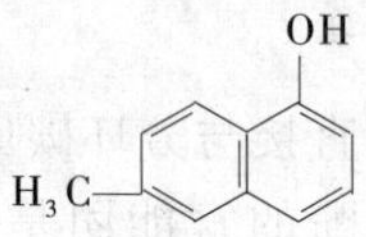

6－甲基－1－萘酚

命名多元酚时，要标明酚羟基的相对位置，并按酚羟基的数目命名为某二酚、某三酚等。对于结构较复杂的酚，命名时可将酚羟基作为取代基。例如：

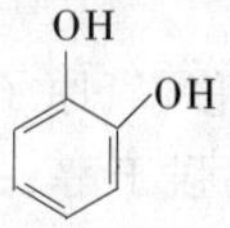

1,2－苯二酚
（邻苯二酚）

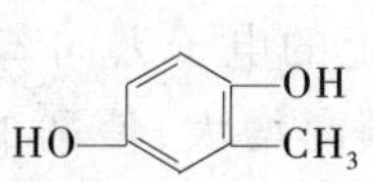

2－甲基－1,4－苯二酚
（2－甲基对苯二酚）

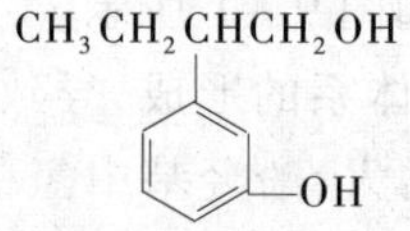

2－(3－羟基苯基)－1－丁醇

二、酚的性质

（一）酚的物理性质

在室温时，绝大多数酚是结晶性固体，少数为液体，有特殊气味，有毒，对皮肤有腐蚀作用。与醇类似，酚分子间能形成氢键，故其熔点和沸点较高。酚也能与水形成氢键，故在水中有一定的溶解度，微溶于冷水，易溶于热水，且随着酚羟基的增多，其水溶性增强。常见酚的物理常数见表 9－2。

表 9－2　常见酚的物理常数

名称	熔点/℃	沸点/℃	溶解度/(g/100 mL H_2O)	pK_a(25 ℃)
苯酚	41	182	9.3	9.96
邻甲苯酚	31	191	2.5	10.29
间甲苯酚	12	201	2.6	10.09
对甲苯酚	35	202	2.3	10.26
2,4－二硝基苯酚	113	分解	0.6	4.03
2,4,6－三硝基苯酚(苦味酸)	122	分解(300 ℃爆炸)	1.4	0.25
α－萘酚	94	279	难溶	9.31
β－萘酚	123	286	0.1	9.55

(二) 酚的化学性质

酚和醇都含有羟基,因而它们的化学性质有相似之处,但由于羟基所连接的烃基不同,所以性质又有所差别。酚的主要化学性质如下:

1. 酚的酸性　酚的酸性比醇的酸性强得多,它不仅能与钾、钠等活泼金属反应,还能与氢氧化钠、氢氧化钾等强碱反应,生成盐和水,而醇无此反应。如:

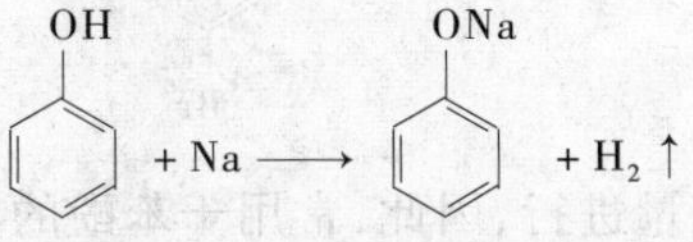

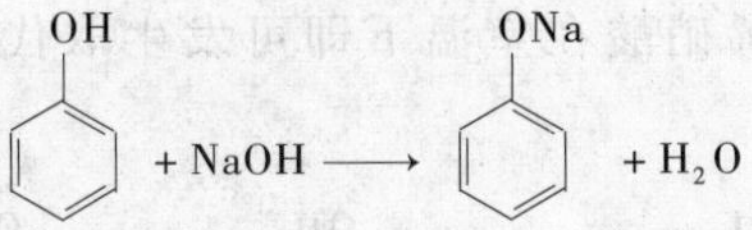

酚的酸性虽然强于醇的酸性,但仍属于弱酸,它不能使石蕊试纸变色。多数酚的酸性比碳酸的酸性($pK_a=6.35$)弱,故酚不能将碳酸从其盐中置换出来,酚能溶于碱性较强的碳酸钠溶液,但不能溶于碳酸氢钠溶液。若向苯酚钠的水溶液中通入二氧化碳,可使苯酚游离出来。

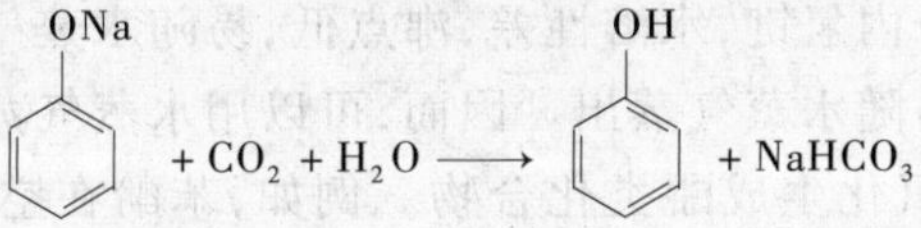

取代酚酸性的强弱与苯环上取代基的种类、数目有关。若取代基为吸电子基,可降低苯环上的电子云密度,使酚的酸性增强;若取代基为给电子基,可使苯环上电子云的密度增大,则酚的酸性减弱。例如,硝基苯酚的酸性比苯酚的酸性强,甲基酚的酸性比苯酚的酸性弱。且随取代基数目的增多,影响增大。例如,2,4-二硝基苯酚的 pK_a 是 4.03,而 2,4,6-三硝基苯酚的 pK_a 是 0.25,酸性已接近无机强酸。

2. 与三氯化铁的显色反应　大多数酚都能与三氯化铁溶液发生显色反应,不同的酚可呈现不同的颜色。苯酚、间苯二酚和 1,3,5-苯三酚遇三氯化铁显紫色,邻苯二酚和对苯二酚显绿色,1,2,3-苯三酚显红色等,此反应常用于酚的鉴别。酚与三氯化铁的显色反应比较复杂,一般认为是生成配合物而显色。

羟基直接连在双键碳上的醇称为烯醇,烯醇式结构很不稳定,容易重排为较稳定的羰基化合物。

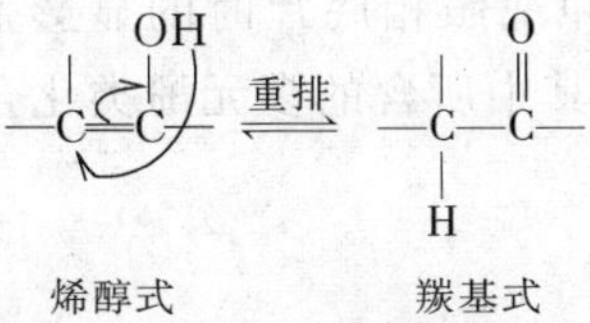

烯醇式　　　　羰基式

具有烯醇式结构以及通过分子内的互变异构化能产生烯醇式结构的化合物也能发生该显色反应。

3. 苯环上的取代反应　受酚羟基的影响，苯环上的亲电取代反应活性较高，尤其是酚羟基邻、对位上氢原子活性更高，易被卤素、硝基等基团取代。

（1）卤代反应：酚极易发生卤代反应，如苯酚与溴水在室温下立即反应，生成2,4,6－三溴苯酚白色沉淀。

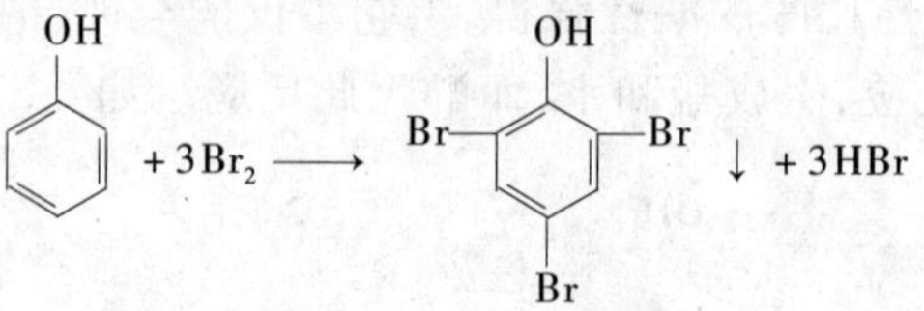

此反应灵敏度很高，且可定量进行，因此，常用于苯酚的鉴别和定量分析。

（2）硝化反应：苯酚与稀硝酸在室温下即可发生取代反应，生成邻硝基苯酚和对硝基苯酚。

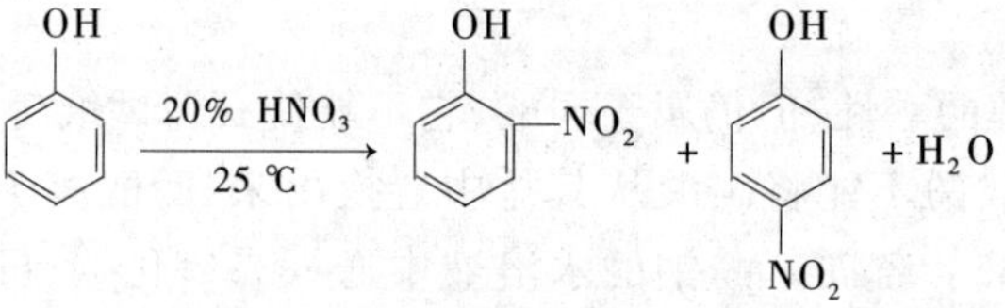

邻硝基苯酚可形成分子内氢键，水溶性差，沸点低，易随水蒸气蒸出，而对硝基苯酚因形成分子间氢键，沸点较高，不易随水蒸气蒸出。因而，可以用水蒸气蒸馏的方法将其分离。

4. 氧化反应　酚易被氧化生成醌类化合物。例如，苯酚在空气中就能被氧化，颜色由无色逐渐变为粉红色、红色或暗红色。若用重铬酸钾和硫酸作氧化剂，苯酚被氧化成对苯醌。例如：

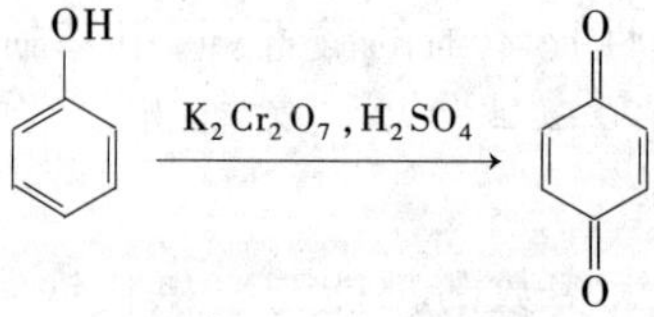

多元酚更容易被氧化，其产物为相应的醌类化合物。例如：

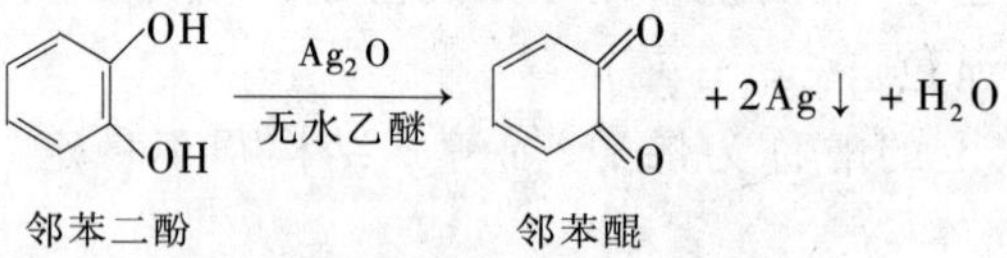

利用这一性质，多元酚常用作冲洗照相底片时的显影剂。日常生活中，绿茶久置颜色变暗、茶水放置出现棕红色，主要是因其中所含的多元酚类化合物被氧化而致。

三、重要的酚

1. 苯酚　苯酚最初由分离煤干馏后的煤焦油所得，且具有弱酸性，故俗称石炭酸。纯净的苯酚为无色晶体，有特殊气味，常温时微溶于水，68 ℃以上可完全溶于水，易溶于乙醇、乙醚、苯等有机溶剂。

苯酚能使菌体蛋白质变性而具有杀菌作用，在医药上常被用作消毒剂和外用消炎药。例如，3% ~5% 的苯酚溶液可用作外科器械及物品的消毒，但苯酚的浓溶液对皮肤有强烈的腐蚀作用，使用时应多加小心。

2. 甲苯酚　甲苯酚因来源于煤焦油，又称为煤酚，有三种异构体。

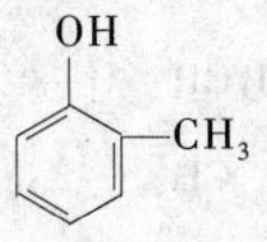
邻甲苯酚
（沸点 192 ℃）

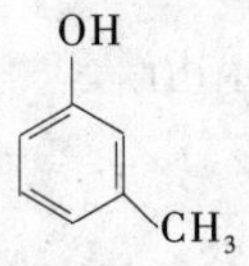
间甲苯酚
（沸点 202 ℃）

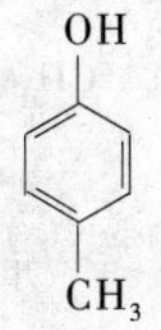
对甲苯酚
（沸点 202 ℃）

由于这三种异构体的沸点相近，一般不易分离，故常用其混合物。甲苯酚难溶于水，而能溶于肥皂溶液，所以常将其配成 50% 的肥皂溶液，该溶液称为煤酚皂溶液，俗称“来苏儿”（lysol），是常用的消毒剂。使用时加水稀释，常用于皮肤、外科器械、患者排泄物的消毒。但因其对人体、水环境有害，目前已逐步被其他消毒剂所代替。

3. 苯二酚　苯二酚均为无色晶体，有三种异构体。

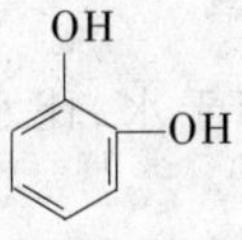
邻苯二酚

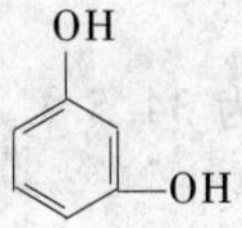
间苯二酚

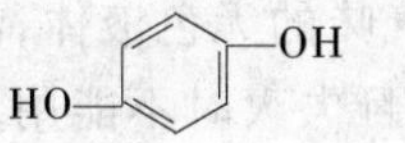
对苯二酚

邻苯二酚俗称儿茶酚，间苯二酚俗称雷锁辛，对苯二酚又称氢醌。间苯二酚具有抵抗细菌和真菌作用，刺激性较小，其 2% ~10% 的油膏及洗剂可治疗皮肤病，如湿疹、癣症等。对苯二酚和邻苯二酚易被氧化，可用作还原剂，也可用作抗氧剂，保护其他物质不被氧化。在生物体中，它们多以衍生物形式存在。

第三节　醚

一、醚分类和命名

醚（ether）可看作是两个烃基通过氧原子连接而成的一类化合物，分子中的烃基可以是脂肪烃基，也可以是芳香烃基。通式为（Ar）R—O—R′（Ar′），官能团为醚键（ $\rangle C—O—C\langle$ ）。

根据烃基是否相同，醚可分为单醚和混醚，两个烃基相同的醚称为单醚，两个烃基不同的醚称为混醚。此外，碳链两端与氧原子连接起来所形成的具有环状结构的化合物，称为环醚。

命名单醚时，将烃基的数目、名称写在“醚”字之前，称为“二某醚”，烃基为烷基时，“二”字通常可以省略；但烃基为芳香烃基时，“二”字不能省略。命名混醚时，若都为脂肪烃基时，将烃基的名称按先小后大的顺序写于“醚”字之前，若有芳香烃基，芳香烃基要写在脂肪烃基之前。命名时“基”字省略。例如：

单醚：　$CH_3CH_2—O—CH_2CH_3$　　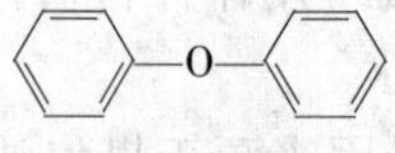

乙醚　　二苯醚

混醚：　$CH_3—O—CH_2CH_3$　　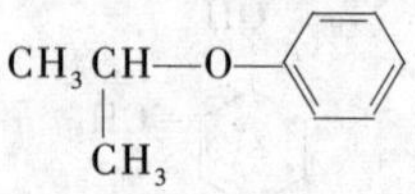

甲乙醚　　苯异丙醚

环醚的命名，是在相应的烷烃名称前加“环氧”二字及成环碳原子的编号，命名为“环氧某烷”，也可按杂环化合物的名称命名。例如：

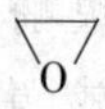

环氧乙烷

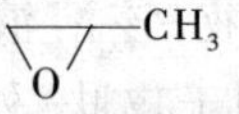

1,2－环氧丙烷

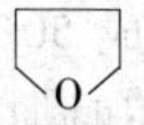

1,4－环氧丁烷（四氢呋喃）

二、乙醚

乙醚是具有特殊气味的无色液体，沸点为34.5 ℃，微溶于水，比水轻，极易挥发、燃烧，因此使用时要远离火源，且失火时不能用水浇灭。

乙醚的化学性质稳定，且能溶解许多有机物质，因而是常用的有机溶剂。乙醚有麻醉作用，是最早用于外科手术的吸入性全身麻醉剂，但由于其起效慢，还可引起恶心、呕吐等不良反应，现已被更好的麻醉剂（氟烷、甲基氟烷）所代替。

1. 乙醚的氧化　醚对氧化剂很稳定，但如果与空气长期接触可被氧化生成过氧化物。例如，乙醚在空气中久置，可生成过氧化乙醚。

$$CH_3—CH_2—O—CH_2—CH_3 + O_2 \longrightarrow CH_3—CH_2—O—\underset{\underset{O—O—H}{|}}{CH}—CH_3$$

过氧化乙醚

过氧化乙醚不挥发，其沸点比乙醚的沸点高，因其分子中含有过氧键（—O—O—），故不稳定，受热易分解而爆炸，因而，蒸馏乙醚时一定不要蒸干，以防发生意外；过氧化乙醚有毒，吸入少量时对呼吸道有刺激作用，吸入多量时能引起肺炎和肺水肿，严重时可致死。贮存乙醚时应注意密封、避光保存，一般置于棕色瓶内。

2. 𬭩盐的生成　因为醚键的氧原子上有未共用电子对，能接受质子，所以在常温下醚能溶于浓硫酸、浓盐酸等强酸，生成𬭩盐。

$$CH_3CH_2—O—CH_2CH_3 + HCl \longrightarrow \left[CH_3CH_2—\underset{\underset{H}{|}}{\overset{+}{O}}—CH_2CH_3 \right]Cl^-$$

𬭩盐不稳定，若用水稀释，立即分解成原来的醚。利用这一性质，可将醚与不溶于浓硫酸或浓盐酸的烷烃、卤代烃区别开来。

目标检测

一、选择题

（一）单项选择题

1. 下列化合物中，属于芳香醇的是（　　）

A. 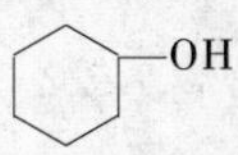　B. 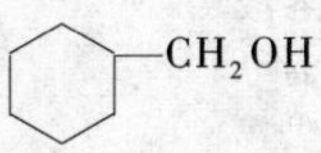　C. 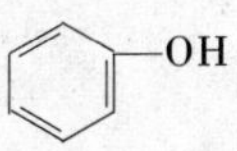　D. 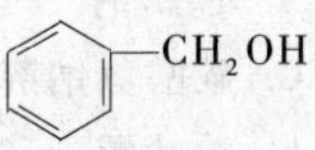

2. 下列醇分子内脱水必须遵循扎依采夫规则的是（　　）

A. 1－丁醇　B. 2－丁醇　C. 2－甲基－1－丙醇　D. 叔丁醇

3. 下列有机化合物属于叔醇的是（　　）

A. $CH_3CH_2CH_2OH$　B. 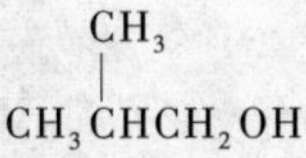　C. 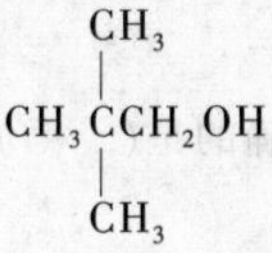　D. 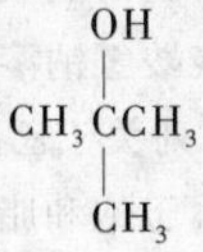

4. 下列叙述正确的是（　　）

A. 含有羟基的化合物都称为醇　B. 分子中既含苯环又含羟基的化合物称为酚

C. 苯酚遇新配制的 $Cu(OH)_2$ 显紫色　D. 苯酚比苯容易发生取代反应

5. 下列试剂中，能将伯醇、仲醇、叔醇一次鉴别开的是（　　）

A. 高锰酸钾溶液　B. 金属钠　C. 卢卡斯试剂　D. 硝酸银氨溶液

6. 下列物质能与三氯化铁溶液反应显紫色的是（　　）

A. 苯酚　B. 乙醚　C. 甲苯　D. 乙醇

7. 下列物质的酸性顺序排列正确的是（　　）

A. $C_6H_5OH > H_2CO_3 > CH_3CH_2OH$　B. $CH_3CH_2OH > C_6H_5OH > H_2CO_3$

C. $CH_3CH_2OH > H_2CO_3 > C_6H_5OH$　D. $H_2CO_3 > C_6H_5OH > CH_3CH_2OH$

8. 禁止用工业乙醇配制饮用酒，是因为工业乙醇中含有（　　）

A. CH_3CH_2OH　B. $C_6H_5CH_2OH$　C. CH_3OH　D. $CH_3CH_2OCH_2CH_3$

9. 下列物质中，能与溴水反应生成白色沉淀的是（　　）

A. 苯酚　B. 乙炔　C. 乙烯　D. 苯甲醇

10. 消毒灭菌剂“来苏儿”的主要组成为（　　）

A. 邻甲酚的肥皂溶液　B. 间甲酚的肥皂溶液

C. 对甲酚的肥皂溶液　D. 以上三种甲酚的肥皂溶液

（二）多项选择题

1. 下列化合物属于醇的是（　　）

A. 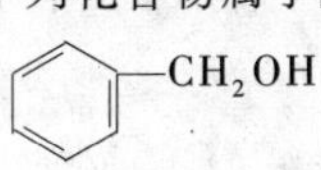　B. 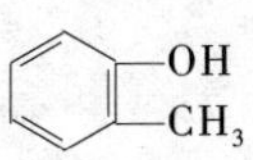

C. $CH_2{=}CHCH_2OH$　D. $CH_3CH_2OCH_2CH_3$

E. 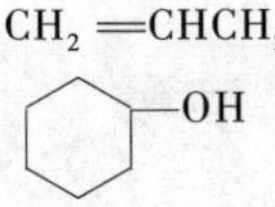

2. 下列化合物能与金属钠反应放出 H_2 的是（　　）

A. CH_3CH_2OH

B. 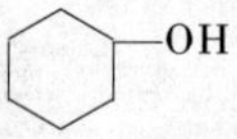

C. CH_3OCH_3

D. 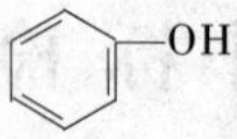

E. 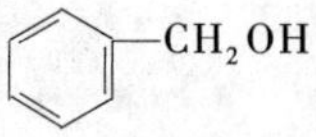

3. 下列试剂能与苯酚反应的是(　　)

A. 金属钠

B. 氢氧化钠溶液

C. 碳酸氢钠溶液

D. 碳酸钠溶液

E. 浓盐酸

4. 下列试剂中，能将乙醇与苯酚鉴别开的是(　　)

A. 金属钠

B. 三氯化铁溶液

C. 新制的氢氧化铜

D. 溴水

E. 碳酸氢钠溶液

5. 下列关于乙醇的叙述正确的是(　　)

A. 属于饱和脂肪醇

B. 遇新制的氢氧化铜呈深蓝色

C. 属于一元醇

D. 能与氢氧化钠反应

E. 临床上常用95%的乙醇溶液作外用消毒剂

二、命名或写出结构式

1. 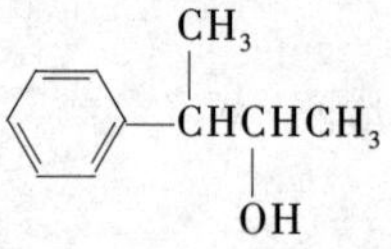

2. 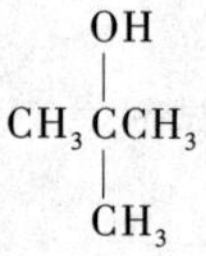

3. 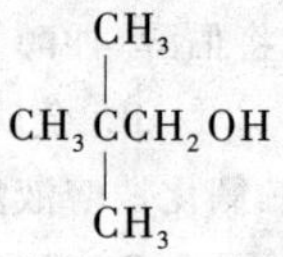

4. 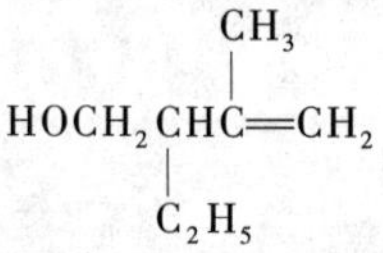

5. 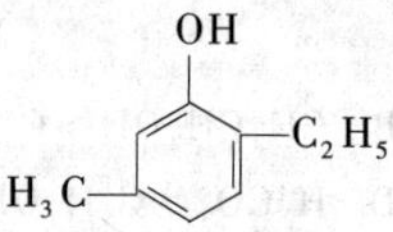

6. 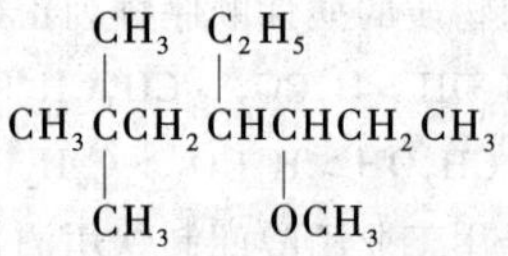

7. 4-甲基-1,3-环己二醇

8. 对甲基苯酚

9. 1,7-二甲基-2-萘酚

10. 乙基叔丁基醚

11. 苯乙醚

12. 3-乙基-2-戊醇

三、完成下列反应式

1. 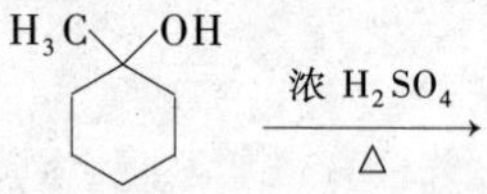

2. 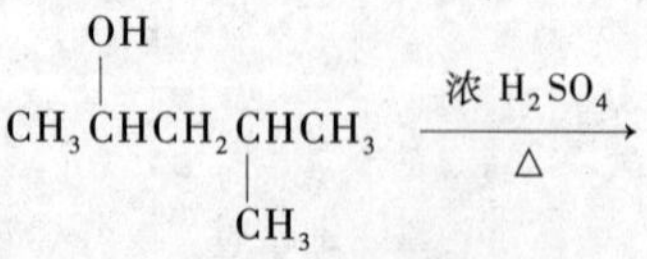

3. 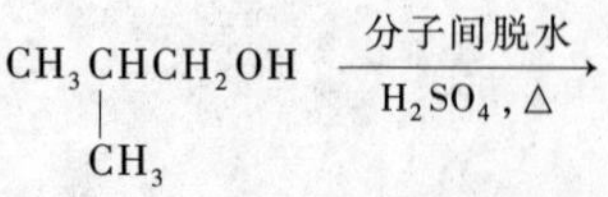

4.

5. 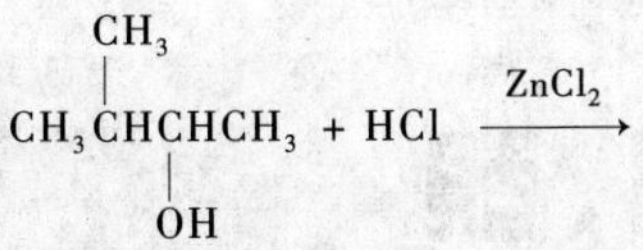

6. 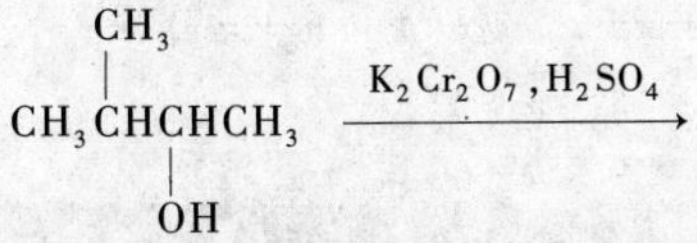

四、用化学方法鉴别下列各组化合物

1. 苯酚、苯甲醚、苯甲醇
2. 1,3－丙二醇和1,2－丙二醇
3. 正丁醇、乙醚、正戊烷

（刘　兰）

第十章　醛、酮、醌

学习要点

1. 醛、酮的结构、分类及命名方法。
2. 醛、酮的理化性质及结构对其理化性质的影响。
3. 醛、酮的常用鉴别方法。
4. 重要的醛、酮及其在医学上的应用。

醛、酮、醌也是烃的含氧衍生物，其分子中都含有羰基（ $>C{=}O$ ），因此醛、酮、醌又统称为羰基化合物。它们是生物体内糖、脂肪及蛋白质代谢过程中具有重要作用的中间体，同时也常用作溶剂、香料、药物及合成其他有机化合物的原料。因此，羰基化合物是一类非常重要的化合物，在医药和生物学中均占据重要地位。

第一节　醛和酮的结构、分类及命名

一、醛和酮的结构

在羰基化合物中，羰基与氢原子相连所形成的基团称为醛基（ $-\overset{\overset{\large O}{\|}}{C}-H$ 或简写为—CHO）。**醛**（aldehyde）是指醛基与烃基或氢原子相连的化合物。醛的官能团是醛基。

酮（ketone）是指羰基两端都与烃基相连的化合物，酮的官能团是酮基（ $-\overset{\overset{\large O}{\|}}{C}-$ 或简写为—CO—）。醛、酮的通式如下：

醛：　$(Ar)R-\overset{\overset{\large O}{\|}}{C}-H$（虚线框内为醛基）　　酮：　$(Ar)R-\overset{\overset{\large O}{\|}}{C}-R'(Ar')$（虚线框内为酮基）

醛基　　　　酮基

醛和酮分子中的羰基碳原子和氧原子均采取 sp^2 杂化。碳原子的 3 个 sp^2 杂化轨道分别与氧原子及其他 2 个原子形成 3 个 σ 键，羰基的碳原子和氧原子上各有 1 个未参加杂化的 p 轨道，且每个 p 轨道上都有 1 个电子，这两个 p 轨道彼此平行重叠形成 π 键。因此，羰基的碳氧双键是由 1 个 σ 键、1 个 π 键组成的，如图 10－1。

羰基是一个极性基团，氧原子带部分负电荷，碳原子带部分正电荷，这种结构特征使羰基有较高的反应活性。

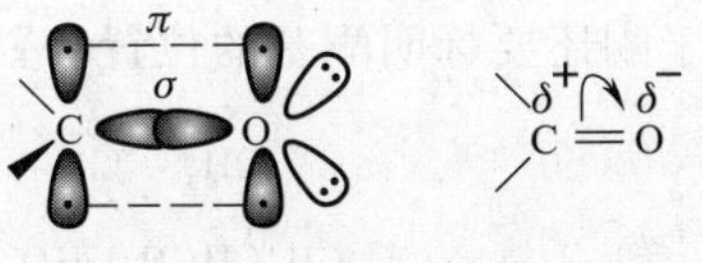

图 10－1 羰基的结构

二、醛和酮的分类

按照醛、酮的结构,可进行如下分类:

1. 根据羰基所连的烃基种类不同 可分为脂肪醛、酮,芳香醛、酮以及脂环醛、酮。醛或酮的烃基是饱和烃基的称为饱和醛、酮,烃基中含有不饱和键(双键或三键)的醛、酮称为不饱和醛、酮。例如:

脂肪醛: CH_3CHO　　脂肪酮: $CH_3\overset{O}{\overset{\|}{C}}CH_3$

芳香醛: 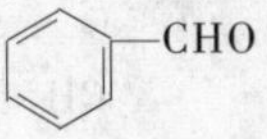　　芳香酮: 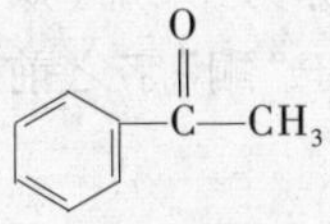

脂环醛: 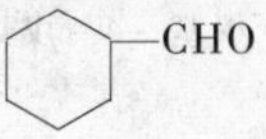　　脂环酮: 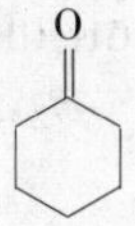

2. 根据烃基是否饱和 可分为饱和醛、酮和不饱和醛、酮。例如:

饱和醛: CH_3CHO　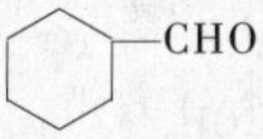　　饱和酮: $CH_3\overset{O}{\overset{\|}{C}}CH_3$　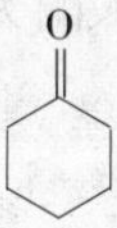

不饱和醛: $CH_2{=}CHCHO$　　不饱和酮: $CH_3\overset{O}{\overset{\|}{C}}CH{=}CH_2$

3. 根据官能团的数目 可分为一元醛、酮和多元醛、酮。例如:

一元醛: CH_3CHO　　一元酮: $CH_3\overset{O}{\overset{\|}{C}}CH_3$

多元醛: $H{-}\overset{O}{\overset{\|}{C}}{-}CH_2CH_2{-}\overset{O}{\overset{\|}{C}}{-}H$　　多元酮: $CH_3\overset{O}{\overset{\|}{C}}CH_2\overset{O}{\overset{\|}{C}}CH_3$

三、醛和酮的命名

醛、酮通常采用系统命名法命名。

(一)脂肪族醛、酮的命名

(1) 选择含有羰基的最长碳链为主链,根据主链碳原子数目称为“某醛”或“某酮”。

(2) 从靠近羰基一端开始对主链编号。醛的编号从醛基碳原子开始;酮的编号从靠近酮基的一端开始,若酮基在中间则从靠近支链的一端开始。另外,还可以用希腊字母 α、β、γ 等对主链编号,与羰基直接相连的碳原子为 α 位,其他依次为 β、γ 等。

(3) 将取代基的位次、数目、名称写在母体名称之前，取代基应按由小到大的顺序书写。对于酮还要标明酮基的位置(醛基的位置不必标出)。例如：

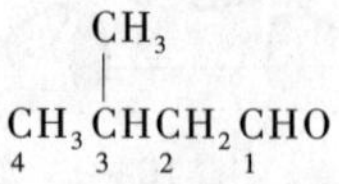

3－甲基丁醛
(β－甲基丁醛)

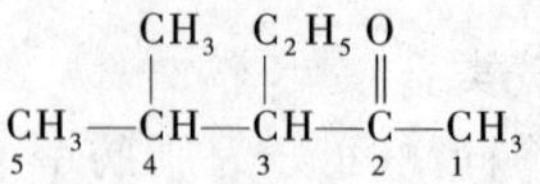

4－甲基－3－乙基－2－戊酮
(β－甲基－α－乙基－2－戊酮)

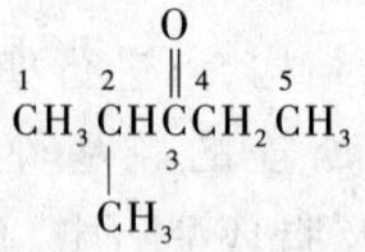

2－甲基－3－戊酮
(α－甲基－3－戊酮)

命名不饱和脂肪醛、酮时，应选择既含羰基又含不饱和键在内的最长碳链为主链，从靠近羰基的一端编号，称为"某烯(炔)醛"或"某烯(炔)酮"，并将不饱和键的位置标于"烯(炔)"字、酮基的位置标于"酮"字之前。例如：

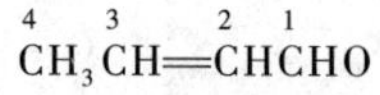

2－丁烯醛

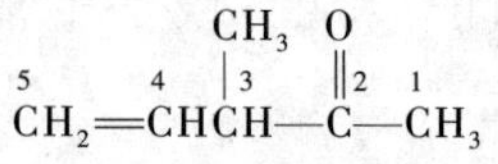

3－甲基－4－戊烯－2－酮

(二) 芳香醛、酮的命名

以脂肪醛、酮为母体，将芳香烃基作为取代基，"基"字可以省略。

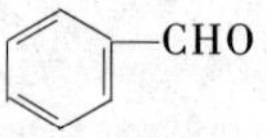

苯甲醛

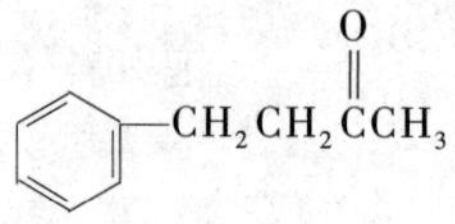

4－苯基丁酮

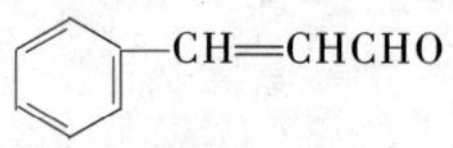

3－苯基丙烯醛

(三) 脂环醛、酮的命名

以脂肪醛为母体，将脂环烃基作为取代基。命名脂环酮时，应根据构成环的碳原子数称为"环某酮"，若环上有取代基，则从环中的羰基碳开始编号，以确定取代基的位置。例如：

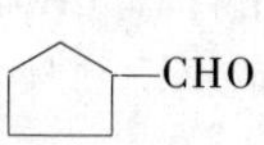

环戊基甲醛

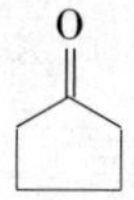

环戊酮

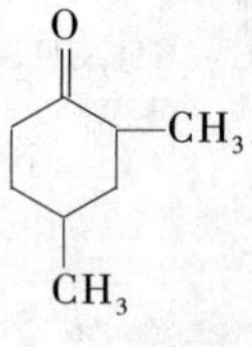

2,4－二甲基环己酮

此外，有些醛、酮还可以根据其最初的来源或氧化后所生成酸的俗名，沿用一些习惯名称。例如：

$HCHO$

蚁醛
(甲醛)

$CH_3(CH_2)_7CHO$

壬醛
(玫瑰油)

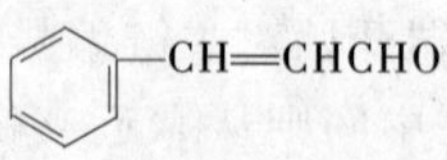

肉桂醛
(3－苯基丙烯醛)

课堂活动

指出下列醛或酮的种类,并命名。

(1) CH_3CH_2CHO　(2) $CH_2=CH\underset{\underset{CH_3}{|}}{C}HCHO$　(3) 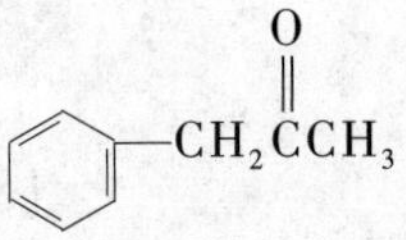

第二节　醛和酮的性质

在室温下,甲醛是气体;其他 12 个碳原子以下的脂肪醛、酮都是液体,高级脂肪醛、酮是固体;芳香醛、酮为液体或固体。

由于醛、酮是极性较强的化合物,醛、酮分子间作用力大于烷烃分子间作用力,因此醛、酮的沸点高于相应的烷烃的沸点。但因为醛或酮分子间不能形成氢键,故其沸点低于相应的醇的沸点。

低级的醛、酮能与水形成氢键,故易溶于水,随着碳原子数的增加,其溶解度迅速降低,6 个碳原子以上的醛、酮几乎不溶于水,但可溶于有机溶剂。

醛、酮的分子中都含有羰基,由于结构上的共同特点,使醛、酮具有相似的化学性质。但由于醛、酮分子中的羰基上所连基团不同,故其化学性质又存在着明显的差异,醛的性质要比酮活泼,另外,醛还表现出某些特殊性质。

醛、酮的化学性质主要有以下三方面,一是由羰基中的 π 键断裂而引起的亲核加成反应;二是受羰基的极性影响而发生的 α－H 的反应;三是醛的特殊反应。

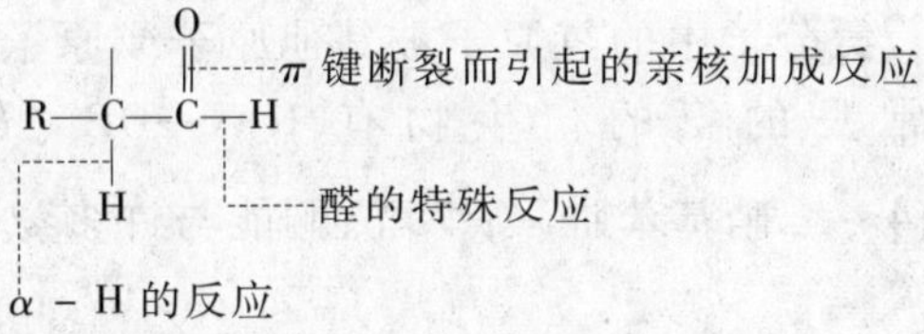

一、醛和酮的相似性质

(一) 加成反应

羰基中的 π 键不稳定,易发生断裂,因而醛、酮容易发生加成反应,但与烯烃的加成不同的是,羰基易受亲核试剂(Nu^-)的进攻而发生亲核加成反应。

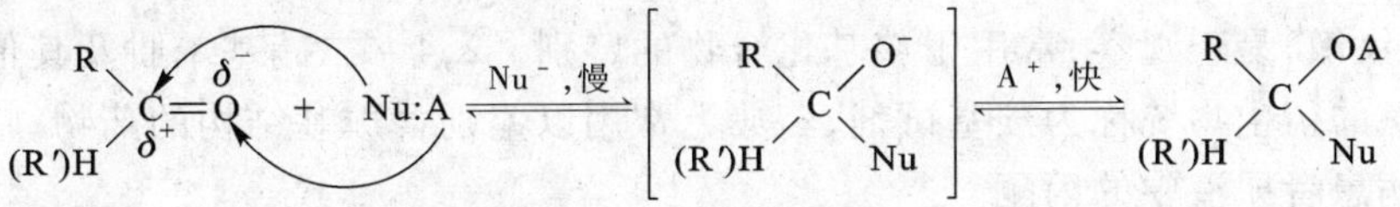

1. 与氢氰酸反应　醛、脂肪族甲基酮以及少于8个碳原子的脂环酮与氢氰酸加成生成α-羟基腈(又称为氰醇),而其他酮则难以发生此反应。反应时,氢氰酸分子中的氰基(—CN)加到羰基碳原子上,氢加到羰基氧原子上。

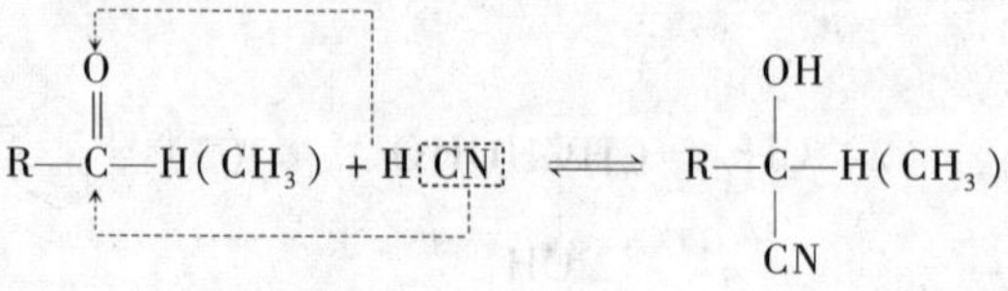

α-羟基腈

羟基腈很活泼,在酸性条件下易水解生成α-羟基酸。该反应是增长碳链的方法之一,在有机合成上有很重要的作用。

2. 与亚硫酸氢钠反应　醛、脂肪族甲基酮以及少于8个碳原子的脂环酮与饱和亚硫酸氢钠反应,生成α-羟基磺酸钠,并且因其不能溶于饱和亚硫酸氢钠溶液而有晶体析出。

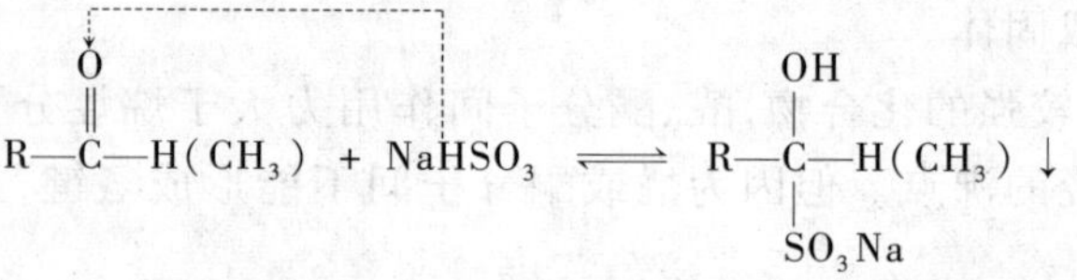

该反应是可逆的,反应时必须使用过量饱和的亚硫酸氢钠溶液,以促使平衡向右移动。α-羟基磺酸钠与稀酸或稀碱共热,就能分解生成原来的醛、酮,故此反应可用于相应醛、酮的鉴别、分离或提纯。

课堂活动

如何用化学方法将2-戊酮和3-戊酮鉴别开?

3. 与氨的衍生物反应　氨分子中的氢原子被其他原子或原子团取代的产物称为氨的衍生物,通式为 $H_2N—G$,常见的氨的衍生物有 $H_2N—OH$(羟胺)、$H_2N—NH_2$(肼)、

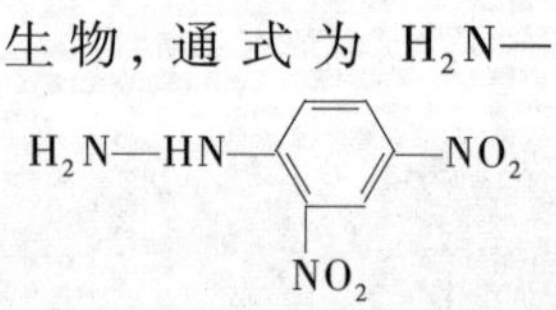

(2,4-二硝基苯肼)等。醛、酮能与许多氨的衍生物反应,经加成、脱水,形成含 $>C=N—$ 结构的化合物,反应通式为:

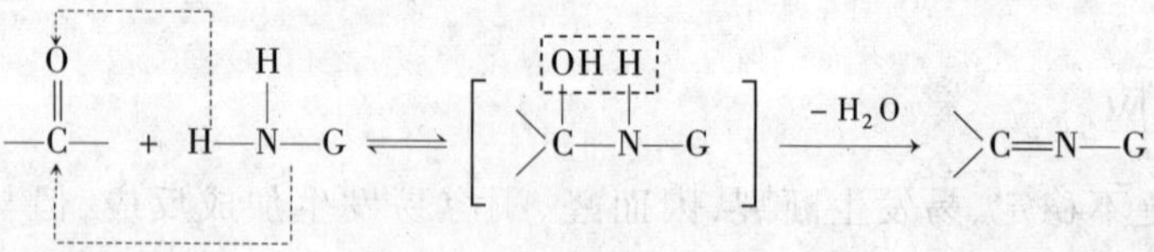

在氨的衍生物中,2,4-二硝基苯肼能与醛、酮反应生成黄色不溶性的2,4-二硝基苯腙晶体,该反应灵敏,易于观察,常用于羰基化合物的鉴别。2,4-二硝基苯肼及其他用于鉴定羰基化合物的氨的衍生物统称为羰基试剂,药典上常用以鉴别含羰基结构的药物,临床上也曾用来鉴别糖尿病患者尿液中的丙酮。

（二）卤代反应

受羰基吸电子诱导效应的影响，醛、酮分子中 α－C 上的氢原子比较活泼，容易被卤原子取代而发生卤代反应。

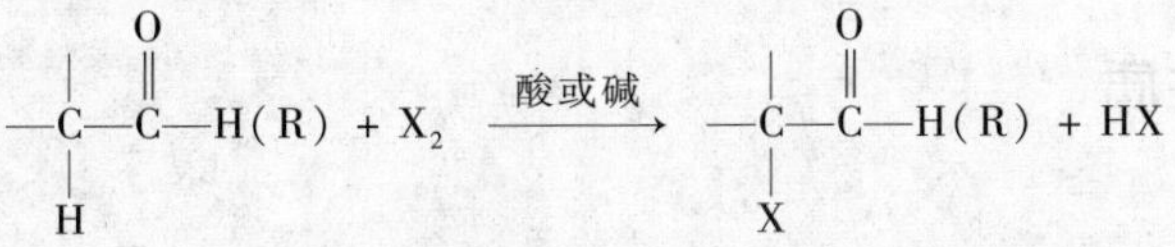

结构式为 $CH_3—\overset{O}{\overset{\|}{C}}—H(R)$ 的醛或酮（乙醛和甲基酮），与卤素的氢氧化钠溶液作用时，其甲基上的 3 个 α－H 均被卤素原子取代而生成三卤代醛或酮，该物质在碱溶液中不稳定，易发生碳碳键的断裂，生成羧酸盐和三卤甲烷 CHX_3（又称为卤仿），该反应称为卤仿反应（haloforma-reaction）。若所用卤素是碘，则得到三碘甲烷（即碘仿），该反应则称为碘仿反应。碘仿是不溶于水的黄色固体，容易辨别，且反应灵敏，故常用于乙醛或甲基酮的鉴别。

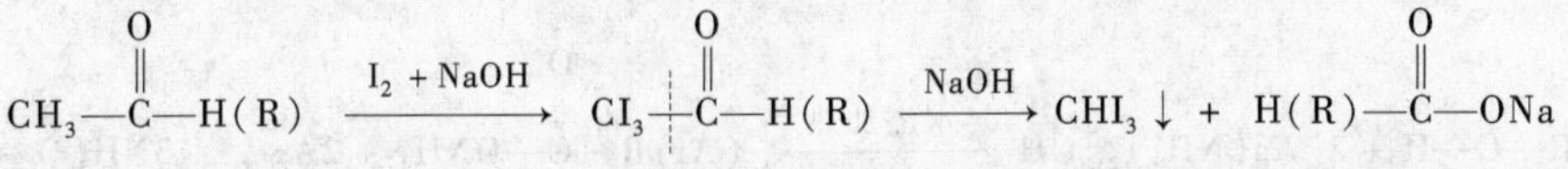

三碘代醛（酮）　碘仿　羧酸盐

另外，由于卤素溶于碱后生成的次卤酸钠具有氧化性，能将具有 $CH_3—\overset{OH}{\overset{|}{CH}}—H(R)$ 结构的醇（即乙醇和羟基连在距端点第二个碳原子上的仲醇）氧化成乙醛或甲基酮，故此类醇也能发生卤仿反应。因此碘仿反应不仅用于乙醛、甲基酮的鉴别，也可用于具有 $CH_3—\overset{OH}{\overset{|}{CH}}—H(R)$ 结构的醇的鉴别。

> **课堂活动**
>
> 用化学方法鉴别下列化合物：
>
> （1）乙醇和 1－丙醇　　（2）乙醛和丙醛

（三）还原反应

醛、酮在镍（Ni）、铂（Pt）、钯（Pd）等催化剂的作用下，可以发生加氢还原反应生成醇。醛被还原成伯醇，酮被还原成仲醇。

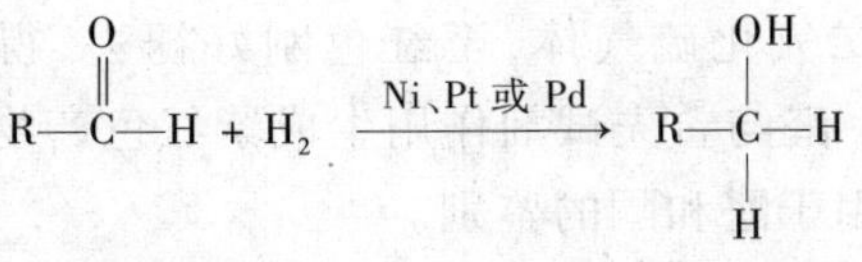

醛　伯醇

$$R-\overset{\overset{\large O}{\|}}{C}-R + H_2 \xrightarrow{Ni、Pt或Pd} R-\underset{\underset{\large H}{|}}{\overset{\overset{\large OH}{|}}{C}}-R$$

酮　　　　　　　　仲醇

二、醛的特殊性质

（一）氧化反应

醛比酮容易被氧化，它不仅能被强氧化剂氧化，也能被托伦试剂、斐林试剂等弱氧化剂氧化，而酮不能被上述弱氧化剂氧化。

1. 与托伦试剂的反应　向硝酸银溶液中逐滴加入氨水，至生成的褐色氧化银沉淀恰好完全溶解，得到的无色透明溶液称为托伦试剂（Tollens），其主要成分是$[Ag(NH_3)_2]^+$。将托伦试剂与醛混合于洁净的试管中，水浴加热，醛被氧化生成羧酸，$[Ag(NH_3)_2]^+$则被还原成银单质，沉积于试管壁上，形成银镜，故该反应又称为银镜反应。反应方程式如下：

$$(Ar)R-\overset{\overset{\large O}{\|}}{C}-H + 2[Ag(NH_3)_2]OH \xrightarrow{水浴加热} (Ar)R-\overset{\overset{\large O}{\|}}{C}-ONH_4 + 2Ag\downarrow + 3NH_3\uparrow + H_2O$$

所有醛均能发生银镜反应，而酮无此反应，故银镜反应常用于醛和酮的鉴别。

2. 与斐林试剂的反应　斐林试剂包括两部分，斐林试剂甲为淡蓝色的硫酸铜溶液，斐林试剂乙为无色的酒石酸钾钠的氢氧化钠溶液，使用时将两部分等体积混合，得到深蓝色溶液，该溶液即为斐林试剂（Fehling），其主要成分是酒石酸钾钠与Cu^{2+}所形成的配离子。反应时，醛被氧化成羧酸，Cu^{2+}被还原为砖红色的Cu_2O沉淀。反应方程式如下：

$$RCHO + 2Cu^{2+}(配离子) + 5OH^- \xrightarrow{水浴加热} RCOO^- + Cu_2O\downarrow + 3H_2O$$

甲醛的还原能力比其他的醛的还原能力更强，与斐林试剂反应时，能将Cu_2O进一步还原为铜单质，并沉积于洁净的试管壁上形成铜镜，故甲醛与斐林试剂的反应又称为铜镜反应，此反应可用于甲醛与其他醛的鉴别。反应方程式如下：

$$HCHO + Cu^{2+}(配离子) + 3OH^- \xrightarrow{水浴加热} HCOO^- + Cu\downarrow + 2H_2O$$

斐林试剂只能氧化脂肪醛，而不能氧化酮和芳香醛，因此，斐林试剂常用于脂肪醛与芳香醛、酮的鉴别。

（二）与希夫试剂的反应

向品红水溶液中通入二氧化硫气体，至红色刚好褪去，得到的无色溶液称为希夫试剂（Schiff）或品红亚硫酸试剂。醛与希夫试剂作用生成紫红色产物，且此反应灵敏、现象明显，而酮无此反应，故希夫试剂常用于醛和酮的鉴别。

另外，甲醛与希夫试剂生成的紫红色产物加入硫酸后颜色不消失，而其他醛生成的紫色产物加入硫酸后褪色，故希夫试剂也可用于甲醛与其他醛的鉴别。

课堂活动

哪些化学方法可将甲醛和乙醛鉴别开？

（三）生成缩醛的反应

在无水氯化氢作用下，一分子醛与一分子醇发生加成反应，生成的化合物称为**半缩醛**（hemiacetals）。半缩醛中的羟基称为半缩醛羟基。

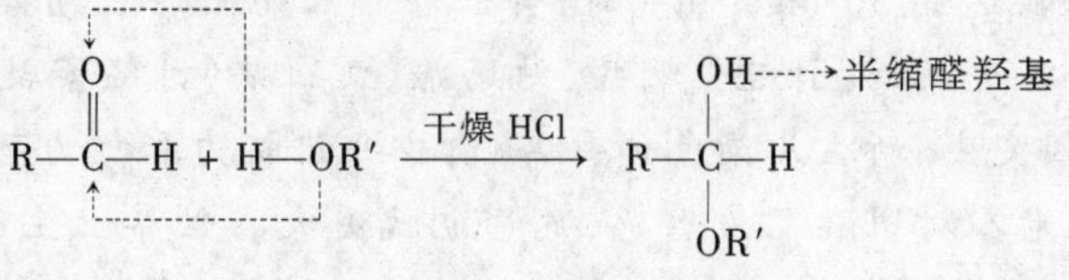

半缩醛

半缩醛不稳定，其分子中的半缩醛羟基继续与另一分子醇脱去一分子水而生成缩醛（acetals）。

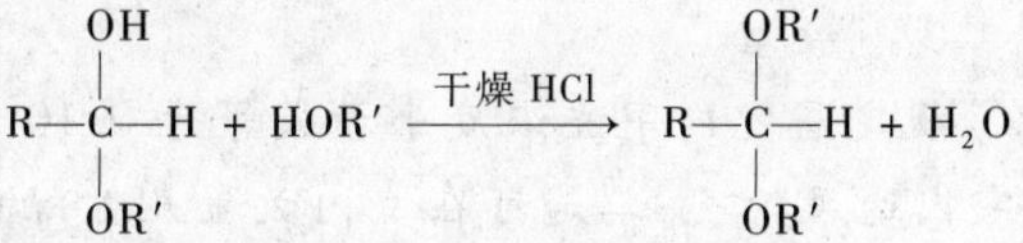

半缩醛　　　　缩醛

缩醛的结构类似于醚，性质也与醚相似，对碱、氧化剂和还原剂都很稳定，但对酸不稳定，遇稀酸可分解生成原来的醛和醇。利用这一性质，在有机合成中常用来保护较活泼的醛基。酮与醇也可以发生缩醛反应，但反应速率要慢得多。

虽然多数半缩醛不稳定，但是单糖（多羟基醛或多羟基酮）分子内的羰基与羟基形成的环状半缩醛（酮）是稳定的。

三、重要的醛、酮

1\. 甲醛（HCHO）　甲醛又称为蚁醛，是一种具有刺激性气味的无色气体，易溶于水。40%的甲醛水溶液称为福尔马林（Formalin），能使蛋白质凝固，具有杀菌作用，是常用的杀菌剂和防腐剂，用于外科器械、污染物的消毒以及解剖标本的保存。

甲醛在水溶液中以水合甲醛的形式存在，水合甲醛失水缩合生成多聚甲醛晶体，因而甲醛久置后会产生浑浊或沉淀。多聚甲醛经加热（160 ~ 200 ℃）后，即可解聚重新生成甲醛。

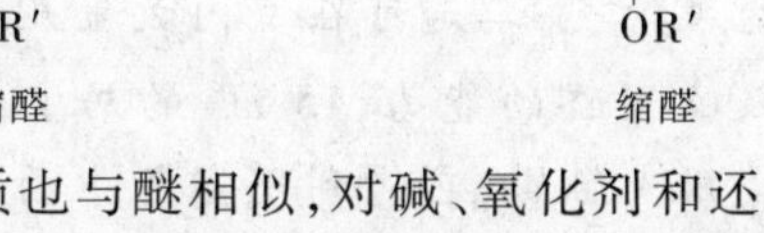

水合甲醛

甲醛溶液与稀氨水共同蒸发时，可生成白色的环六亚甲基四胺晶体，药名称为乌洛托品

(urotropine)。医药上常用作尿道消毒剂，因为它在患者体内能缓慢分解生成甲醛，甲醛由尿道排出时，可将细菌杀死。

知识链接

健康杀手——甲醛

甲醛(HCHO)是一种无色、易溶于水且具有刺激性气味的气体，它可经呼吸道吸收，其水溶液也可经消化道吸收。

大量文献记载，甲醛对人体健康的危害极大，当室内空气中甲醛含量为 $0.1\ mg \cdot m^{-3}$ 时，就有异味和不适感；达到 $0.5\ mg \cdot m^{-3}$ 时，可刺激眼睛，引起流泪；达到 $0.6\ mg \cdot m^{-3}$，可引起咽喉不适或疼痛；达到 $30\ mg \cdot m^{-3}$ 时，会立即致人死亡。长期接触低剂量甲醛危害更大，可引起慢性呼吸道疾病，引起鼻咽癌、结肠癌、白血病、月经紊乱、妊娠综合征等，还可引起细胞核的基因突变、新生儿染色体异常、青少年记忆力和智力下降等。在所有接触者中，儿童和孕妇及老人对甲醛尤为敏感，危害也就更大。世界卫生组织(WHO)已将甲醛确定为强致癌和致畸物质，因此，甲醛被人们称为健康"杀手"。在世界卫生组织公布的室内污染五大"杀手"中，甲醛位居第一，人造板材及黏合剂是室内甲醛污染的元凶，其释放期可长达 3～15 年。另外如化纤地毯、泡沫塑料、油漆和涂料等装饰材料也有可能向外散发甲醛。

《室内空气质量标准》规定居室内甲醛浓度小于或等于 $0.10\ mg \cdot m^{-3}$。如何除去室内的甲醛呢？一是注意室内通风换气；二是可在室内放置几盆绿色植物，有研究表明，虎尾兰、芦荟和吊兰，有极强的吸收甲醛的能力，$15\ m^2$ 的居室，栽 2 盆虎尾兰、吊兰可使空气清新，不受甲醛之害；三是使用光触媒，它能利用空气中的氧及水将所接触的有机物分解成无污染的二氧化碳和水，是当前国际上治理室内环境污染的较为理想的材料。

2. 乙醛(CH_3CHO)　乙醛为无色具有刺激性气味的液体，沸点为 20.8 ℃，易溶于水。将氯气通入乙醛中可得到三氯乙醛，它易与水加成生成水合三氯乙醛，简称水合氯醛。

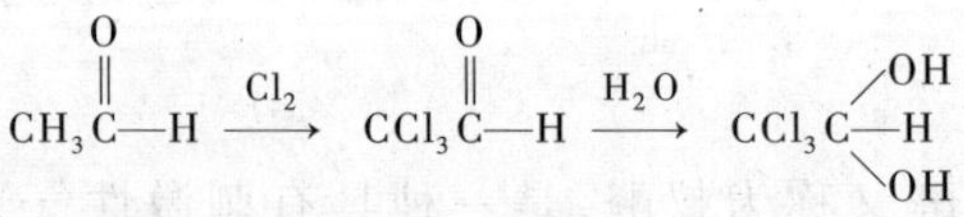

乙醛　　三氯乙醛　　水合三氯乙醛

水合氯醛是无色透明晶体，具有刺激性气味，易溶于水。它是一种比较安全的催眠药和抗惊厥药，药效较好，但对胃有刺激，故不宜口服，常用灌肠法给药。

3. 丙酮($CH_3\overset{\overset{O}{\|}}{C}CH_3$)　丙酮是最简单的酮，为无色液体，易燃、易挥发，能与水混溶，能溶解许多有机化合物，是常用的有机溶剂。

糖尿病患者由于代谢紊乱，体内常有过量的丙酮产生并通过尿液排出，临床上可用亚硝酰铁氰化钠{$Na_2[Fe(CN)_5NO]$}的碱溶液进行检验，若有过量丙酮存在，将呈现鲜红色。也可用碘仿反应检验丙酮的存在。

4. 樟脑(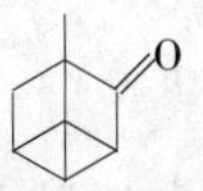) 樟脑是一种脂环酮类化合物，学名 2 - 莰酮，存在于樟脑树中，为无色半透明固体，具有特殊的香味，易挥发，不溶于水，能溶于有机溶剂和油脂。樟脑有兴奋血管运动中枢、呼吸中枢和心肌的功效。如 100 $g \cdot L^{-1}$ 的樟脑乙醇溶液称为樟脑酊，有良好的止咳功能。清凉油、十滴水、消炎镇痛药膏等药物中均含有樟脑。另外，樟脑还是较好的驱虫防蛀剂。

第三节 醌

一、醌的结构和命名

醌(quinone)是一类具有共轭体系的环己二烯二酮类化合物，有对醌式和邻醌式两种结构。

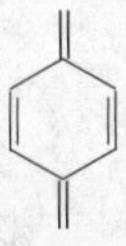

对醌式

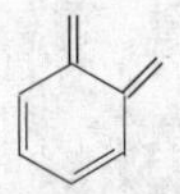

邻醌式

醌类化合物的命名方法，是在相应的芳烃名称后加"醌"字称为"某醌"，并用阿拉伯数字或邻、对或 α、β 将两个羰基的位置标于"某醌"之前，其他取代基的位次、数目及名称标于母体名称之前。常见的醌有苯醌、萘醌、蒽醌及其衍生物。例如：

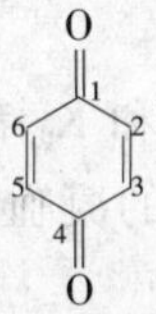

1,4 - 苯醌
(对苯醌)

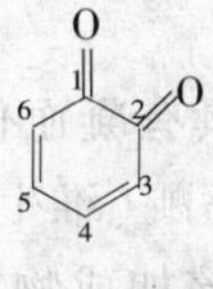

1,2 - 苯醌
(邻苯醌)

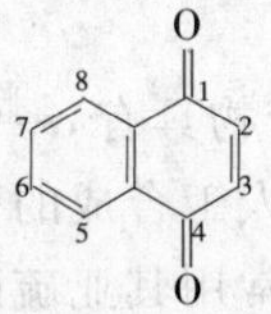

1,4 - 萘醌
(α - 萘醌)

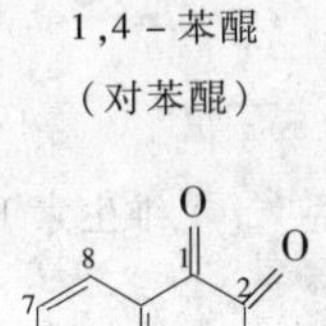

1,2 - 萘醌
(β - 萘醌)

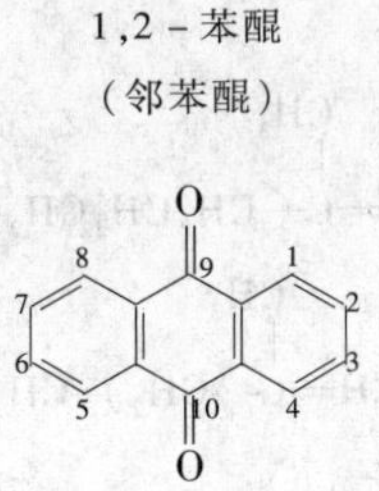

9,10 - 蒽醌

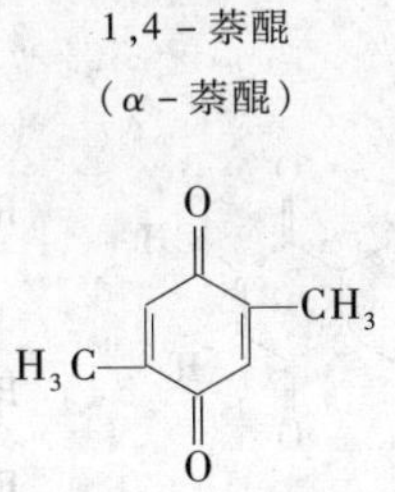

2,5 - 二甲基 - 1,4 - 苯醌

醌类化合物多数是具有颜色的晶体，一般邻位为红色或橙色，对位为黄色。在染料和指示剂中常含有醌式结构。

二、重要的醌

1. 对苯醌和泛醌　泛醌(辅酶 Q)是对苯醌的衍生物,广泛存在于自然界中,在生物体内的氧化还原过程中起着传输电子的作用。

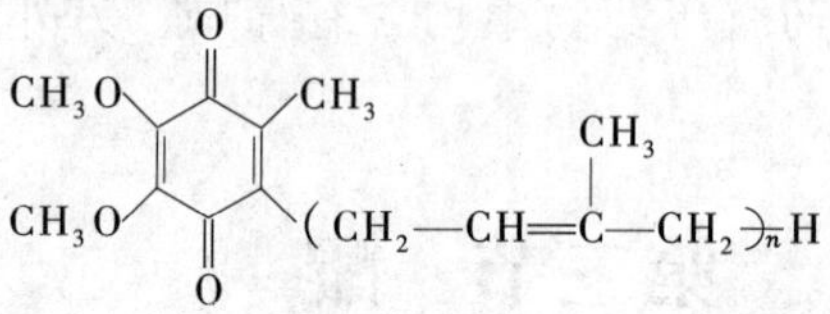

泛醌

泛醌的分子中有一个由异戊二烯单位组成的侧链,在不同的生物体内,侧链中所含异戊二烯单位的数目不同。人体内泛醌分子的侧链中含有 10 个异戊二烯单位,故称为辅酶 Q_{10}。

2. α－萘醌和维生素 K　萘醌有三种异构体。即:

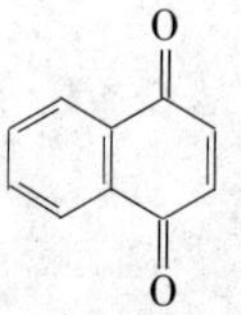

1,4－萘醌
(α－萘醌)

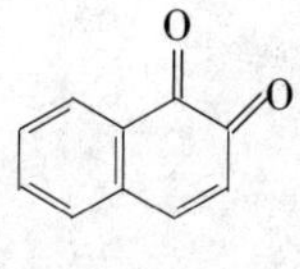

1,2－萘醌
(β－萘醌)

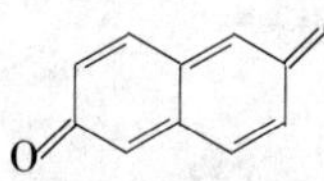

2,6－萘醌
(远萘醌)

在萘醌的三种异构体中,α－萘醌与医药关系较为密切,为黄色结晶,微溶于水,易溶于乙醇和醚。

许多天然产物具有 α－萘醌的结构。如具有凝血作用的维生素 K_1 和 K_2 都是 α－萘醌的衍生物。另外,人工合成的 2－甲基－1,4－萘醌(维生素 K_3)具有更强的凝血能力,由于其水溶性差,医药上常用其亚硫酸氢钠的加成物,该加成物易溶于水。

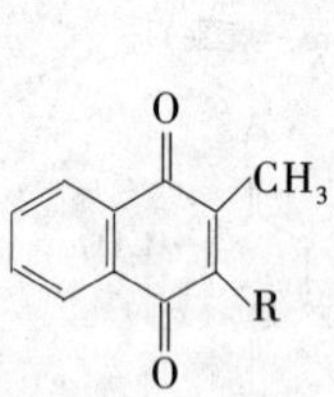

R = $-CH_2CH{=}C(CH_3)\text{—}(CH_2CH_2CH_2CH(CH_3))_3\text{—}CH_3$　维生素 K_1

R = $\text{—}(CH_2\text{—}CH{=}C(CH_3)\text{—}CH_2)_3\text{—}CH_2\text{—}CH{=}C(CH_3)\text{—}CH_3$　维生素 K_2

R = H　维生素 K_3

维生素 K_1 为黄色油状物质,维生素 K_2 是黄色结晶,它们广泛存在于自然界中,以猪肝和苜蓿中含量最高,此外一些绿色植物、蛋黄中含量也比较丰富。维生素 K_3 为黄色结晶性粉末,由人工合成。维生素 K 类物质都具有促进血液凝固的作用,因此常用于止血。

目标检测

一、选择题

(一)单项选择题

1. 下列化合物能与氢氰酸发生加成反应的是(　　)

A. 甘油　　B. 乙醛　　C. 苯甲醇　　D. 苯乙酮

2. 托伦试剂的主要成分是(　　)

A. $NH_3 \cdot H_2O$　　B. Ag_2O　　C. $AgNO_3$　　D. $[Ag(NH_3)_2]^+$

3. 下列物质能与斐林试剂反应生成铜镜的是(　　)

A. 乙醛　　B. 苯甲醛　　C. 甲醛　　D. 丙酮

4. 检查糖尿病患者尿液中的丙酮,可选用的试剂是(　　)

A. 斐林试剂　　B. 托伦试剂

C. 卢卡斯试剂　　D. 亚硝酰铁氰化钠和氢氧化钠溶液

5. “福尔马林”指的是(　　)

A. 40% 的乙醇溶液　　B. 40% 的苯甲醇溶液

C. 40% 的甲醛溶液　　D. 40% 的丙酮溶液

6. 下列物质中,既能与饱和亚硫酸氢钠反应,又能发生碘仿反应的是(　　)

A. 丙醛　　B. 丙酮　　C. 乙醇　　D. 苯乙酮

7. 鉴别醛和酮可选用的试剂是(　　)

A. 2,4－二硝基苯肼　　B. 托伦试剂

C. 饱和亚硫酸氢钠溶液　　D. 碘和氢氧化钠溶液

8. 下列可用以鉴别乙醛和丙醛的试剂是(　　)

A. 托伦试剂　　B. 斐林试剂　　C. 希夫试剂　　D. 碘和氢氧化钠溶液

9. 下列化合物能发生卤代反应的是(　　)

A. 2,2－二甲基丙醛　　B. 苯甲醛　　C. 邻甲基苯甲醛　　D. 2－甲基丙醛

10. 下列各组物质中,能用2,4－二硝基苯肼鉴别开的是(　　)

A. 苯甲醇和苯酚　　B. 丙酮和丙醛　　C. 苯甲醛和苯甲醇　　D. 乙醛和苯甲醛

(二)多项选择题

1. 下列化合物属于脂肪醛、酮的是(　　)

A. 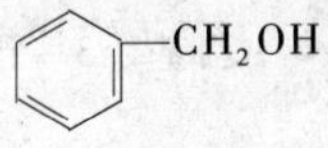

B. $CH_3\overset{\overset{O}{\|}}{C}CH=CH_2$

C. CH_3CH_2CHO

D. $CH_3OCH_2CH_3$

E. 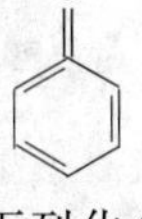

2. 下列化合物能发生碘仿反应的是(　　)

A. CH_3CH_2OH　　B. CH_3OCH_3

C. CH_3CHO

D. 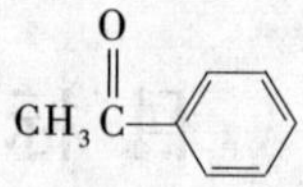

E. 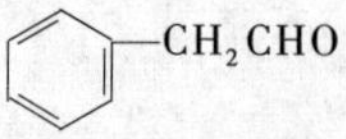

3. 下列化合物能与饱和亚硫酸氢钠发生加成反应的是(　　)

A. 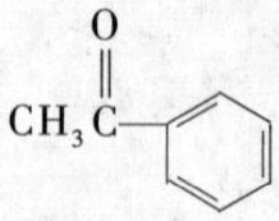

B. CH_3CHO

C. 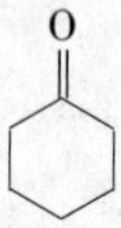

D. $CH_3\overset{\overset{O}{\|}}{C}CH_2CH_3$

E. CH_3CH_2OH

4. 下列试剂中，能将乙醇与乙醛鉴别开的是(　　)

A. 金属钠　　B. 三氯化铁溶液

C. 碘的氢氧化钠溶液　　D. 希夫试剂

E. 托伦试剂

5. 下列叙述正确的是(　　)

A. 凡是醛都能发生银镜反应

B. 2,4－二硝基苯肼可与所有醛、酮反应

C. 只有脂肪醛能与斐林试剂反应

D. 仲醇也能发生碘仿反应

E. 福尔马林具有良好的防腐性，常用于食品的保鲜

二、命名或写出结构式

1. 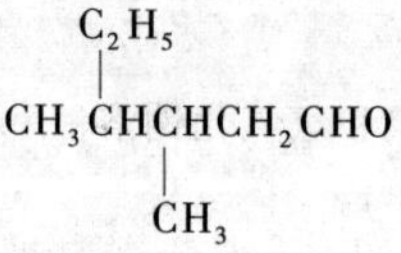

2. 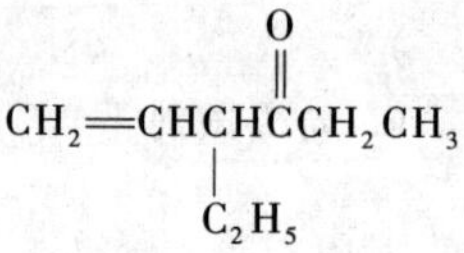

3. 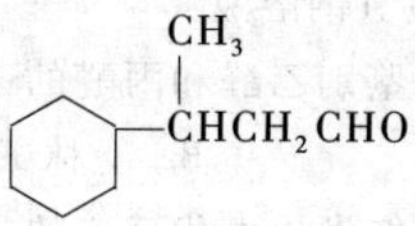

4. 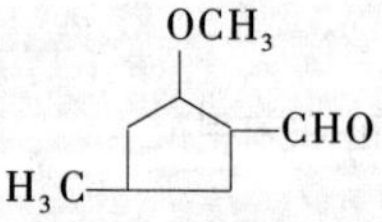

5. 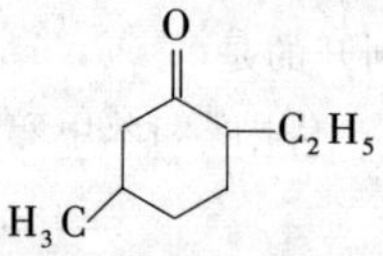

6. 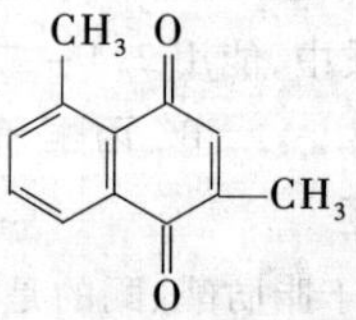

7. 2,3－二甲基环己酮　　8. 邻甲氧基苯甲醛　　9. 3－甲基－3－戊烯醛

10. 对羟基苯乙酮　　11. α－甲基丁醛　　12. 2,5－二甲基－4－乙基－3－己酮

三、完成下列反应式

1. 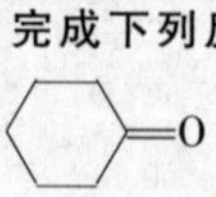 $+ HCN \longrightarrow$

2. $CH_3CHO + NaHSO_3 \longrightarrow$

3. $CH_3\overset{\overset{O}{\|}}{C}CH_3 + NaHSO_3 \longrightarrow$

4. 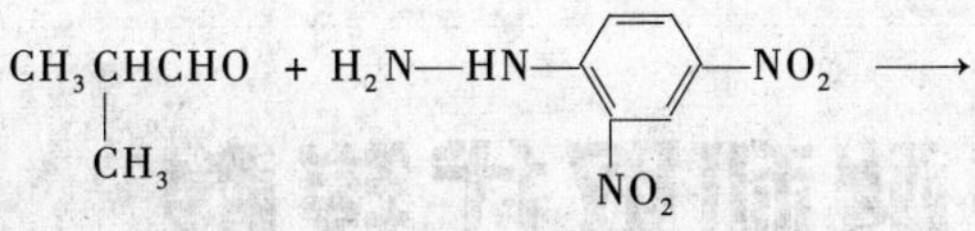

5. $CH_3CH_2CHO + HCN \longrightarrow$

6. 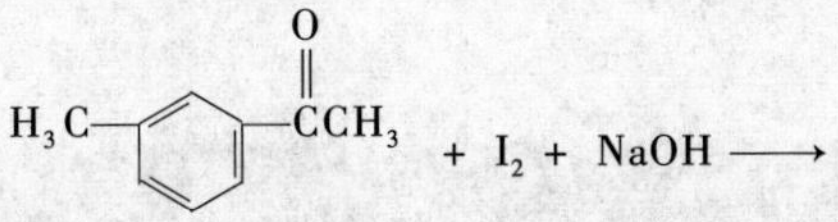

7. $CH_3CH_2CHO + Cl_2 \xrightarrow{NaOH}$

8. $CH_3CH_2\overset{O}{\overset{\|}{C}}CH_3 + H_2 \xrightarrow{Ni、Pt或Pd}$

9. $CH_3\underset{}{\overset{CH_3}{\overset{|}{C}}}HCH_2CHO + H_2 \xrightarrow{Ni、Pt或Pd}$

10. $CH_3CH_2CH_2CHO + HOCH_2CH_3 \xrightarrow{干燥HCl}$

四、用化学方法鉴别下列各组化合物

1. 正丙醇、异丙醇
2. 2－戊酮、3－戊酮、环戊酮
3. 甲醛、乙醛、丙醛
4. 乙醛、苯甲醛
5. 2－甲基丙醛、3－甲基丁酮
6. 乙醇、乙醛、丙酮

（官　波）

第十一章　羧酸和取代羧酸

学习要点

1. 羧酸的结构、分类、命名及理化性质。
2. 羟基酸和酮酸的结构、分类、命名及理化性质。
3. 重要的羧酸、羟基酸和酮酸，酮体的概念。
4. 物质的旋光性与旋光度，手性碳原子和手性分子，对映异构现象。
5. 费歇尔投影式和 D/L 构型标记法。

有机酸分子中一般含有羧基（—COOH），从结构上又可分为羧酸和取代羧酸。许多有机酸是生物代谢的重要物质，一些有机酸对某些疾病具有治疗作用。因此，这类化合物对医药及生命科学具有重要意义。本章主要介绍羧酸、羟基酸和酮酸。

第一节　羧　　酸

常以游离状态、盐或酯的形式广泛存在于动植物体中，**羧酸**（carboxylic acid）可以看做是烃分子中的氢原子被羧基取代后生成的化合物。羧酸的官能团是羧基。一元羧酸的结构通式可表示为：

$$\text{(Ar)R—}\overset{\overset{\displaystyle O}{\|}}{C}\text{—OH} \quad \text{或简写成(Ar)R—COOH}$$

一、羧酸的分类和命名

（一）羧酸的分类

按照分子中烃基的结构不同，羧酸可分为脂肪族羧酸、脂环族羧酸和芳香族羧酸；按照烃基是否饱和，可分为饱和羧酸和不饱和羧酸；根据分子中所含羧基的数目，又可分为一元羧酸和多元羧酸。链状羧酸通常称为脂肪酸。

脂肪族羧酸：

CH_3COOH 乙酸（醋酸）	HOOC—COOH 乙二酸（草酸）
CH_2 ═CHCOOH 丙烯酸	HOOCCH ═CHCOOH 丁烯二酸

脂环族羧酸：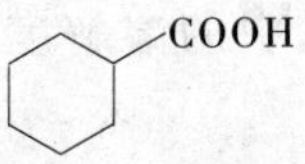 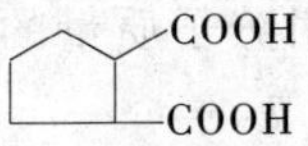

环己基甲酸　　1,2－环戊基二甲酸

芳香族羧酸：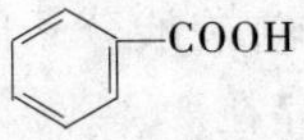 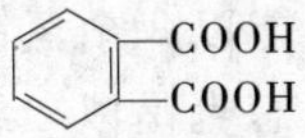

苯甲酸（安息香酸）　　邻苯二甲酸

（二）羧酸的命名

羧酸的系统命名法与醛相似。

1. 饱和脂肪酸的命名　选择包括羧基在内的最长碳链作为主链，根据主链碳原子数称为“某酸”，从羧基碳原子开始编号，确定其他取代基的位次。例如：

$CH_3CH_2CH_2COOH$　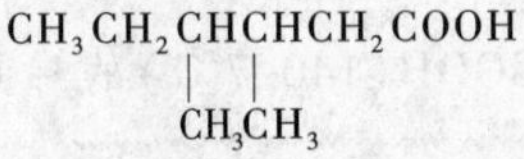

丁酸　　3,4－二甲基己酸（β,γ－二甲基己酸）

2. 不饱和脂肪酸的命名　选择包括羧基和不饱和键在内的最长碳链为主链，从羧基碳原子开始编号，并注明双键的位置，称为“某烯酸”。主链碳原子数大于10时，应在中文数字之后加一个“碳”字。例如：

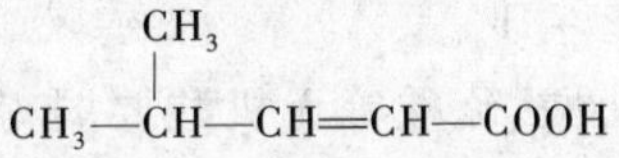　$CH_3(CH_2)_7CH{=}CH(CH_2)_7COOH$

4－甲基－2－戊烯酸　　9－十八碳烯酸（油酸）

3. 脂环族羧酸和芳香族羧酸的命名　以脂肪族羧酸为母体，将脂环烃基和芳香烃基作为取代基。例如：

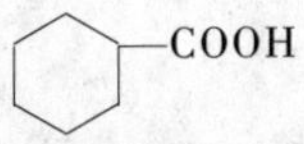 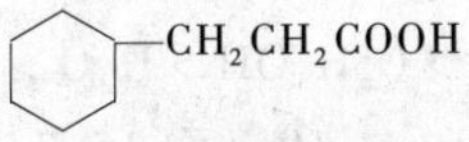 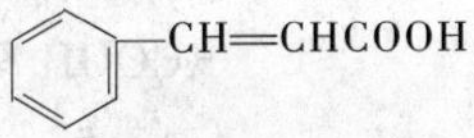

环己基甲酸　　3－环己基丙酸　　3－苯基丙烯酸（肉桂酸）

4. 二元羧酸的命名　选择包括两个羧基在内的最长碳链作为主链，按主链的碳原子数称为“某二酸”。例如：

$HOOCCH_2COOH$　　$HOOCCH_2CH_2COOH$　　$HOOCCH{=}CHCOOH$

丙二酸　　丁二酸（琥珀酸）　　丁烯二酸

许多羧酸可以从天然产物中获得，因此常根据它们最初的来源而用俗名，如甲酸称为蚁酸、乙酸称为醋酸、乙二酸称为草酸等。

二、羧酸的性质

含有1~4个碳原子的饱和脂肪酸是具有强烈刺激性气味的液体，含4~9个碳原子的羧酸是带有不愉快气味的油状液体，含10个碳原子以上的羧酸为无味的蜡状固体，其挥发性很低，脂肪族二元羧酸和芳香族羧酸都是固体。

低级脂肪酸易溶于水，随着相对分子质量的增加，羧酸在水中的溶解度逐渐减小，以至难溶或不溶于水，但可溶于有机溶剂。

羧酸的沸点高于相对分子质量相近的醇的沸点。例如，甲酸的沸点为 100.5 ℃，乙醇的沸点为 78.5 ℃。这是因为羧酸分子间能以 2 个氢键形成二缔合体，羧酸分子间的氢键比醇分子间的氢键更稳定，低级羧酸即使在气态也是以二缔合体的形式存在。

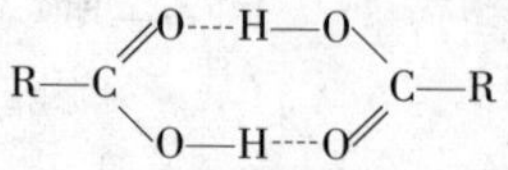

饱和脂肪酸的熔点随着分子中碳原子数的增加呈锯齿形变化，含偶数碳原子的羧酸其熔点比其相邻的两个含奇数碳原子羧酸的熔点高。

课堂活动

为什么 CH_3CH_2COOH(140.7℃)的沸点高于 $CH_3CH_2CH_2OH$(97.8℃)的沸点？

(一) 羧酸的酸性

在羧酸分子中，羧基中羟基上的氢原子因受羰基的影响比较活泼，在水溶液中能部分解离出氢离子，从而具有弱酸性。

$$RCOOH \rightleftharpoons RCOO^- + H^+$$

羧酸的酸性强于碳酸($pK_a = 6.35$)的酸性，但比盐酸、硫酸等无机酸要弱得多。羧酸能分解碳酸盐和碳酸氢盐，放出二氧化碳，此反应可用于羧酸与酚的鉴别。

$$2RCOOH + Na_2CO_3 \longrightarrow 2RCOONa + CO_2\uparrow + H_2O$$
$$RCOOH + NaHCO_3 \longrightarrow RCOONa + CO_2\uparrow + H_2O$$

羧酸、碳酸、酚和醇的酸性顺序为：

	RCOOH	> H_2CO_3	> C_6H_5OH	> H_2O	> C_2H_5OH
pK_a	4~5	6.4	10	15.7	17

羧酸的钾盐、钠盐及铵盐易溶于水，故医药上常将一些水溶性差的含羧基药物制成羧酸盐，以增加其在水中的溶解度。

难点解析

为何羧酸的酸性比较强？

在羧酸分子中，羧基碳原子的 3 个 sp^2 杂化轨道分别与 2 个氧原子和另一个碳原子或氢原子形成 3 个 σ 键，1 个未参与杂化的 p 轨道与氧原子的 p 轨道形成 π 键，同时羟基氧原子上含有一对未共用电子的 p 轨道与 π 键形成 $p-\pi$ 共轭体系。其结构表示如图 11－1。

由于 $p-\pi$ 共轭体系的形成，一方面使羧基上的羰基失去了其典型性质，另一方面羟基氧原子的电子云向羰基偏移，使氧原子上的电子云密度降低，从而有利于氢离子的解离，故羧酸的酸性比较强。

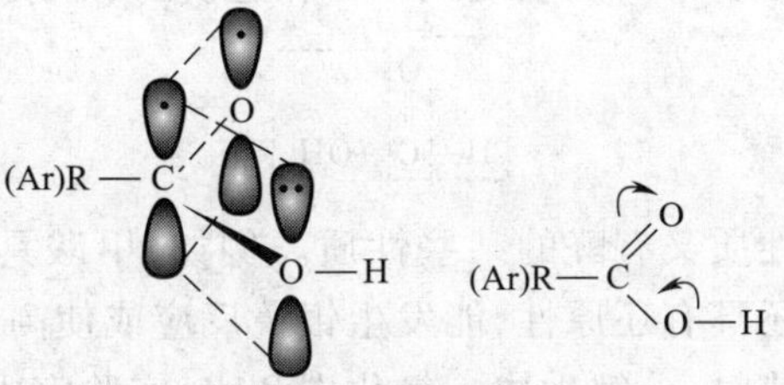

图 11－1　羧酸结构

（二）酯化反应

酸与醇发生分子间脱水生成酯的反应称为**酯化反应**（esterification）。羧酸分子中去掉羧基上的羟基后剩余的基团（RCO—）称为**酰基**（acyl group）。如甲酸、乙酸和苯甲酸去掉羧基上的羟基后，分别为甲酰基、乙酰基和苯甲酰基。

在酯化反应中，羧酸脱去羧基上的羟基，醇脱去羟基氢原子。

$$R—\overset{O}{\overset{\|}{C}}—OH + HO—R' \overset{H^+}{\rightleftharpoons} R—\overset{O}{\overset{\|}{C}}—O—R' + H_2O$$

羧酸与醇的酯化反应是可逆的，而且反应速率很慢，需用酸作催化剂。例如：

$$\underset{\text{乙酸}}{CH_3—\overset{O}{\overset{\|}{C}}—OH} + \underset{\text{乙醇}}{HO—C_2H_5} \overset{H^+}{\rightleftharpoons} \underset{\text{乙酸乙酯}}{CH_3—\overset{O}{\overset{\|}{C}}—O—C_2H_5} + H_2O$$

（三）脱羧反应

羧酸分子脱去羧基放出 CO_2 的反应称为**脱羧反应**（decarboxylation）。

$$R—C\begin{matrix}\nearrow O \\ \searrow O—H\end{matrix} \xrightarrow{\triangle} RH + CO_2\uparrow$$

除甲酸外，一元羧酸通常较稳定，直接加热时难以脱羧，但在特殊条件下，可脱羧生成少一个碳原子的烃。例如：

$$CH_3COONa + NaOH \xrightarrow[\triangle]{NaOH + CaO} CH_4\uparrow + Na_2CO_3$$

有些低级二元羧酸，由于两个羧基的相互影响，受热容易发生脱羧反应。例如，乙二酸或丙二酸受热时，发生脱羧反应生成一元羧酸：

$$HOOC—COOH \xrightarrow{\triangle} HCOOH + CO_2\uparrow$$

$$HOOCCH_2COOH \xrightarrow{\triangle} CH_3COOH + CO_2\uparrow$$

生物体内发生的许多重要脱羧反应是在脱羧酶的作用下进行的。

三、重要的羧酸

1. 甲酸（HCOOH）　甲酸最初是从蚂蚁体内发现的，故俗称蚁酸。它是无色有刺激性气味的液体，沸点为 100.5 ℃，易溶于水。甲酸的腐蚀性很强。

甲酸的结构比较特殊，分子中的羧基与氢原子相连，既具有羧基的结构又有醛基的结构：

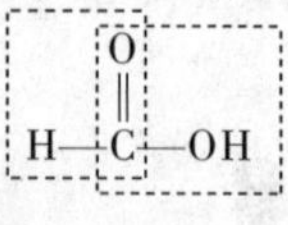

因而，甲酸既有羧酸的性质又有醛的某些性质。例如，甲酸具有较强的酸性，且其酸性强于其他饱和一元羧酸；甲酸还具有还原性，能发生银镜反应或使高锰酸钾溶液退色。

另外，甲酸与浓硫酸共热时，分解生成一氧化碳和水，实验室中常用此反应制备一氧化碳。

$$HCOOH \xrightarrow[\text{加热}]{\text{浓 } H_2SO_4} CO + H_2O$$

2. 乙酸（CH_3COOH） 乙酸是食醋的主要成分，俗称醋酸，为无色有刺激性气味的液体，易溶于水，熔点为 16.6 ℃，沸点为 118 ℃。乙酸在 16.6 ℃以下能凝结成冰状固体，所以常将无水乙酸称为冰醋酸。

乙酸是人类最早使用的一种酸，是重要的化工原料，可以合成许多有机物。例如，醋酸纤维、乙酐、乙酸乙酯等。乙酸还广泛用作溶剂。

3. 乙二酸（HOOC—COOH） 乙二酸俗称草酸，是无色晶体，常以盐的形式存在于草本植物中。草酸的熔点为 189 ℃，加热到 150 ℃即可分解生成甲酸及二氧化碳。

$$HOOC—COOH \xrightarrow[\triangle]{150\ ℃} HCOOH + CO_2\uparrow$$

草酸具有还原性，在分析化学中常用来标定 $KMnO_4$ 溶液的浓度。

$$5H_2C_2O_4 + 2KMnO_4 + 3H_2SO_4 = 2MnSO_4 + K_2SO_4 + 10CO_2\uparrow + 8H_2O$$

4. 苯甲酸（C_6H_5COOH） 苯甲酸俗称安息香酸，是最简单的芳香酸，为白色固体，熔点为 121.7 ℃，微溶于水，受热易升华。苯甲酸钠盐有抑菌、防腐作用，可作防腐剂。

知识链接

反式脂肪酸与人体健康

脂肪酸是由 C、H、O 三种元素组成的长链化合物，根据其碳碳键的饱和程度分为饱和脂肪酸和不饱和脂肪酸。不饱和脂肪酸又可分为顺式脂肪酸和反式脂肪酸。食物中的不饱和脂肪酸主要是顺式的，动物脂肪有一小部分是反式的。人们在用化学方法对油进行加工时，有时会通过氢化反应生成反式脂肪酸，这种人工化合物最典型的代表是人造奶油或人造黄油。反式脂肪酸比较稳定，便于保存，但其性质类似于饱和脂肪酸。凡是含有氢化植物油的食品都可能含有反式脂肪酸，最常见的是烘烤食品（饼干、面包等）、沙拉酱，以及炸薯条、炸鸡块、洋葱圈等快餐食品，还有西式糕点、巧克力派、咖啡伴侣等。只不过反式脂肪酸的名称不一，一般都在商品包装上标注为氢化植物油、植物起酥油、人造黄油、人造奶油、植物奶油、麦淇淋、起酥油或植脂末，其中都可能含有反式脂肪酸。

研究发现反式脂肪酸会引起一系列的问题：① 对胎儿、婴幼儿及青少年的发育不利；② 使母乳质量欠佳；③ 影响男性生育能力；④ 增加患心血管疾病的概率；⑤ 增加患癌症的概率；⑥ 增加患糖尿病的概率；⑦ 增加患肥胖症的概率；⑧ 诱发哮喘、过敏等疾病。

为了身体健康，除了尽量少吃含有反式脂肪酸的食物外，还要养成良好的生活习惯，做到膳食平衡，这样才能既保证身体所需的营养，又减少不健康物质的摄入。

第二节 羟基酸和酮酸

羧酸分子中烃基上的氢原子被其他官能团取代的化合物称为取代羧酸。根据取代官能团的不同,可分为卤代酸、羟基酸、酮酸(羰基酸)和氨基酸。取代羧酸分子中既含有羧基又含有其他官能团,同时具有羧基和其他官能团的一些典型性质,并且由于官能团之间的相互影响,使其还具有一些特殊的性质。本节主要讨论羟基酸和酮酸。

一、羟基酸

(一)羟基酸的分类和命名

羧酸分子中烃基上的氢原子被羟基取代后生成的化合物称为**羟基酸**(hydroxy acid)。根据羟基所连的烃基的不同,可分为醇酸和酚酸。醇酸中的羟基连接在脂肪烃基上,酚酸中的羟基连接在芳环上。如:

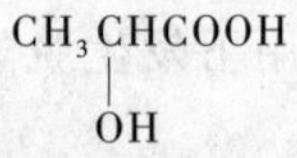

醇酸:2-羟基丙酸(乳酸)

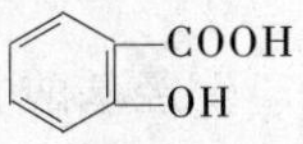

酚酸:邻羟基苯甲酸(水杨酸)

羟基酸的命名是以羧酸为母体,羟基作为取代基,羟基的位置用阿拉伯数字或希腊字母表示,酚酸还可用邻、间、对来表示羟基的位置。由于许多羟基酸源于天然产物,因此多用俗名。

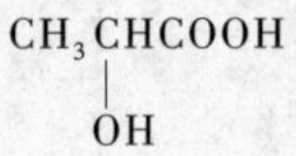

α-羟基丙酸(乳酸)

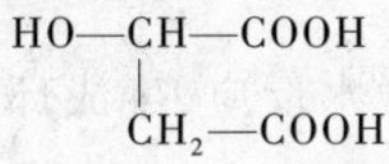

羟基丁二酸(苹果酸)

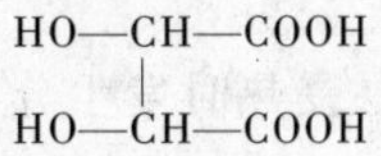

2,3-二羟基丁二酸(酒石酸)

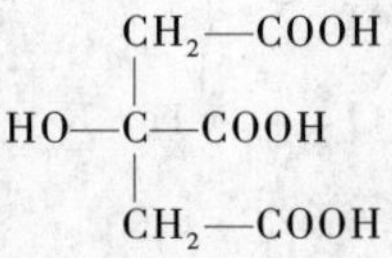

3-羧基-3-羟基戊二酸(柠檬酸)

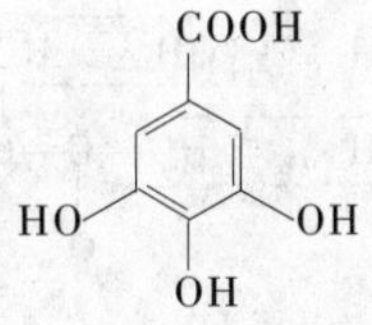

3,4,5-三羟基苯甲酸(没食子酸)

(二)羟基酸的性质

醇酸一般是黏稠的液体或晶体,易溶于水,其溶解度通常大于相应的脂肪酸,醇酸不易挥发,在常压下蒸馏时会发生分解。

酚酸大多为晶体,其熔点比相应的芳香酸的熔点高。有些酚酸易溶于水,如没食子酸;有的微溶于水,如水杨酸。

1. 酸性　在醇酸中,羟基是一个吸电子基,能增强羧基的酸性。羟基的位置对酸性也产生一定的影响,如:

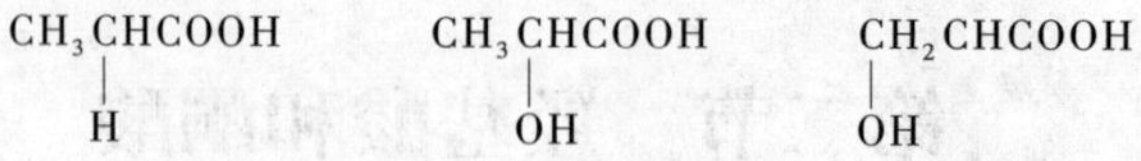

pK_a　　4.78　　　　3.86　　　　4.51

在酚酸中，由于羟基与芳环存在 p－π 共轭效应，羟基向芳环供电子，使芳环电子云密度增加，羧基的酸性减弱，羟基在苯环上的位置对羧基的酸性也有一定的影响。

2. 氧化反应　羟基酸能与氧化剂反应，根据羟基所连的碳原子的不同，反应产物不同。若羟基连接在伯碳原子上，氧化产物为二元酸；若羟基连接在仲碳原子上，氧化产物为酮酸。

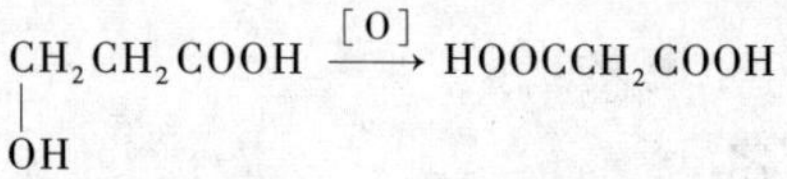

β－羟基丙酸　　　　丙二酸

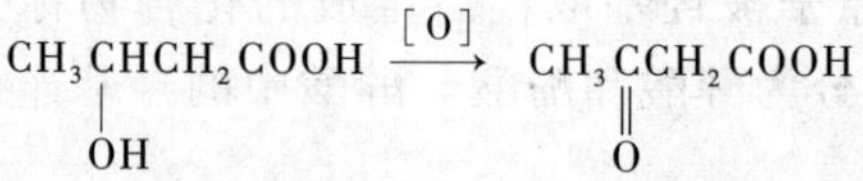

β－羟基丁酸　　　　β－丁酮酸

生物体在代谢过程中也产生羟基酸，它们在酶的作用下发生脱氢氧化。例如，苹果酸是糖代谢的中间产物，在酶的催化下也可脱氢生成草酰乙酸。

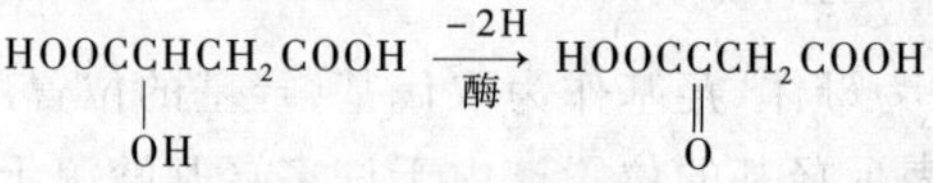

3. 脱水反应

(1) α－羟基酸受热时发生分子间的脱水反应，生成环状交酯。

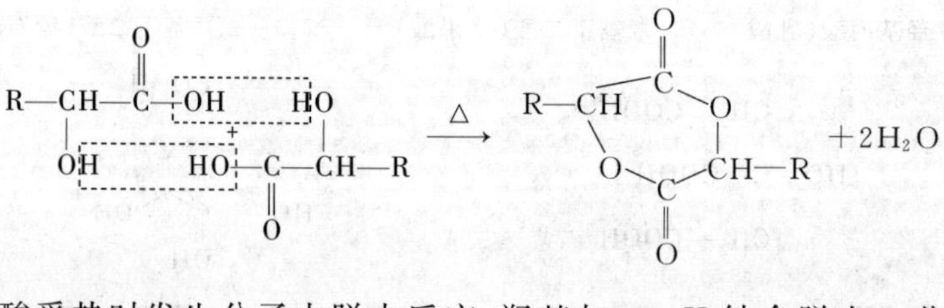

(2) β－羟基酸受热时发生分子内脱水反应，羟基与 α－H 结合脱去 1 分子水生成 α,β－烯酸。例如：

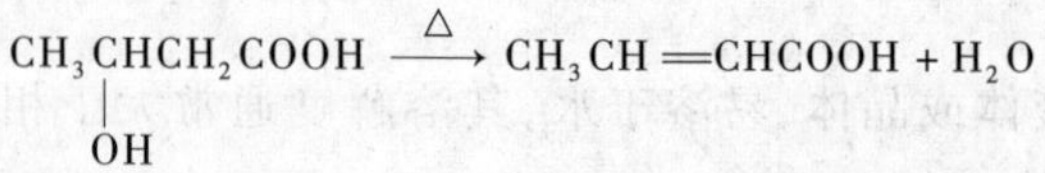

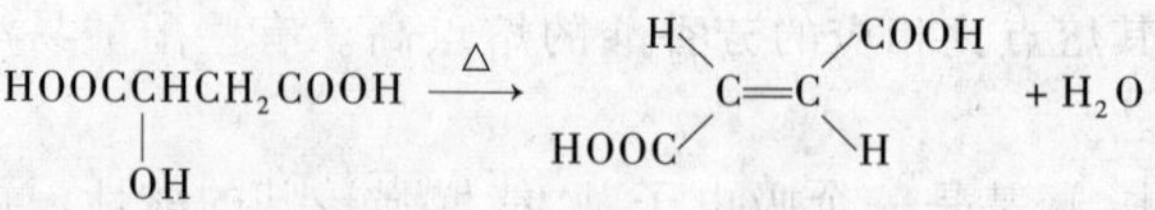

(3) γ－及 δ－羟基酸受热时，发生分子内的酯化反应，生成五元或六元的环状内酯。

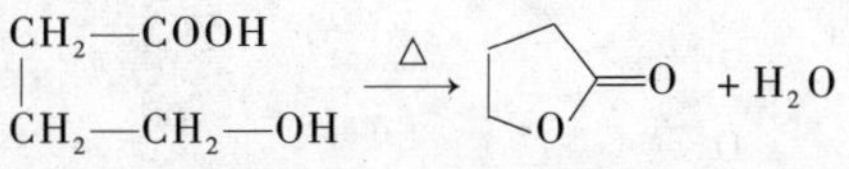

γ-羟基丁酸　　　　γ-丁内酯

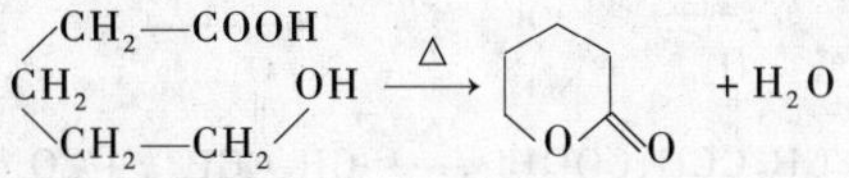

δ-羟基戊酸　　　　δ-戊内酯

二、酮酸

(一) 酮酸的分类和命名

酮酸(keto acid)可以看做是羧酸分子中烃基上的两个氢原子被氧原子取代后生成含酮基的化合物。最简单的酮酸是丙酮酸。

$$CH_3-\overset{\overset{O}{\|}}{C}-COOH$$

丙酮酸

酮酸的命名是以羧酸为母体,选择包括羧基和酮基在内的最长碳链作为主链,称为"某酮酸",酮基的位置用阿拉伯数字或希腊字母标出。例如:

$$CH_3-CH_2-\overset{\overset{O}{\|}}{C}-COOH \qquad CH_3-\overset{\overset{O}{\|}}{C}-CH_2-COOH$$

α-丁酮酸　　　　β-丁酮酸

$$HOOCCH_2COCOOH \qquad HOOCCH_2CH_2COCOOH$$

α-酮丁二酸(草酰乙酸)　　　　α-酮戊二酸

(二) 酮酸的性质

酮酸具有羧酸的基本性质,如酸性、生成酯、酰卤等。此外,酮酸分子中的酮基可以被还原而发生还原反应;受酮基的影响,酮酸易发生脱羧反应。

1. 还原反应　酮酸都能发生还原反应生成羟基酸。

$$CH_3-\overset{\overset{O}{\|}}{C}-COOH \xrightarrow{[H]} CH_3-\overset{\overset{OH}{|}}{CH}-COOH$$

丙酮酸　　　　乳酸

$$CH_3\underset{\underset{O}{\|}}{C}CH_2COOH \xrightarrow{[H]} CH_3\underset{\underset{OH}{|}}{CH}CH_2COOH$$

β-丁酮酸　　　　β-羟基丁酸

2. 脱羧反应　α-酮酸与稀硫酸共热时发生脱羧反应,主要产物是醛;β-酮酸受热时发生脱羧反应,主要生成酮。

$$R-\overset{\overset{\displaystyle O}{\|}}{C}-COOH \xrightarrow[150\ ℃]{稀\ H_2SO_4} RCHO + CO_2\uparrow$$

$$CH_3\overset{\overset{\displaystyle O}{\|}}{C}CH_2COOH \xrightarrow{\triangle} CH_3\overset{\overset{\displaystyle O}{\|}}{C}CH_3 + CO_2\uparrow$$

三、重要的羟基酸和酮酸

1. 乳酸($CH_3\underset{\underset{\displaystyle OH}{|}}{C}HCOOH$) 乳酸存在于酸牛奶中,也是肌肉中糖原的代谢产物。纯净的乳酸是无色或淡黄色黏稠液体,熔点为 18 ℃,有强吸水性,可溶于水、乙醇和乙醚。乳酸的用途极广泛,可用于空气消毒,其钙盐用作治疗佝偻病等缺钙症,钠盐用作解除酸中毒的药物。

2. β - 羟基丁酸($CH_3\underset{\underset{\displaystyle OH}{|}}{C}HCH_2COOH$) β - 羟基丁酸是无色晶体,熔点为 49 ~ 50 ℃,吸湿性强,一般为黏稠状,易溶于水、乙醇和乙醚,不溶于苯。它是人体内脂肪酸代谢的中间产物,易氧化为乙酰乙酸。受热时脱水生成 α,β - 丁烯酸。

3. 酒石酸($\begin{matrix} HO-CH-COOH \\ | \\ HO-CH-COOH \end{matrix}$) 酒石酸的化学名称为 2,3 - 二羟基丁二酸,存在于各种水果中,葡萄中含量较多。从自然界得到的酒石酸是无色晶体,熔点为 170 ℃,易溶于水。酒石酸锑钾用于治疗血吸虫病,酒石酸钾钠用于配制斐林试剂。

4. 柠檬酸($\begin{matrix} CH_2-COOH \\ | \\ HO-C-COOH \\ | \\ CH_2-COOH \end{matrix}$) 柠檬酸(枸橼酸)的化学名称为 3 - 羟基 - 3 - 羧基戊二酸,存在于柑橘类果实中。为无色透明晶体,熔点为 153 ℃,易溶于水、乙醇和乙醚。柠檬酸是糖代谢的中间产物,常用于配制饮料。其钠盐为抗血凝药,柠檬酸铁铵可用于治疗儿童缺铁性贫血。

5. 水杨酸(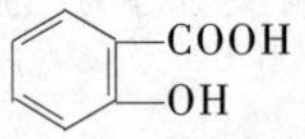) 水杨酸的化学名称为邻羟基苯甲酸,又称为柳酸,主要存在于柳树或水杨树皮中。为白色针状结晶,熔点为 159 ℃,微溶于水,易溶于乙醇和乙醚,在 79 ℃时升华,加热易发生脱羧反应生成苯酚。水杨酸的钠盐有抑制结核菌的作用。乙酰水杨酸商品名为阿司匹林,具有解热、镇痛、抗血栓形成及抗风湿等作用,刺激性较水杨酸小,是内服退热镇痛药。

6. 丙酮酸($CH_3COCOOH$) 丙酮酸是无色具有刺激性臭味的液体,沸点为 167 ℃,能与水混溶,其酸性强于丙酸及乳酸的酸性。它是人体糖代谢的重要中间产物,在酶的作用下,可还原为乳酸,也可以脱羧为乙醛。

7. 乙酰乙酸($CH_3-\overset{\overset{\displaystyle O}{\|}}{C}-CH_2-COOH$) 乙酰乙酸的化学名称为 β - 丁酮酸,是无色黏稠液

体,不稳定,容易脱羧生成丙酮,也能还原为β-羟基丁酸。β-丁酮酸、β-羟基丁酸及丙酮三者合称为**酮体**(ketone body),是脂肪酸在人体内不完全氧化的中间产物。正常情况下,人体血液中酮体的含量很少(0.8 ~5 mg/100 mL),每昼夜从尿中排出约40 mg酮体。饥饿、糖尿病等可使血液中酮体的含量增加,导致血液的pH下降乃至引起酸中毒。

8. 草酰乙酸($HOOC—\overset{O}{\overset{\|}{C}}—CH_2—COOH$) 草酰乙酸的化学名称为α-酮丁二酸,是能溶于水的晶体,具有一般二元酸及酮的性质,它是人体内糖代谢的中间产物,存在酮式-烯醇式互变异构:

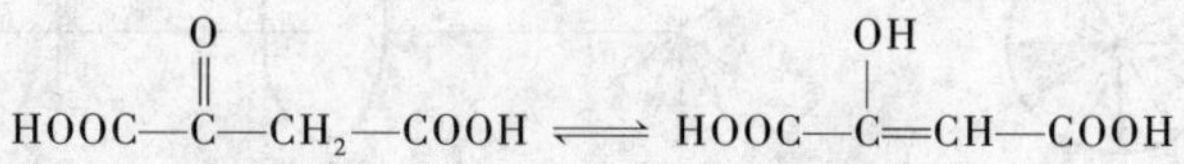

知识链接

血清β-羟基丁酸的测定对糖尿病酮症酸中毒的诊断意义

糖尿病酮症酸中毒(DKA)是糖尿病最常见的急性并发症,临床以发病急、病情重、变化快为特点。此症是胰岛素缺乏所引起的高血糖高酮血症和代谢性酸中毒为主要生化改变的临床综合征。据统计,国外本症的发病率约占住院糖尿病患者的14%,国内为14.6%。本病早期无明显临床症状,以往主要是用试纸法检测尿酮体和用酮体酚法检测血酮体进行诊断,缺乏特异性。

血酮体中β-羟基丁酸约占酮体总量的70%,β-羟基丁酸升高标志着疾病的早期,血液中β-羟基丁酸超过0.5 $mmol \cdot L^{-1}$提示糖尿病酮症酸中毒。美国糖尿病协会认为,现有的尿酮体检测对酮症酸中毒的诊断或监测治疗不可靠,血清β-羟基丁酸的定量检测是取代尿酮体检测的一个可靠的方法,对病情的准确判断及疗效观察起重要作用。国内外均有文献报道,β-羟基丁酸的测定对早期诊断糖尿病酮症酸中毒有更高的敏感性,对于预防患者病情恶化具有重要临床意义。当糖尿病患者发生酮症酸中毒时,β-羟基丁酸检测能反映糖尿病患者病情严重程度,对诊断和监护有重要意义。

第三节 对映异构

同分异构现象在有机化合物中十分普遍,它包括构造异构和立体异构两大类:

- 同分异构
  - 构造异构
    - 碳链异构
    - 官能团异构
    - 位置异构
    - 互变异构
  - 立体异构
    - 构型异构
      - 顺反异构
      - 对映异构
    - 构象异构

对映异构又称为旋光异构，属于立体异构。

一、偏振光和旋光性

（一）偏振光

光波是一种横波，其振动方向与传播方向垂直。普通光源所产生的光线可在垂直于其传播方向的各个平面上振动。如图 11－2 所示。

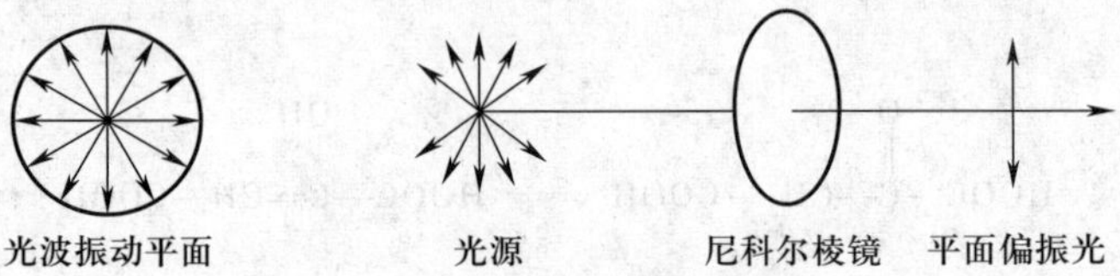

图 11－2　平面偏振光的形成

当一束单色光通过尼科尔（Nicol）棱镜时，由于尼科尔棱镜只允许在与其晶轴相平行的平面内振动的光线通过，因而通过尼科尔棱镜的光线，只在一个平面上振动，如图 11－2 所示，这种只在一个平面上振动的光线称为平面偏振光，简称**偏振光**（polarized light）。

（二）旋光性

自然界中，有些物质能使偏振光的振动平面发生偏转，如乳酸及葡萄糖的溶液。物质能使偏振光的振动平面发生偏转的性质称为旋光性，该物质称为旋光性物质，不能使偏振光振动平面发生偏转的物质称为非旋光性物质。

当偏振光通过旋光性物质的溶液时，如图 11－3 所示，能使偏振光的振动平面向左旋转一定角度的物质称为左旋体，以“－”表示；能使偏振光的振动平面向右旋转一定角度的物质称为右旋体，以“＋”表示。将同一物质的左旋体和右旋体等量混合，其旋光性相互抵消，该混合物称为**外消旋体**（racemic），以“±”表示。

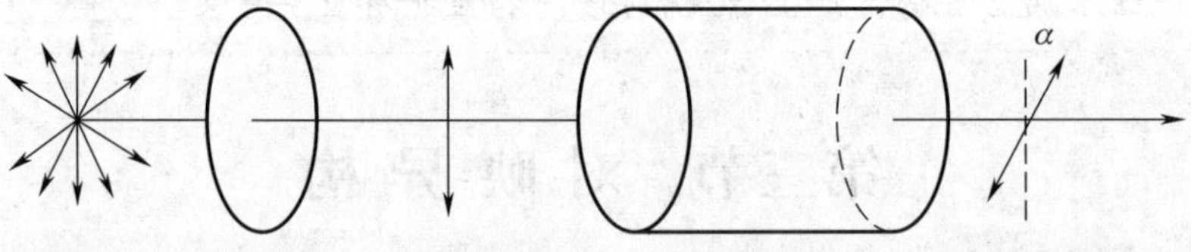

图 11－3　物质使偏振光的振动平面发生旋转

二、旋光度和比旋光度

如将两个尼科尔棱镜平行放置，并在两个棱镜之间放一种溶液，如图 11－4 所示，在第一个棱镜（起偏镜）前放置单色可见光源，在第二个棱镜（检偏镜）后进行观察，由于葡萄糖等是旋光性物质，使偏振光的振动平面向右或左偏转一定的角度，要观察到最大亮度，必须把检偏镜向右或向左转动同一角度，这一角度就是旋光性物质使偏振光振动平面发生偏转的角度。旋光性物质的溶液使偏振光的振动平面旋转的角度称为旋光度，以 α 表示。旋光度 α 可以通过旋光仪测定。

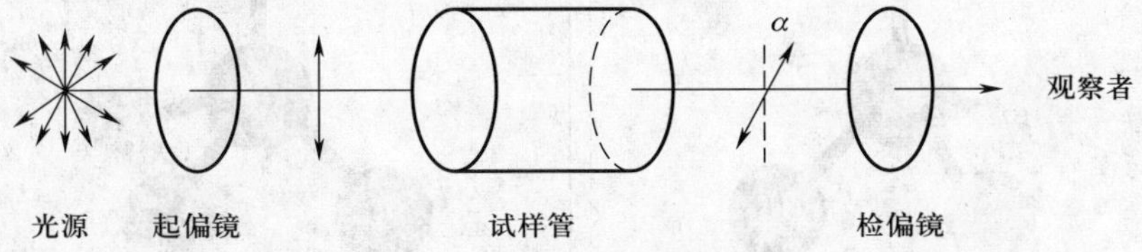

图 11－4　旋光度测定

物质的旋光性主要取决于其分子结构。物质旋光度的大小还受测定时溶液的浓度、液层的厚度(即盛液管的长度)、所用光线(单色光)的波长、温度以及溶剂等因素的影响。如固定实验条件，测得物质的旋光度即为常数，它能反映该旋光性物质的本性，称为比旋光度，用[α]表示。比旋光度与测得的旋光度(α)的关系如下：

$$[\alpha]_{\lambda}^{t}=\frac{\alpha}{l\cdot c}$$

式中 λ 表示测定时所用单色光的波长，通常用 D 钠光光源($\lambda=589$ nm)；t 为测定时溶液的温度；c 表示溶液浓度($g\cdot mL^{-1}$)；l 为盛液管的长度(dm)。

三、旋光性与分子结构的关系

(一) 对映异构现象

人体中肌肉运动时产生的乳酸，其$[\alpha]_{D}^{20}$ 为 +3.82°(水)；用左旋乳酸杆菌使牛乳发酵得的乳酸，$[\alpha]_{D}^{20}$ 为 −3.82°(水)。两种乳酸的结构式相同，但它们的旋光性不同，其他物理、化学性质都一样，见表 11－1。

表 11－1　三种乳酸性质的比较

乳酸	$[\alpha]_{D}^{20}$(水)	熔点/℃	pK_a
(+)－乳酸	+3.82°	53	3.79
(−)－乳酸	−3.82°	53	3.79
(±)－乳酸	0	18	3.79

两种乳酸分子结构的球棒模型如图 11－5 所示。

从模型可以看出，左旋乳酸与右旋乳酸的分子结构的关系如同物体与镜像的关系，二者相似而不能重合，如同人的左手与右手。像这种互呈物体与镜像关系，相似而不能重合的异构体称为**对映异构体**(enantiomers)，简称对映体。这种立体异构现象称为**对映异构现象**(enantiomerism)。

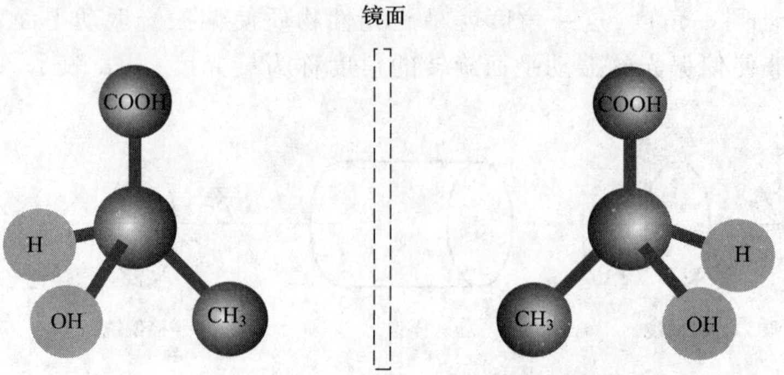

图 11-5 (+)-乳酸及(-)-乳酸的球棒模型

(二)手性分子和手性碳原子

分子结构与其镜像之间的关系好比人的左手与右手的关系,相互不能重合,它们具有手性,这种分子称为**手性分子**(chiarl molecules)。凡是手性分子都有旋光性。能够与其镜像重合的分子,称为非手性分子,非手性分子没有旋光性。

分子是否具有手性是由其分子结构决定的。常见的手性分子一般含有手性碳原子。所谓**手性碳原子**(chiral carbon atom)是指连有四个不同原子或原子团的碳原子,常以"*"标示。例如,乳酸分子中只有 C_2 是手性碳原子。

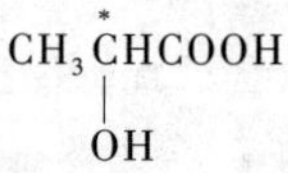

除上述乳酸外,甘油醛、2-羟基丁二酸等均只含有一个手性碳原子。

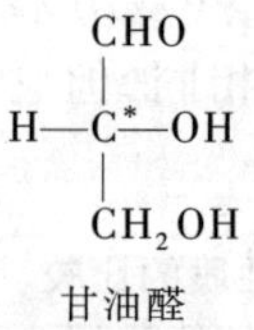

甘油醛

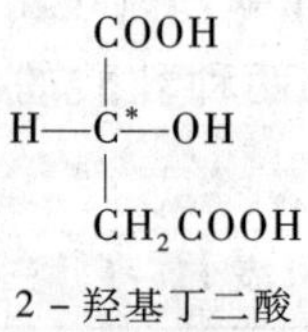

2-羟基丁二酸

它们的分子与其镜像都不能重合,各有一对对映异构体:

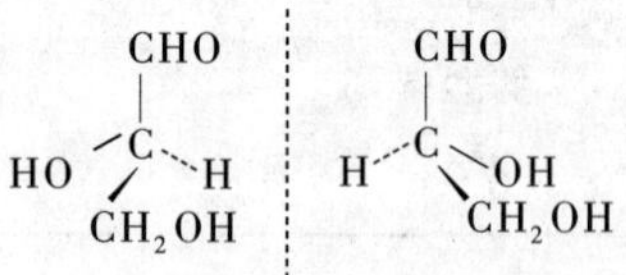

甘油醛

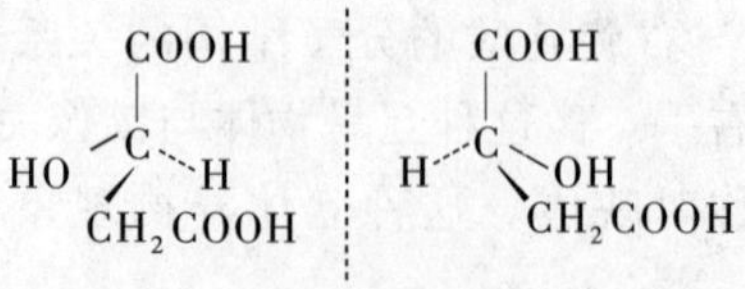

2-羟基丁二酸

含一个手性碳原子的化合物分子必然是手性分子，其对映异构体具有旋光性。含多个手性碳原子的化合物分子情况比较复杂，在此不做介绍。

四、费歇尔投影式

为方便起见，对映异构体的构型通常采用费歇尔(Fischer)投影式来表示，其投影方法是：把含手性碳原子的主链直立，编号最小的基团放在上端；用十字交叉点代表手性碳原子；手性碳原子的2个横向键所连的原子或基团，表示伸向纸平面的前方；2个竖立键所连的原子或基团伸向纸平面的后方。甘油醛的一对对映体的费歇尔投影式如下：

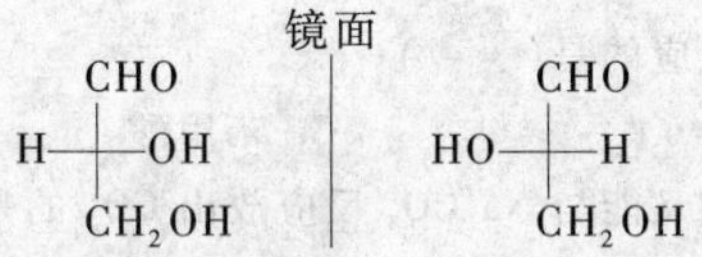

费歇尔投影式是以二维结构式来表示含手性碳原子的化合物分子的三维结构。应用费歇尔投影式应注意：费歇尔投影式只能在纸平面上旋转90°的偶数倍；若旋转90°或其奇数倍，得到的便是其对映体的投影式。

五、D/L 构型标记法

在1951年以前，人们还不能测定分子的绝对构型(真正的构型)，就将甘油醛作为其他旋光性物质构型的比较标准，并人为规定，在费歇尔投影式中，手性碳原子上的羟基排在横键右端的为D构型，手性碳原子上的羟基排在横键左端的为L构型，这样确定出来的构型称为相对构型。

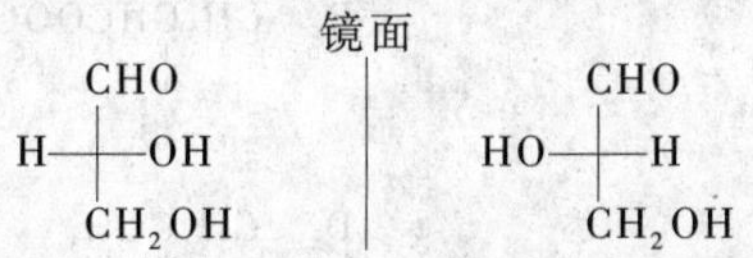

D-(+)-甘油醛　　　L-(-)-甘油醛

直到1951年才有人证明D-(+)-甘油醛的真正构型与原来人为假定的是一致的。这样各种旋光性物质的相对构型也都是绝对构型了。一些化合物如糖类及α-氨基酸的构型常用D/L构型表示法标记。

需要注意物质的构型与旋光性之间没有必然的联系，物质的旋光性必须通过实验测定。

六、光学活性物质在医学上的意义

生物体内存在许多手性化合物。例如，生物体中普遍存在的α-氨基酸主要是L构型，从天然产物中得到的单糖多为D构型。大多数旋光异构体的生理活性是不同的。例如，作为血浆代用品的葡糖酐一定要用右旋糖酐，因为其左旋体会给患者带来较大的危害；右旋维生素C具有抗坏血病作用，而其对映体无效；左旋氯霉素是抗生素，右旋氯霉素几乎没有抑制致病菌的作用。

目标检测

一、选择题

(一) 单项选择题

1. 羧酸的官能团是( )

A. —CHO　　B. —COOH　　C. —OH　　D. —CO—

2. 下列化合物酸性最强的是( )

A. 苯甲酸　　B. 苯酚　　C. 碳酸　　D. 苯甲醇

3. 下列化合物最容易发生脱羧反应的是( )

A. 乙二酸　　B. 甲酸　　C. 苯甲酸　　D. 乙酸

4. 下列化合物既能发生银镜反应又能与 Na_2CO_3 反应放出 CO_2 的是( )

A. 甲醛　　B. 苯甲醛　　C. 甲酸　　D. 苯甲酸

5. 下列有机酸酸性最强的是( )

A. 丙酸　　B. 乳酸　　C. 3-羟基丙酸　　D. 3-羟基丁酸

6. 既能与碳酸钠溶液反应,又能发生酯化反应的是( )

A. 乙酸　　B. 乙醇　　C. 乙醛　　D. 苯酚

7. 下列化合物加热易脱羧生成酮的是( )

A. $CH_3CH_2CH(OH)COOH$　　B. $CH_3C(=O)CH_2COOH$

C. 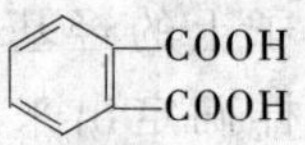　　D. $HOOCCH_2COOH$

8. 下列化合物不具有旋光性的是( )

A. $CH_3CH(Br)COOH$　　B. $CH_3CH(Cl)COOC_2H_5$

C. 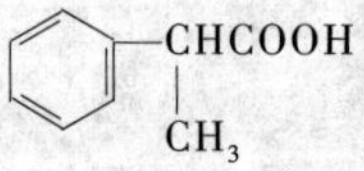　　D. $CH_3C(=O)CH_3$

9. 有对映异构现象的化合物是( )

A. HOOC—CH=CH—COOH　　B. $CH_3COCOOH$

C. $CH_2(OH)CH_2COOH$　　D. HOOC—CH(OH)—CH_2COOH

10. 下列说法正确的是( )

A. 酮体由三种酸组成

B. 取代羧酸是羧酸分子中氢原子被其他原子或原子团取代而得到的产物

C. 对映异构体的理化性质及生理活性都极为相近

D. 羟基酸的分子中既含羟基又含羧基

11. 在下列费歇尔投影式中,为D构型的是( )

A. 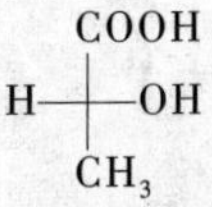　B. 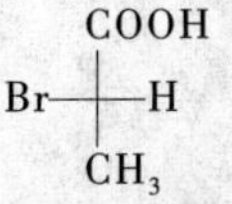

C. 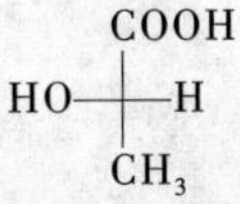　D. 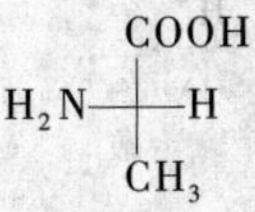

12. 下列试剂中，能将醇与羧酸鉴别开的是（　　）

A. 钠　B. 氢氧化钠　C. 碳酸氢钠　D. 三氯化铁

（二）多项选择题

1. 鉴别甲酸和乙酸，可选用的试剂有（　　）

A. 金属钠　B. 托伦试剂　C. 高锰酸钾　D. 碳酸钠

E. 斐林试剂

2. 下列化合物能与氢氧化钠反应的是（　　）

A. 乙醇　B. 乙酸　C. 苯酚

D. 乙二酸　E. 苯甲醇

3. 下列化合物属于取代羧酸的是（　　）

A. 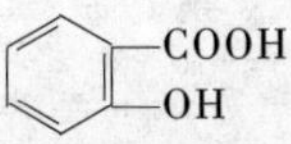　B. 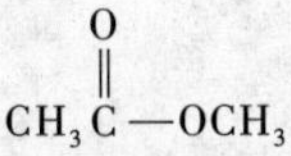　C. $BrCH_2COOH$

D. 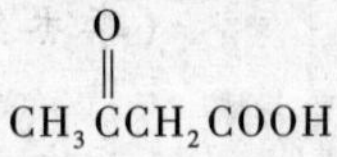　E. 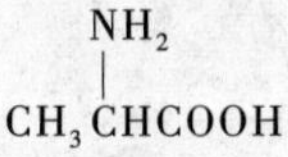

4. 下列属于酮体的是（　　）

A. α-羟基丁酸　B. β-羟基丁酸　C. 丙酮

D. β-丁酮酸　E. 乳酸

二、命名或写出结构式

1. 用系统命名法命名下列化合物

（1）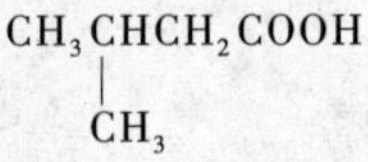　（2）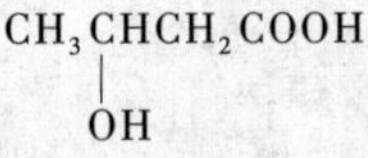

（3）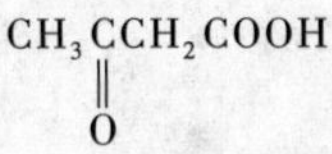　（4）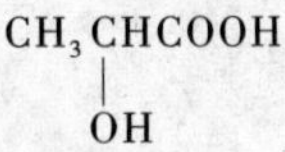

（5）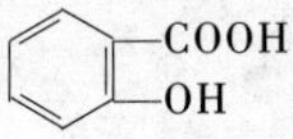　（6）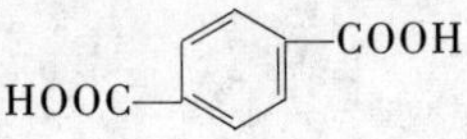

（7）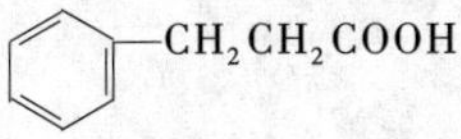　（8）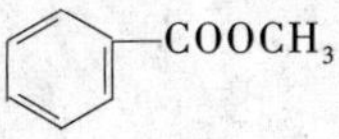

2. 写出下列化合物的结构式

（1）草酸　（2）乙酰水杨酸　（3）乳酸　（4）丁烯二酸　（5）酒石酸　（6）柠檬酸

三、完成下列反应式

1. 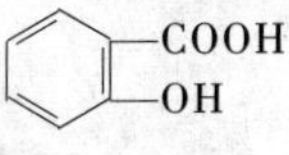 $+ NaHCO_3 \longrightarrow$

2. $HOOCCH(CH_3)COOH \xrightarrow{\triangle}$

3. 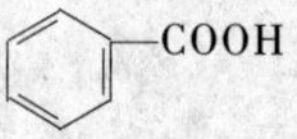 $+ CH_3CH_2OH \xrightarrow[\triangle]{H^+}$

4. $CH_3CH(OH)CH_2COOH \xrightarrow{[O]}$

5. $CH_3CH_2CH(OH)COOH \xrightarrow{\triangle}$

6. $CH_2—COOH$ / $CH_2—CH_2—OH$ (两个 CH_2 相连) $\xrightarrow{\triangle}$

7. $CH_3C(=O)CH_2COOH \xrightarrow{[H]}$

8. $CH_3C(=O)CH_2COOH \xrightarrow{\triangle}$

（李杰红）

第十二章 脂 类

学习要点

1. 油脂的组成、结构及性质。
2. 磷脂酰乙醇胺、磷脂酰胆碱及鞘磷脂的结构和生理意义。
3. 甾族化合物的基本结构及其生理意义。

脂类(lipid)是油脂和类脂的总称,广泛存在于动、植物体内。油脂是油和脂肪的总称;类脂是指结构或性质类似于油脂的物质,主要包括磷脂、糖脂、蜡和甾族化合物。脂类能被生物体所利用,是构成生物体组织的重要成分。

第一节 油 脂

一、油脂的组成和结构

油脂是高级脂肪酸甘油酯,习惯上把在常温下为液体的油脂称为油,为固体的油脂称为脂肪。它们的结构通式如下:

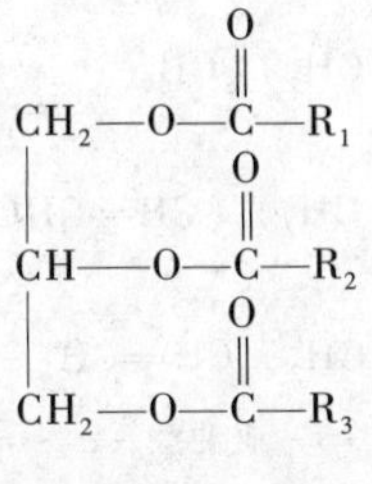

R_1、R_2、R_3 相同的油脂称为单甘油酯,不同的则称为混甘油酯。天然油脂是各种混甘油酯的混合物。组成油脂的脂肪酸绝大多数是含碳原子数较多,且为偶数碳原子的直链羧酸,约有50多种。油脂中常见的高级脂肪酸见表12-1。

多数脂肪酸在人体内能通过代谢合成,但亚油酸、亚麻酸和花生四烯酸等不饱和脂肪酸在人体内不能合成,是人体生长和健康不可缺少的,必须从食物中获得,故称为必需脂肪酸。近年来从海洋动物体内的油脂中,分离出了二十碳五烯酸和二十二碳六烯酸,是大脑所需的营养物质,被誉为"脑黄金"。

表 12－1 油脂中常见的脂肪酸

名称	构造式
月桂酸（十二酸）	$CH_3(CH_2)_{10}COOH$
软脂酸（十六酸）	$CH_3(CH_2)_{14}COOH$
硬脂酸（十八酸）	$CH_3(CH_2)_{16}COOH$
二十四酸	$CH_3(CH_2)_{22}COOH$
油酸（9－十八碳烯酸）	$CH_3(CH_2)_7CH{=}CH(CH_2)_7COOH$
亚油酸（9,12－十八碳二烯酸）	$CH_3(CH_2)_3(CH_2CH{=}CH)_2(CH_2)_7COOH$
亚麻酸（9,12,15－十八碳三烯酸）	$CH_3(CH_2CH{=}CH)_3(CH_2)_7COOH$
花生四烯酸（5,8,11,14－二十碳四烯酸）	$CH_3(CH_2)_3(CH_2CH{=}CH)_4(CH_2)_3COOH$

甘油酯的命名是将脂肪酸名称放在前面，甘油的名称放在后面，称为“某酸甘油酯”。如果是混甘油酯，则需用 α、α' 和 β 分别标明脂肪酸的位次。例如：

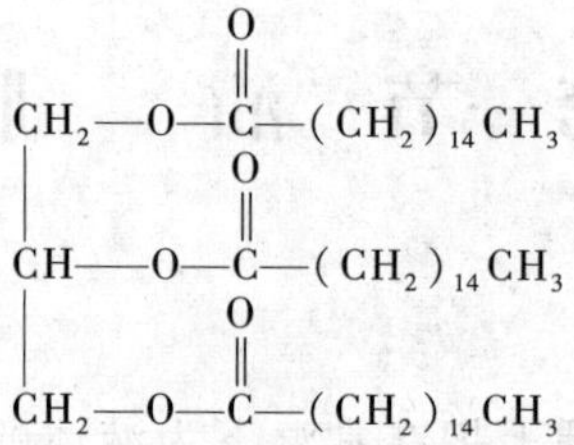

三软脂酸甘油酯

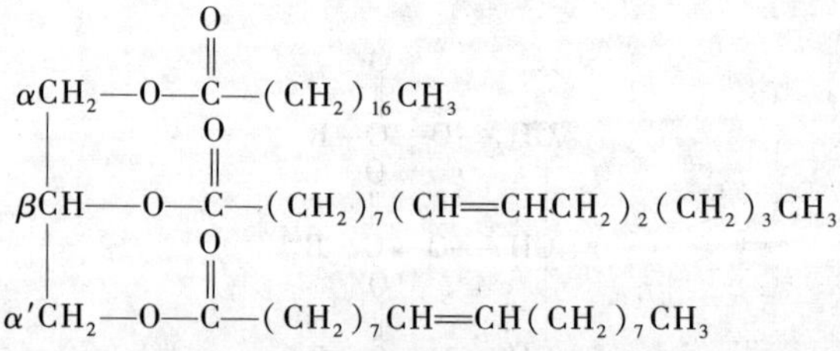

α－硬脂酸－β－亚油酸－α'－油酸甘油酯

二、油脂的性质

纯净的油脂无色、无臭、无味。但通常情况下油脂往往具有气味和颜色，这是因为天然油脂中一般含有维生素和色素。油脂比水轻，相对密度为 0.9～0.95，难溶于水，易溶于有机溶剂。油脂是混合物，因此没有恒定的熔点和沸点。

（一）水解反应

油脂能在酸、碱或酶的作用下发生水解反应。1 mol 油脂完全水解生成 1 mol 甘油和3 mol 脂肪酸。

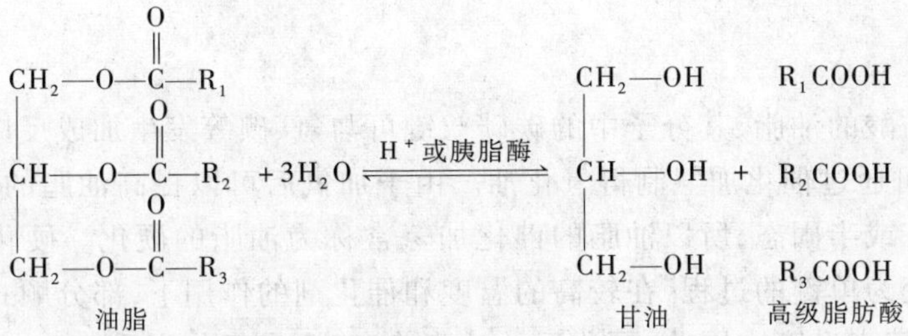

油脂在碱性(NaOH 或 KOH)溶液中水解生成甘油和高级脂肪酸的盐即肥皂,通常将油脂在碱性溶液中的水解反应称为**皂化反应**(saponification)。例如:

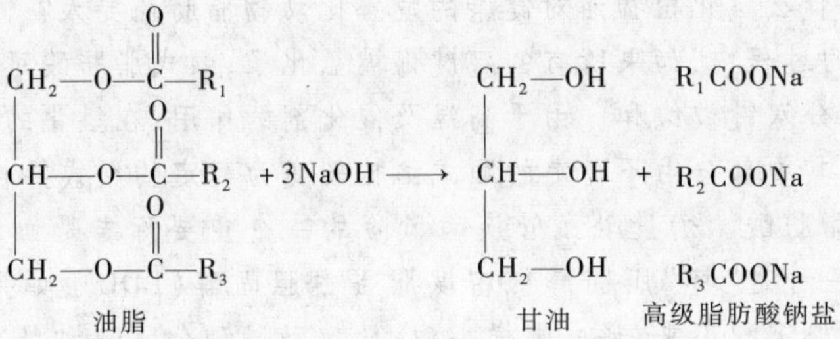

普通肥皂是各种高级脂肪酸钠盐的混合物,高级脂肪酸钾盐称为软皂,甲酚皂溶液(又称"来苏儿")是由煤酚和软皂制成的。

1 g 油脂完全皂化所需要的氢氧化钾的毫克数,称为**皂化值**(saponification number)。根据皂化值的大小,可以判断油脂的平均相对分子质量。皂化值越大,油脂的平均相对分子质量越小,表示该油脂中含低相对分子质量的脂肪酸较多。一些常见油脂的皂化值见表 12-2。

表 12-2　一些常见油脂的皂化值、碘值

油脂名称	皂化值	碘值
猪　油	193~200	46~66
蓖麻油	176~187	81~90
花生油	185~195	83~93
茶　油	170~180	92~109
棉籽油	191~196	103~115
豆　油	189~194	124~136
亚麻油	189~196	170~204
桐　油	190~197	160~180

人体摄入的油脂主要在小肠内进行催化水解,水解产物透过肠壁吸收,进一步合成人体自身的脂肪。

（二）加成反应

含有不饱和脂肪酸的油脂，其分子中的碳碳双键可与氢、碘等发生加成反应。

1. 氢化　油脂可通过催化加氢制得氢化油。由于加氢后可以提高油脂的饱和度，使其由原来的液态变为固态或半固态，所以油脂的催化加氢常称为油脂的硬化。硬化的化学变化不仅仅是双键加氢转变为单键的过程，在较高的温度和催化剂的作用下，部分顺式结构可转变为反式异构体，而使其熔点升高。因此，硬化后的油脂稳定，不易氧化变质。

难点解析

为什么氢化植物油对健康的危害比动物脂肪还要大？

在将油脂氢化的过程中，如果所有的双键都被氢化了，顺式脂肪酸可变成为饱和脂肪酸，但是通常只有部分双键被饱和。由于高温及催化剂的作用，在氢化的过程中剩下的双键结构发生了变化，其中部分由不稳定的顺式结构转变为稳定的反式异构体，致使氢化油中含有大量的反式脂肪酸。衡量心血管疾病风险的一个重要标志是血液中胆固醇的含量，胆固醇有两种，一种是“坏”胆固醇低密度脂蛋白胆固醇（LDL），如果LDL的含量过高，会慢慢在动脉管壁沉积下来，形成粥样小瘤，导致动脉硬化。一种是“好”胆固醇高密度脂蛋白胆固醇（HDL），能够防止粥样小瘤的形成。饱和脂肪酸能升高LDL的含量，相应地也增加了心血管疾病的风险。而反式脂肪酸除了能升高LDL的含量，同时还能降低HDL的含量，相当于双重增加了心血管疾病的风险。顺式脂肪酸则没有这个问题，某些顺式脂肪酸反而能降低心血管疾病的风险。

2. 加碘　油脂中不饱和脂肪酸的碳碳双键也可与碘发生加成反应。根据消耗碘的数量，可以判断油脂的不饱和程度。100 g油脂所能吸收碘的克数称为**碘值**（iodine number）。碘值大，说明油脂的不饱和程度高；碘值小，表示油脂的不饱和程度低。一些常见油脂的碘值见表12－2。

碘值也是衡量食用油脂质量的一个标准。医学研究证明，长期使用低碘值的油脂，易引起动脉血管硬化和心脏疾病。因此，应多食用碘值较高的植物油。

课堂活动

猪油的碘值为46～66，花生油的碘值为83～93，亚麻油的碘值为170～204，这说明什么？

（三）酸败

油脂在空气中放置过久，会变质产生难闻的气味，这种变化称为**酸败**（rancidity）。酸败是由于油脂中不饱和酸的双键在空气中的氧、水分或微生物等作用下，被氧化成过氧化物，后者继续分解或进一步氧化，而产生有臭味的低级醛或羧酸等。光、热、水分和真菌都可以加速油脂的酸败。伴随着油脂的酸败,油脂的水解程度加大,游离脂肪酸的含量会增加。油脂中游离脂肪酸含量的增加是油脂酸败的重要标志。

油脂中游离脂肪酸的含量通常用酸值表示。中和 1 g 油脂中的游离脂肪酸所需氢氧化钾的毫克数称为油脂的**酸值**(acid number)。与正常值比较,酸值越大,说明油脂酸败程度越严重。为了防止油脂的酸败,油脂应贮存于密闭的容器,放置在阴凉处。

皂化值、碘值和酸值是油脂品质分析中的三个重要理化指标。国家对不同油脂的皂化值、碘值、酸值有一定的要求,符合国家规定标准的油脂才可供药用和食用。

知识链接

油脂的生理意义

1. 储能和供能　油脂是动物体内能源储存和供能的重要物质之一。人体所需总能量的 20% ~30% 来自脂肪,每克脂肪氧化产生 38.91 kJ 热量,为糖类物质的 2 倍。脂肪属于疏水性物质,储存时体积相对较小。相同体积的脂肪和糖相比,脂肪所储存的能量是糖所储存的能量的 4 倍。在饥饿或禁食时,脂肪成为机体所需能量的主要来源。

2. 提供必需脂肪酸　油脂中的必需脂肪酸对维持机体的正常生理功能起着重要作用。如果缺乏必需脂肪酸。往往表现为上皮功能不正常,对疾病的抵抗力降低,生长停滞等。饮食中应注意多从植物油中摄取必需脂肪酸。

3. 保护脏器,防止热量散失　油脂不易导热,分布于皮下的脂肪组织可以防止热量散失而保持体温。一般肥胖的人比瘦小的人在夏天更怕热、在冬天更抗冻是体内脂肪较多的缘故。脏器周围的脂肪组织如同软垫,可对外力撞击起缓冲作用,保护内脏。

此外,油脂与人体脂溶性维生素 A、维生素 D、维生素 E、维生素 K 等的吸收和代谢,多种激素的生成,以及神经介质的传递等都密切相关。

第二节　类　　脂

在生物体内,还有许多性质类似于油脂的化合物称为类脂。重要的类脂有磷脂和甾族化合物等。类脂是组成细胞的基本成分,在生物的生命活动中起着非常重要的作用。

一、磷脂

磷脂是含磷的类脂化合物,是细胞原生质的固定组成成分,主要存在于脑、神经组织、骨髓、心、肝及肾等器官中。

(一)磷脂酰胆碱

磷脂酰胆碱又称为卵磷脂,是由磷脂酸分子中的磷酸与胆碱中的羟基酯化而成的化合物。结构如下:

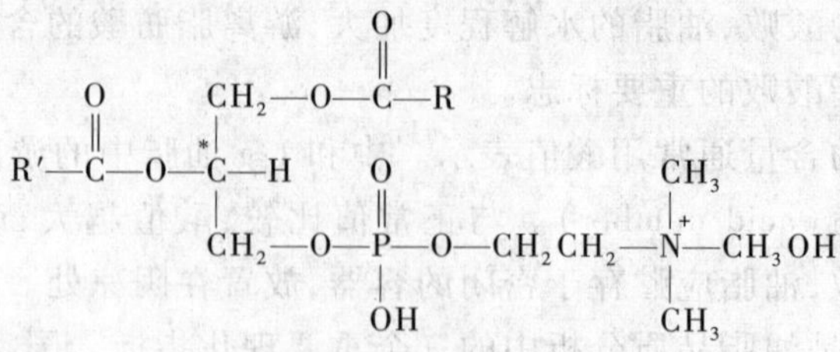

L－α－磷脂酰胆碱

纯净的磷脂酰胆碱为具有强吸水性的白色蜡状物，在空气中易被氧化而变为黄色或棕色。磷脂酰胆碱不溶于水及丙酮，易溶于乙醚、乙醇及三氯甲烷。它在脑、神经组织、肝、肾上腺及红细胞中含量较多，在蛋黄中含量最多（约占 8%～10%），故俗称卵磷脂。

根据磷脂酰胆碱中磷酸与甘油连接位置的不同，有 α 及 β 两种异构体，自然界存在的是 α 型。在卵磷脂分子中甘油部分的 β 碳原子是手性碳原子，因而有 D 型和 L 型两种构型，自然界存在的为 L 型。

磷脂酰胆碱经水解后得到甘油、脂肪酸、磷酸和胆碱。形成磷脂酰胆碱的常见脂肪酸有棕榈酸、硬脂酸、油酸、亚油酸、亚麻酸及花生四烯酸等。

（二）磷脂酰乙醇胺

磷脂酰乙醇胺又称为磷脂酰胆胺或脑磷脂，在脑组织中含量很多。它和磷脂酰胆碱并存于机体各组织及器官中，其构造和理化性质均与磷脂酰胆碱相似，只是在磷脂酰乙醇胺分子中，与磷酸结合的是乙醇胺（$HOCH_2CH_2NH_2$）。结构如下：

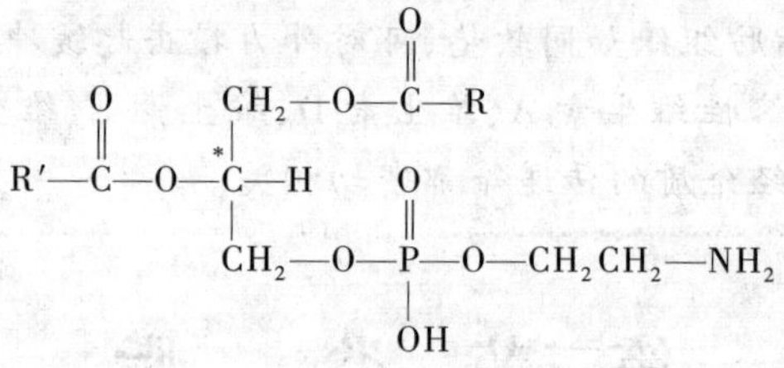

L－α－磷脂酰乙醇胺

磷脂酰乙醇胺不稳定，易吸收水分，在空气中易氧化成棕黑色。能溶于乙醚，但难溶于乙醇，这是与磷脂酰胆碱在溶解性方面的不同点。

磷脂酰乙醇胺与血液凝固有关。凝血激酶是由磷脂酰乙醇胺与蛋白质组成的，它存在于血小板内，能促使血液凝固。

（三）鞘磷脂

鞘磷脂大量存在于脑和神经组织中，又称为神经磷脂，脾、肝及其他组织中含量较少。鞘磷脂的组成和结构与磷脂酰胆碱、磷脂酰乙醇胺不同，其分子中不含甘油部分，而是含有一个长链的不饱和醇——鞘氨醇。1 mol 鞘磷脂完全水解后，可得到鞘氨醇、脂肪酸、磷酸和胆碱各 1 mol。

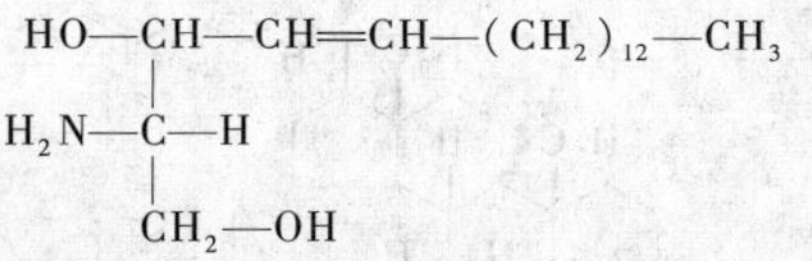

鞘氨醇

鞘磷脂分子中的脂肪酸连接在鞘氨醇的氨基上，磷酸以酯的形式与鞘氨醇及胆碱相结合。

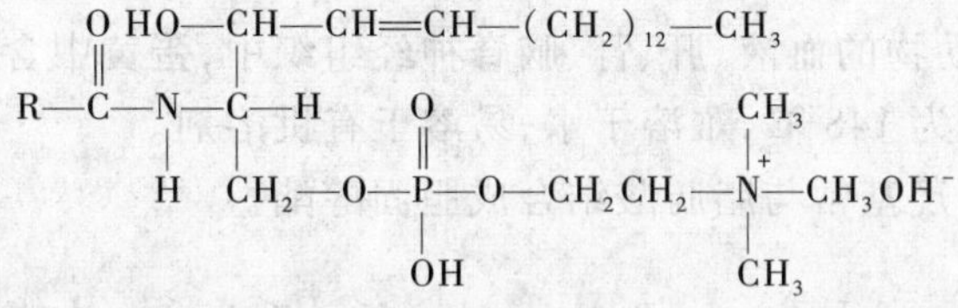

鞘磷脂(神经磷脂)

鞘磷脂是无色晶体，在光的作用下或在空气中不易氧化，比较稳定，不溶于丙酮及乙醚，而溶于热乙醇。

二、甾族化合物

甾族化合物是一类广泛存在于动植物体内的天然有机化合物，许多甾族化合物具有重要的生理作用，如胆甾醇、胆汁酸、维生素 D、肾上腺皮质激素及性激素等。

甾族化合物都含有环戊烷多氢菲的基本骨架。骨架中 4 个环用字母 A、B、C 和 D 表示，并将 17 个碳原子按特定顺序编号。大多数甾族化合物在环戊烷多氢菲的母核上还有三个侧链，它们分别连在 C_{10}、C_{13} 和 C_{17} 的碳原子上。

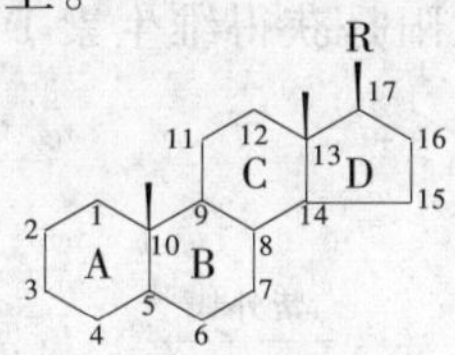

甾族化合物母环

在 C_{10} 和 C_{13} 上常是甲基(有时是—CHO 或—CH_2OH)，称为角甲基，C_{17} 上连接的是较长的碳链、含氧原子团或其他原子团。这三个原子团都在环平面的上方，用实线表示。环上若有其他取代基，则它们在空间有两种取向，环上的取代基与角甲基取向相同(即在环平面的上方)，称为 β 构型，用实线表示；如环上取代基与角甲基取向相反(即在环平面的下方)，则称为 α 构型，用虚线表示。

(一) 固醇类

固醇是环上连有醇羟基的固态物质，又称为甾醇。它们常以游离状态或高级脂肪酸酯的形式存在于动植物体内。

1. 胆固醇　胆固醇是从胆石中发现的固体状醇，又称为胆甾醇，它的结构特点是 C_3 上有一个 β 构型的羟基，C_5 和 C_6 之间有一个双键，C_{17} 上有一个含 8 个碳原子的烃基侧链。其结构如下：

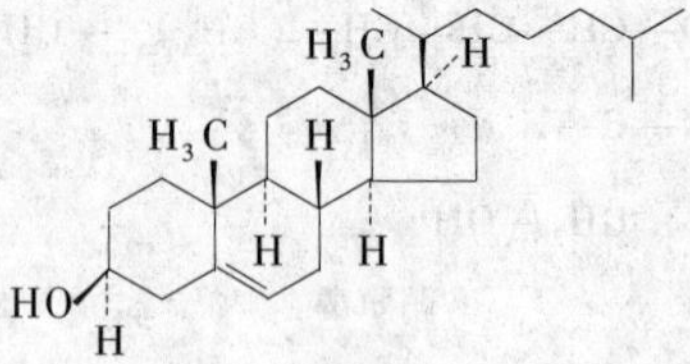

胆固醇

胆固醇存在于人及动物的血液、肝、肾、脑脊神经组织中，蛋黄中含量也较多。它为无色或略带黄色的蜡状物，熔点为 148 ℃，难溶于水，易溶于有机溶剂。

在体内胆固醇 C_3 上羟基常与脂肪酸结合成胆固醇酯。

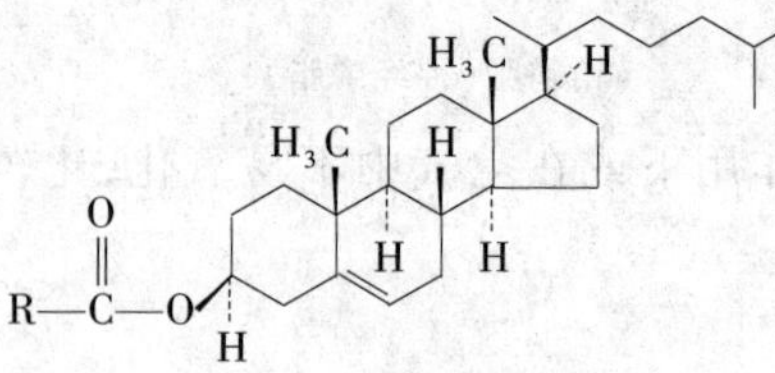

胆固醇酯

人体中的胆固醇一部分从食物中摄取，一部分由体内组织细胞自己合成。当人体内胆固醇代谢发生障碍时，血液中胆固醇的含量就会增多，并从血清中析出，引起血管变窄，降低血液流速，造成高血压、动脉硬化；在胆汁液中，若有胆固醇沉积，则形成胆石。

2. 7－脱氢胆固醇　7－脱氢胆固醇存在于人体皮肤中，当受到紫外线照射时，它的 B 环打开，转变为维生素 D_3。因此，多晒太阳是获得维生素 D_3 的最简单方法。

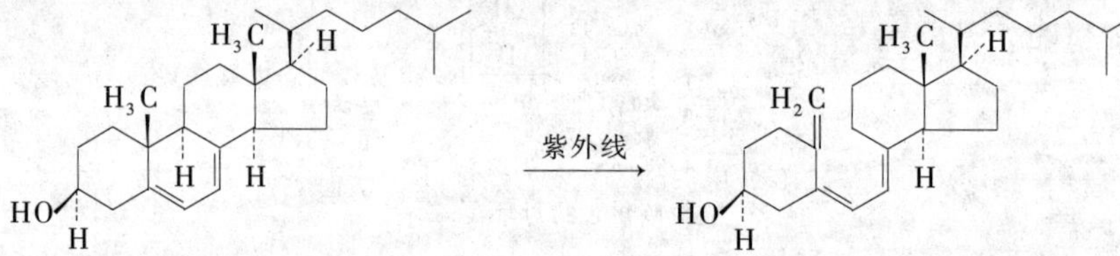

7－脱氢胆固醇　　维生素D_3

3. 麦角固醇　麦角固醇存在于酵母及某些植物中，在 C_{17} 的侧链上多一个甲基和一个双键。在紫外线照射下，麦角固醇的 B 环打开生成维生素 D_2。

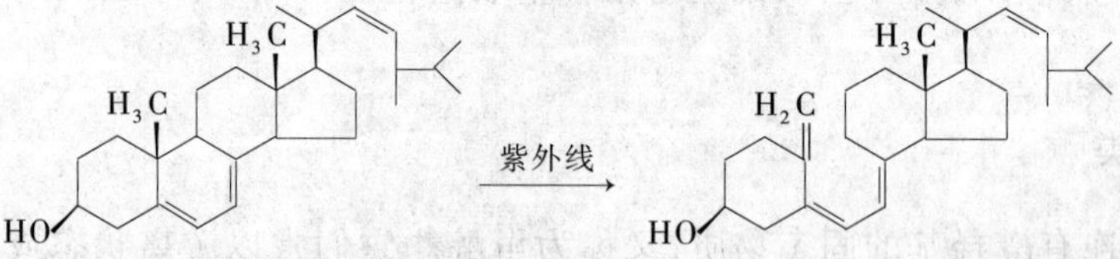

麦角固醇　　维生素D_2

维生素 D 严重缺乏时，儿童会得佝偻病，成人则患软骨病。因此，儿童需要多服用一些维生素 D，同时需要适当晒太阳。

维生素 D 包括几种生理作用相同的物质，其中以维生素 D_2 和维生素 D_3 的作用最强，由于维生素 D 能促进肠道对钙、磷的吸收，使血液中钙、磷浓度增加，有利于钙、磷沉着，所以能防治佝偻病和软骨病。维生素 D 是脂溶性维生素,对热和空气中的氧都比较稳定。

(二) 胆固酸

在人和动物的胆汁中,含有几种结构与胆固醇类似的酸,统称为胆固酸。其中最重要的是胆酸和脱氧胆酸。

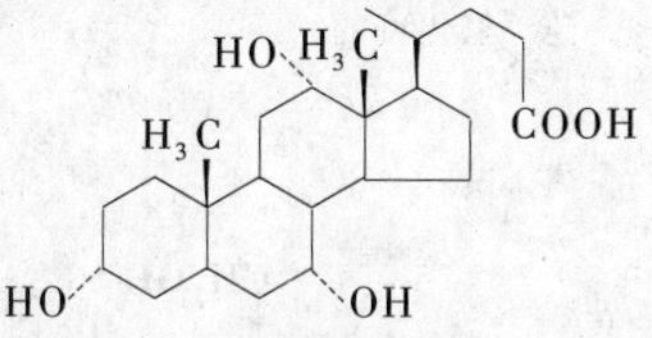
胆酸

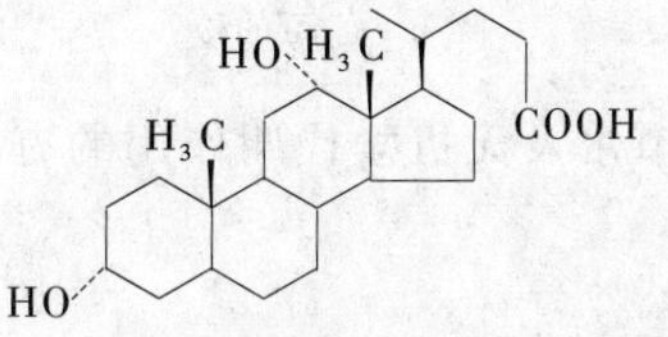
脱氧胆酸

它们的结构特征是 C_{17} 上的侧链较短,只有 5 个碳原子,末端有 1 个羧基;胆酸的 C_3、C_7 和 C_{12} 上的羟基为 α 构型,与胆酸相比较,脱氧胆酸只是在 C_7 上少 1 个氧原子。

胆酸和脱氧胆酸与甘氨酸(H_2NCH_2COOH)或牛磺酸($H_2N—CH_2—CH_2—SO_3H$)以酰胺键相结合,这种结合胆酸统称为胆汁酸。在碱性胆汁中,胆汁酸以钠盐或钾盐形式存在,称为胆汁酸盐。

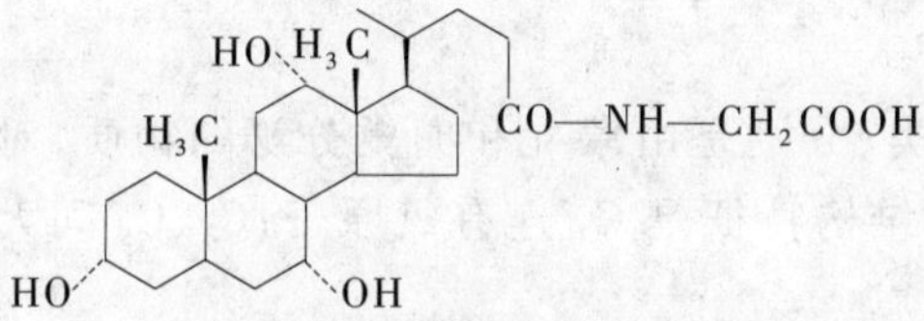
甘氨胆酸

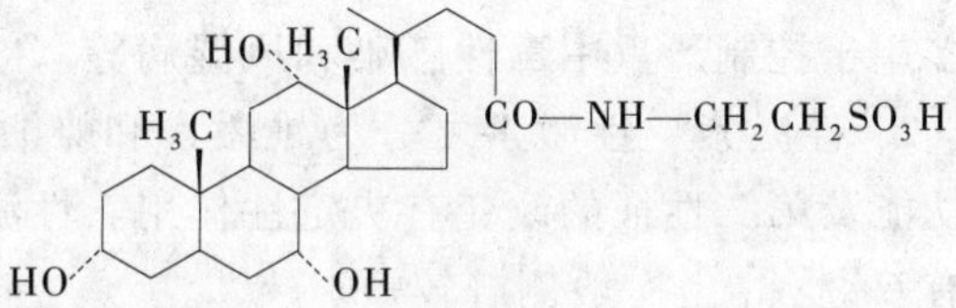
牛磺胆酸

分泌到肠中的胆汁酸盐是一种乳化剂,对脂肪的消化起着重要作用。

(三) 甾体激素

激素是由动物体内各种内分泌腺分泌的一类化学活性物质,具有很强的生理作用,主要有控制生长、调节代谢和性的功能等。激素分为两大类,一类是含氮激素,如肾上腺素、甲状腺素和胰岛素等;另一类就是甾体激素。根据来源甾体激素又可分肾上腺皮质激素和性激素两类。

1. 肾上腺皮质激素　肾上腺皮质激素是产生于肾上腺皮质的一类激素。现已从肾上腺皮质中提取出 40 多种甾族化合物,其中有七种活性较大的激素。一般规律是 C_{11} 上有含氧基团的肾上腺皮质激素是调节糖代谢的(醛固酮例外),C_{11} 上无含氧基团的为调节水及无机盐代谢的,C_{17} 上有 α - 羟基的,其生理功能加强。

具有调节糖代谢作用的肾上腺皮质激素有:

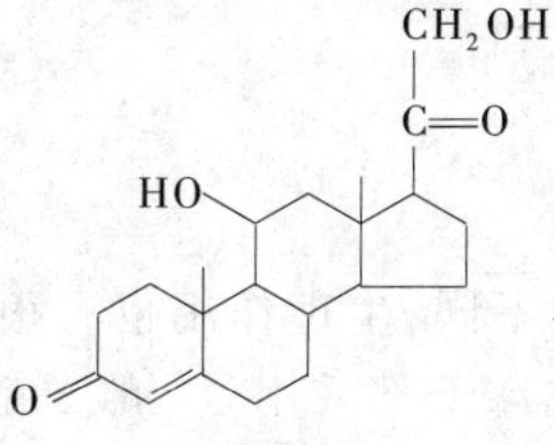
皮质酮

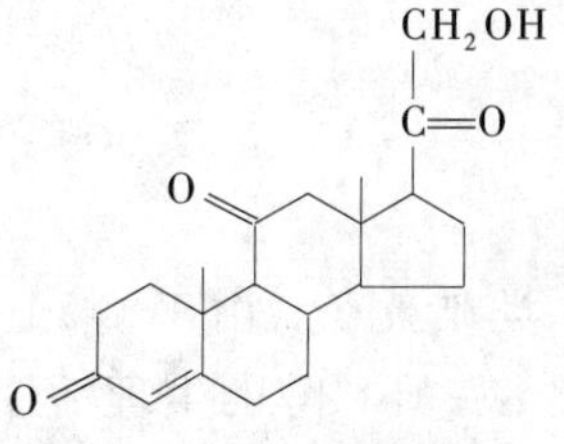
11 - 脱氢皮质酮

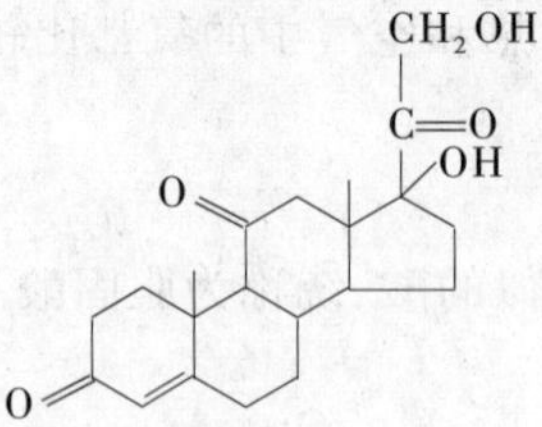

可的松

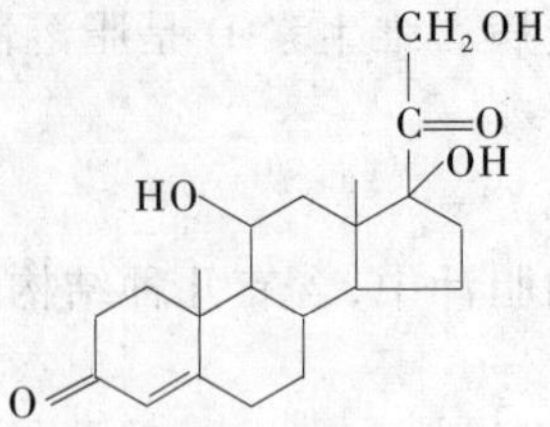

氢化可的松

具有调节水及无机盐代谢作用的有：

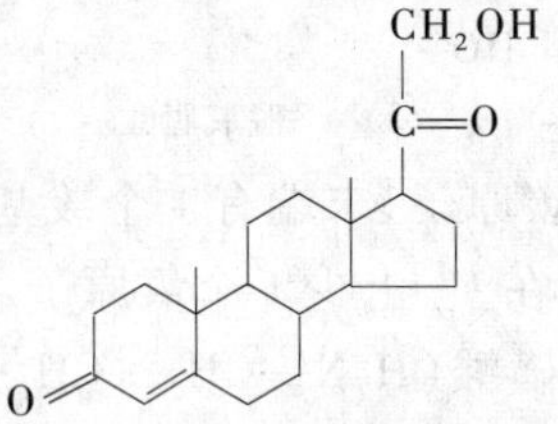

11－去氧皮质酮

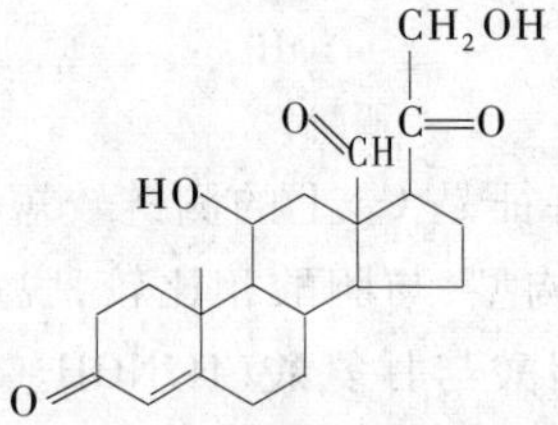

醛固酮

在药物方面，可的松和氢化可的松具有抗炎症、抗过敏、抗病毒、抗休克等药理作用，临床上多用于控制严重中毒性感染和风湿病等。

2. 性激素　性激素可分为雄激素和雌激素两类，分别是由睾丸和卵巢分泌的物质，对生育功能及第二性征的改变有决定性作用。性激素的结构特征是 C_3 连有氧原子；C_4、C_5 间大多数有双键；C_{17} 上一般侧链较短。

睾酮是雄激素，能促进雄性器官和第二性征的发育。临床上多用其衍生物，如甲基睾酮、睾酮丙酸酯等。

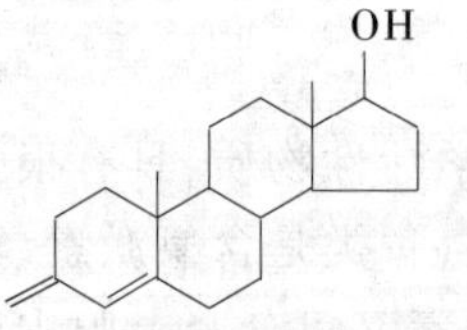

睾酮

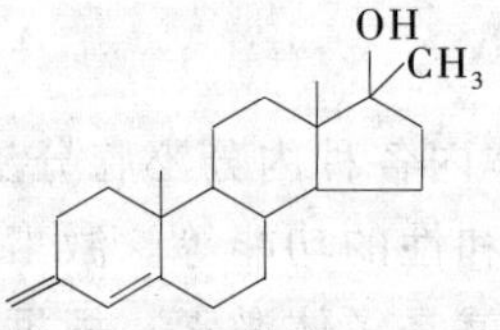

甲基睾酮

孕酮是雌激素，其生理作用是抑制排卵，并使子宫内的受精卵和胎儿正常发育，临床上用于治疗习惯性流产、子宫功能性出血、痛经和月经失调等。

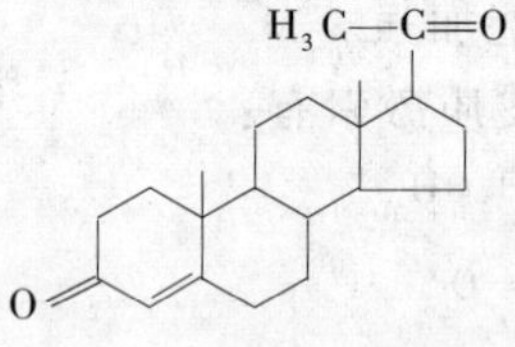

孕酮

雌二醇是另一类雌激素。由于 C_{17} 上羟基的构型不同，生理作用也有很大差异，如 β－雌二醇的生理活性比 α－雌二醇的生理活性强得多。临床上都采用 β－雌二醇治疗卵巢功能不全引起的病症，如子宫发育不全、月经失调等。

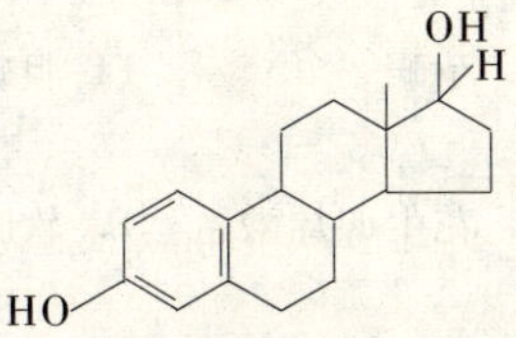

β-雌二醇

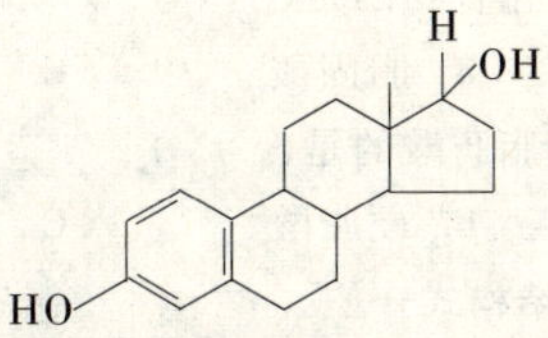

α-雌二醇

目标检测

一、选择题

（一）单项选择题

1. 1 mol 油脂完全水解后能生成（　　）

A. 1 mol 甘油和 1 mol 水　　B. 1 mol 甘油和 1 mol 脂肪酸

C. 3 mol 甘油和 3 mol 脂肪酸　　D. 1 mol 甘油和 3 mol 脂肪酸

2. 下列不是鞘磷脂水解的产物的是（　　）

A. 甘油　　B. 鞘氨醇

C. 脂肪酸、磷酸　　D. 胆碱

3. 既能发生皂化反应，又能和氢气发生加成反应的物质是（　　）

A. 软脂酸甘油酯　　B. 油酸甘油酯

C. 硬脂酸甘油酯　　D. 丁酸辛酯

4. 7-脱氢胆固醇在紫外线照射下得到的产物是（　　）

A. 胆固醇酯　　B. 维生素 D_3

C. 维生素 D_2　　D. 胆酸

5. 根据油脂皂化值的大小可判断油脂的（　　）

A. 水解程度　　B. 不饱和程度

C. 平均相对分子质量　　D. 酸败程度

6. 酸值可以说明油脂的（　　）

A. 水解程度　　B. 不饱和程度

C. 平均相对分子质量　　D. 酸败程度

7. 碘值可说明油脂的（　　）

A. 水解程度　　B. 不饱和程度

C. 平均相对分子质量　　D. 酸败程度

8. 油脂品质分析中，三个重要的指标是（　　）

A. 氢化值、皂化值、酸值　　B. 硬化值、碘值、酸值

C. 皂化值、碘值、酸值　　D. 氢化值、碘值、酸值

（二）多项选题

1. 下列物质属于脂类的是（　　）

A. 油脂　　B. 卵磷脂　　C. 甘油　　D. 肥皂　　E. 鞘磷脂

2. 卵磷脂完全水解产物有（　　）

A. 磷酸　B. 脂肪酸　C. 甘油　D. 胆胺　E. 胆碱

3. 下列属于甾族化合物的是(　　)

A. 胆固醇　B. 胆固酸　C. 胆胺　D. 孕酮　E. 胆碱

4. 下列属于必需脂肪酸的是(　　)

A. 亚油酸　B. 硬脂酸　C. 亚麻酸　D. 花生四烯酸　E. 软脂酸

二、命名或写出结构式

1. 写出下列化合物的名称

(1)

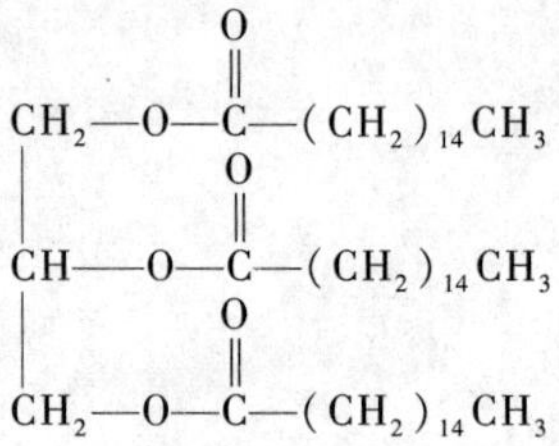

(2)

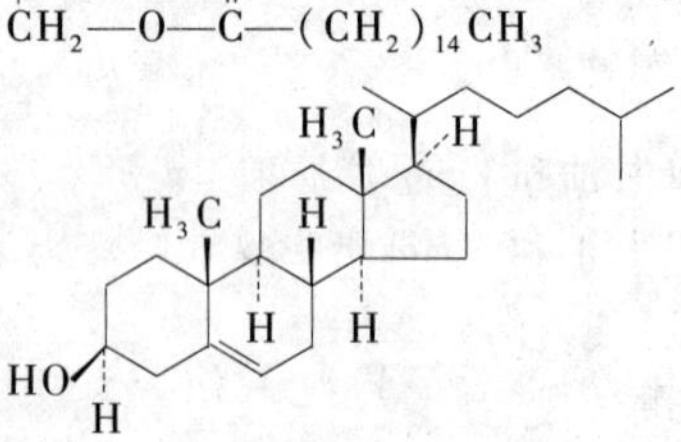

(3) $CH_3(CH_2)_7CH{=}CH(CH_2)_7COOH$

(4) $CH_3(CH_2)_3(CH_2CH{=}CH)_4(CH_2)_3COOH$

(5) $HOCH_2CH_2NH_2$

2. 写出下列化合物的结构式

(1) 硬脂酸　(2) 胆碱　(3) 维生素 D_3　(4) 孕酮　(5) 甘油

（林晓辉）

第十三章 糖 类

学习要点

1. 单糖的开链结构、环状结构和哈沃斯透视式。
2. 单糖的化学性质。
3. 二糖的结构和性质。
4. 多糖的结构和性质。

糖类是广泛分布于自然界的一类重要的有机化合物，人体血液中的葡萄糖、甘蔗中的蔗糖、植物种子中的淀粉、植物体内的纤维素等均属于糖类。糖类与生物体密切相关，是生物体维持生命活动所需能量的主要来源。

人类最初认识的糖类由碳、氢、氧三种元素组成，而且其分子中氢和氧的比例恰好为 2∶1，可用通式 $C_m(H_2O)_n$ 表示。如葡萄糖和果糖的分子式均可写为 $C_6(H_2O)_6$，所以将糖类俗称为碳水化合物。后来发现，有些化合物分子组成虽然不符合 $C_m(H_2O)_n$，但仍属于糖类，如鼠李糖 $C_6H_{12}O_5$、脱氧核糖 $C_5H_{10}O_4$。而有些化合物虽符合 $C_m(H_2O)_n$，却不属于糖类，如乳酸、乙酸。因此，把糖类称为"碳水化合物"并不十分确切。

从分子结构上看，**糖类化合物**（carbohydrate compound）是多羟基醛、多羟基酮和它们的脱水缩合物。根据水解情况糖类化合物可分为单糖、低聚糖和多糖三类。凡是不能水解的糖称为单糖，如葡萄糖、果糖；水解后生成 2～10 个单糖分子的糖称为低聚糖，也称为寡糖，常见的是二（双）糖，如麦芽糖、乳糖、蔗糖；水解后能生成 10 个以上单糖分子的糖称为多糖，如淀粉、纤维素、糖原。

第一节 单 糖

单糖（monosaccharide）是多羟基醛或多羟基酮。含有醛基的糖称为醛糖，含有酮基的糖称为酮糖。根据单糖分子中碳原子数目，单糖又可分为丙糖、丁糖、戊糖和己糖。自然界中存在的单糖主要是戊糖和己糖。

一、单糖的结构

从结构上看，葡萄糖是醛糖，果糖是酮糖，下面以葡萄糖和果糖为例来介绍单糖的结构。

（一）葡萄糖的结构

1. 葡萄糖的开链结构和构型　葡萄糖的分子式为 $C_6H_{12}O_6$，属于己醛糖，其结构式为：

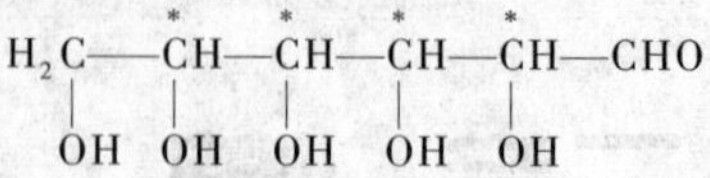

其分子中有4个手性碳原子，有16个光学异构体，8对对映异构体，葡萄糖仅是其中的一对。糖分子的构型仍采用D/L标记法，分子中编号最大的手性碳原子上的羟基在右侧的称为D型，在左侧的称为L型。自然界中存在的葡萄糖具有右旋性，所以写为D－(＋)－葡萄糖，它的开链式结构为：

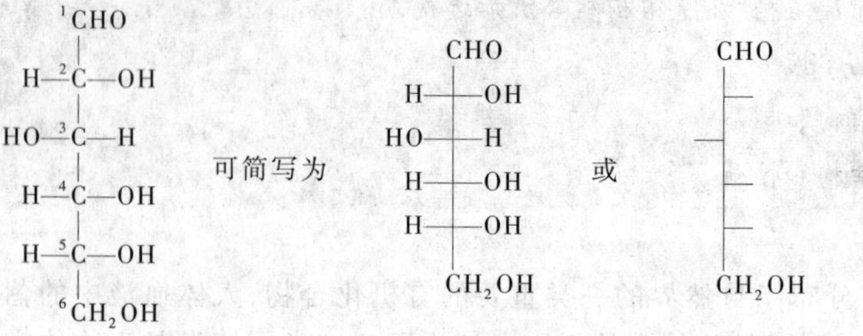

D－(＋)－葡萄糖　　D－(＋)－葡萄糖　　D－(＋)－葡萄糖

2. 葡萄糖的变旋光现象和环状结构　由实验得知，从乙醇中析出的葡萄糖晶体，熔点为146 ℃，比旋光度为＋112°，其水溶液在放置后比旋光度逐渐下降，降至＋52.5°时不再变化；而从吡啶中析出的葡萄糖晶体，熔点为150 ℃，比旋光度为＋18.7°，其水溶液放置后比旋光度逐渐上升，升至＋52.5°时也不再变化。这种比旋光度随时间自行发生变化，直至达到恒定值的现象称为**变旋光现象**(mutarotation)。

开链结构可解释葡萄糖的许多化学性质，但对变旋光现象及某些化学性质无法解释。如葡萄糖不能与亚硫酸氢钠加成，与希夫试剂不显色。

在葡萄糖分子中既有醛基，又有羟基，其C_5上的羟基与醛基缩合，形成含氧的六元环状半缩醛结构，也称为氧环式结构，与吡喃环的结构相似，故D－葡萄糖的环状结构又称为D－吡喃葡萄糖。

葡萄糖在形成环状半缩醛结构时，生成的半缩醛羟基(也称为苷羟基)，在空间的取向不同而产生两种光学异构体，苷羟基与C_5上的羟基处于同侧(右侧)为α型，称为α－D－葡萄糖，处于异侧(左侧)则为β型，称为β－D－葡萄糖，两者为非对映异构体。

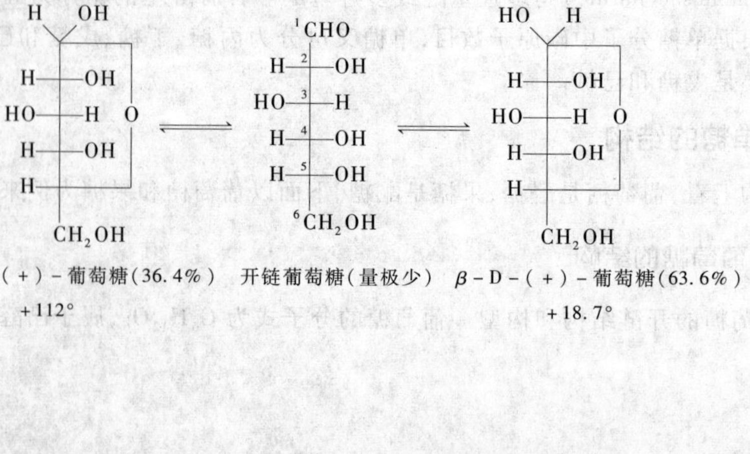

α－D－(＋)－葡萄糖(36.4%)　开链葡萄糖(量极少)　β－D－(＋)－葡萄糖(63.6%)

＋112°　　＋18.7°

α－D－(＋)－葡萄糖和β－D－(＋)－葡萄糖在水溶液中可通过开链式结构相互转变，这是葡萄糖产生变旋光现象的原因。凡是分子结构中具有半缩醛或半缩酮的糖类均会产生变旋光现象。

上述两种葡萄糖只是顶端 C_1 的构型不同，其他碳原子的构型均相同，故称为端基异构体或异头物。在有多个手性碳原子的分子中，只有一个碳原子的构型不同，其他碳原子的构型均相同者，称为差向异构体。端基异构体属于差向异构体。

3. 葡萄糖的哈沃斯透视式　为了更真实地反映葡萄糖分子的空间构型，常用哈沃斯透视式来表示其环状结构。方法是：① 将环的平面垂直于纸平面，粗实线表示在纸平面的前方，细实线表示在纸平面的后方；② 费歇尔投影式中位于碳链左侧的基团写在环的上方，位于碳链右侧的基团写在环的下方；③ D 型糖的羟甲基(—CH_2OH)写在环平面的上方，L 型糖的羟甲基写在环平面的下方。如 α－D－(＋)－葡萄糖和β－D－(＋)－葡萄糖的哈沃斯透视式可表示为：

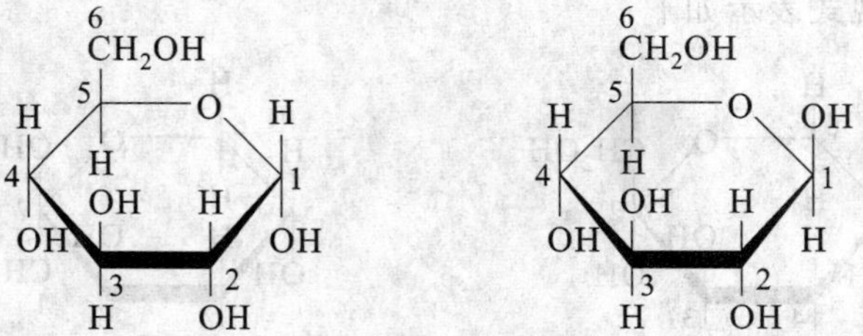

α－D－(＋)－葡萄糖　　β－D－(＋)－葡萄糖

(二) 果糖的结构

1. 果糖的开链结构　果糖属于己酮糖，分子式为 $C_6H_{12}O_6$，与葡萄糖互为同分异构体。它的开链结构式如下：

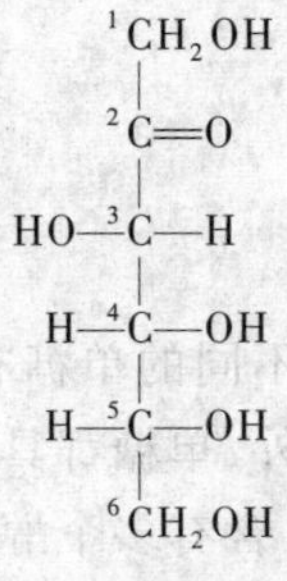

D－(－)－果糖

D 构型果糖的水溶液具有左旋性，称为 D－(－)－果糖。果糖分子中有 3 个手性碳原子，有 8 个光学异构体，即 4 对对映体。

2. 果糖的环状结构　与葡萄糖相似，果糖分子中的酮基也可以与羟基形成半缩酮的氧环式结构。果糖分子中的酮基可分别与 C_5 或 C_6 上的羟基作用形成五元环状的呋喃果糖和六元环状的吡喃果糖。游离态的 D－果糖主要以 D－吡喃果糖的结构存在，结合态的 D－果糖主要以 D－呋喃果糖结构存在，如蔗糖中的果糖为呋喃环结构。由于半缩酮苷羟基在空间的排列方式不同，氧环式的 D－呋喃果糖和 D－吡喃果糖同样有 α－和 β－两种异构体。其构型的确定与葡萄糖相同，C_2 上的半缩酮苷羟基与 C_5 上的羟基处于同侧（右侧）者称为 α－D－果糖，处于异侧（左侧）则称为 β－D－果糖。果糖在水溶液中同样存在着环状结构和开链结构的互变平衡，因此，果糖也具有变旋光现象，达到平衡时，其比旋光度为－92°。果糖的环状结构为：

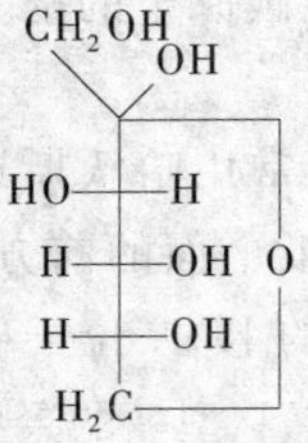
α－D－(－)－吡喃果糖

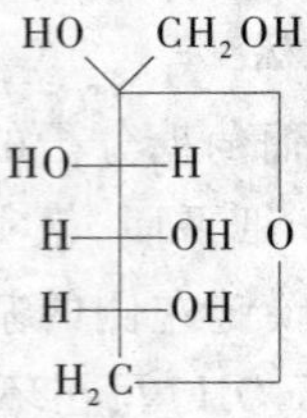
β－D－(－)－吡喃果糖

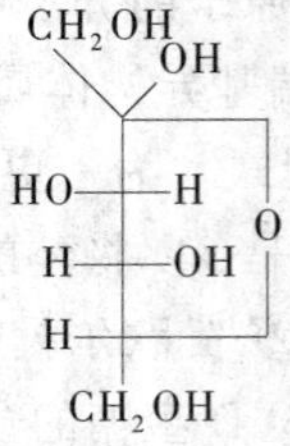
α－D－(－)－呋喃果糖

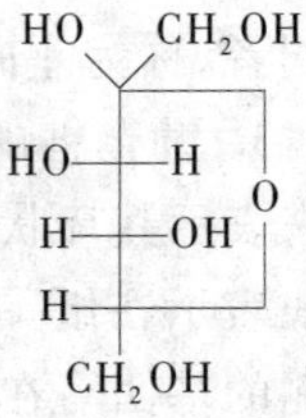
β－D－(－)－呋喃果糖

3. 果糖的哈沃斯透视式　与葡萄糖相似，果糖的环状结构也可以用哈沃斯透视式表示。D－果糖的哈沃斯透视式表示如下：

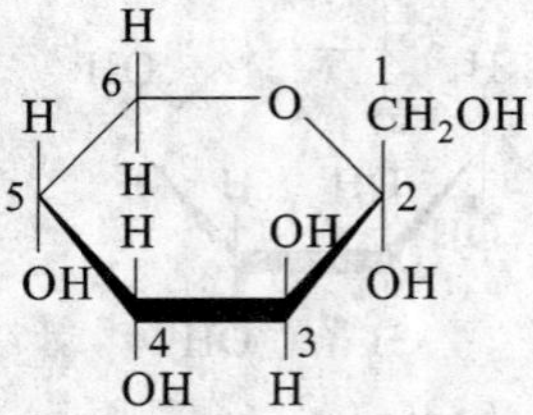
α－D－(－)－吡喃果糖

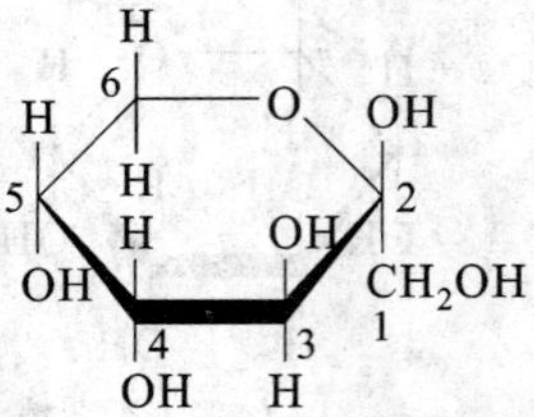
β－D－(－)－吡喃果糖

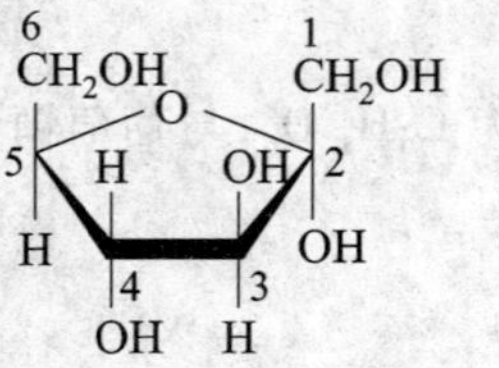
α－D－(－)－呋喃果糖

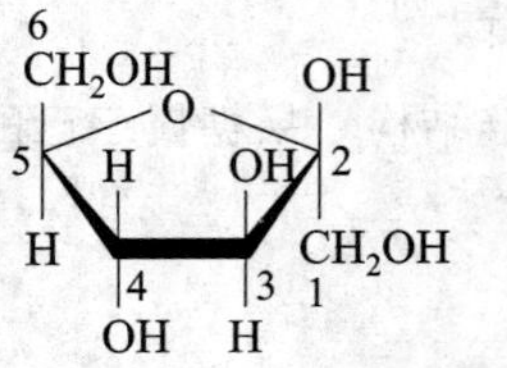
β－D－(－)－呋喃果糖

二、单糖的化学性质

单糖都是无色或白色结晶，有甜味，不同的单糖有不同的甜度。单糖具有吸湿性，易溶于水而难溶于乙醇等有机溶剂。除丙酮糖外，单糖都具有旋光性，溶于水时会产生变旋光现象。

单糖分子中含有醛基或酮基，同时又含有多个醇羟基，在化学反应中既表现出一般醇类和醛酮的性质，又表现出两类基团相互影响而产生的一些特性。

（一）氧化反应

1. 被弱氧化剂氧化　单糖都具有还原性，能被托伦试剂、斐林试剂和班氏（Benedict）试剂等弱氧化剂氧化。如葡萄糖与托伦试剂反应：

$$C_5H_{11}O_5CHO + 2[Ag(NH_3)_2]OH \xrightarrow{\triangle} C_5H_{11}O_5COO^- + 2Ag\downarrow + NH_4^+ + H_2O + 3NH_3\uparrow$$

斐林试剂与单糖反应，斐林试剂中的 Cu^{2+} 配离子被还原为砖红色氧化亚铜（Cu_2O）沉淀。将单糖与班氏试剂一起加热，班氏试剂中的 Cu^{2+} 配离子也被还原成 Cu_2O 砖红色沉淀，临床检验中常用班氏试剂来检测尿中的葡萄糖。班氏试剂是由柠檬酸、碳酸钠和硫酸铜配制而成的蓝色溶液。

凡能被弱氧化剂氧化的糖称为还原性糖，不能被氧化的糖则称为非还原性糖。从分子结构上看，还原性糖分子中都含有半缩醛（酮）羟基（即苷羟基），单糖分子中都含有苷羟基，所以单糖都是还原性糖。

2. 被其他氧化剂氧化　温和的氧化剂，如溴水可氧化醛糖，而不能氧化酮糖，因此可用溴水来区别醛糖和酮糖。如：

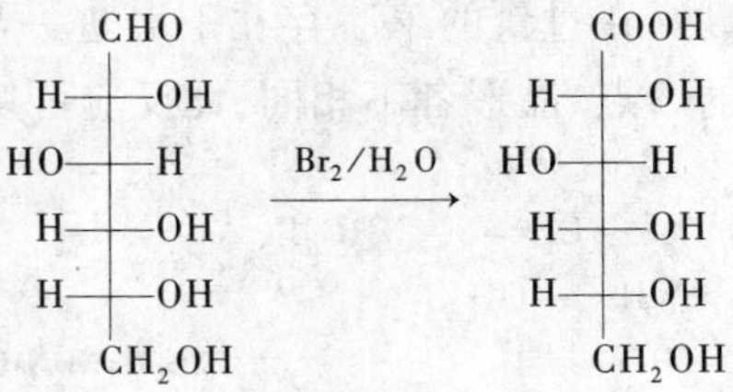

较强的氧化剂，如稀硝酸氧化醛糖时，—CHO 及—CH_2OH 均被氧化成羧基，生成糖二酸。如：

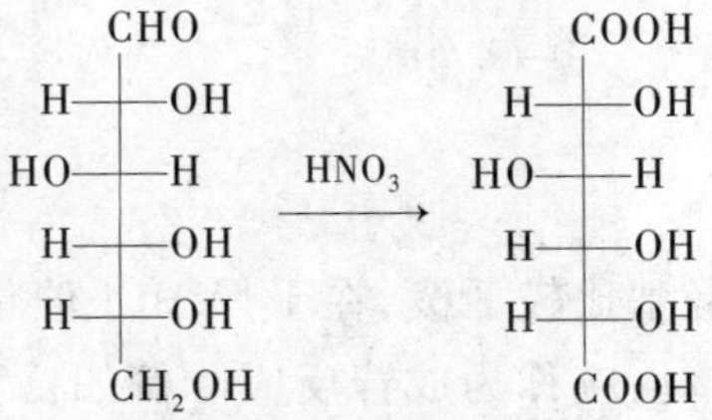

葡萄糖　　葡萄糖二酸

酮糖也可被稀硝酸氧化，碳链断裂生成较小分子的二元酸。

（二）成酯反应

单糖分子中的醇羟基能与酸作用生成酯。在生物体内，葡萄糖在酶的作用下，与磷酸作用生成葡糖-1-磷酸酯、葡糖-6-磷酸酯和葡糖-1,6-二磷酸酯。糖的磷酸酯是体内糖代谢的中间产物。

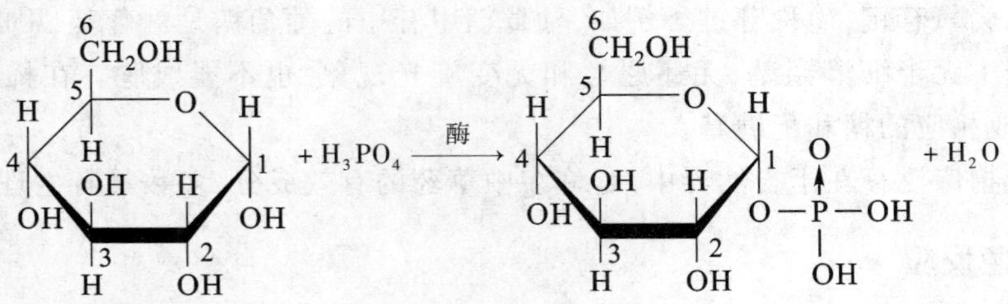

α-葡萄糖　　α-葡糖-1-磷酸

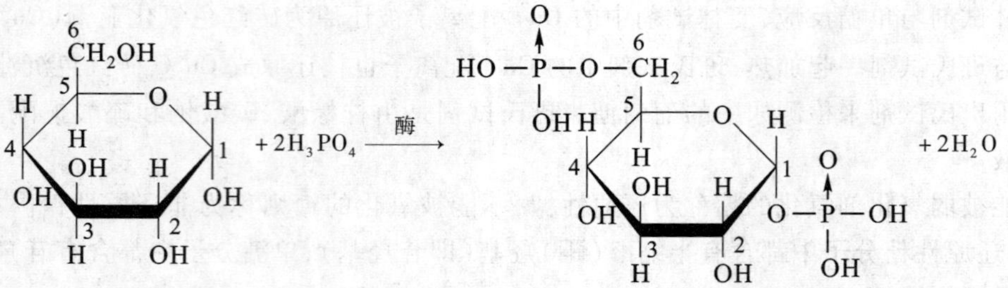

α－葡萄糖　　α－葡糖－1,6－二磷酸

（三）成脎反应

单糖可与苯肼反应生成苯腙，在过量的苯肼存在下可进一步反应而生成糖脎。糖脎是不溶于水的黄色结晶，不同糖脎的熔点、晶形各不相同，此反应可用于鉴别糖类。例如：

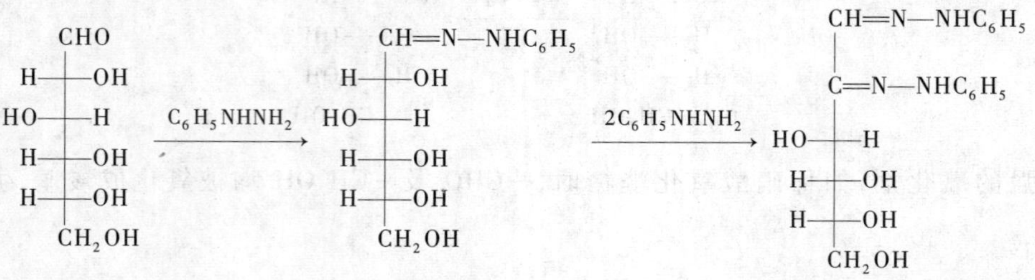

D－葡萄糖　　D－葡萄糖腙　　D－葡萄糖脎

（四）成苷反应

单糖环状结构中的半缩醛羟基比较活泼，在干燥 HCl 催化下可与醇羟基脱水生成缩醛类化合物，这类化合物称为糖苷，该反应称为成苷反应。例如：

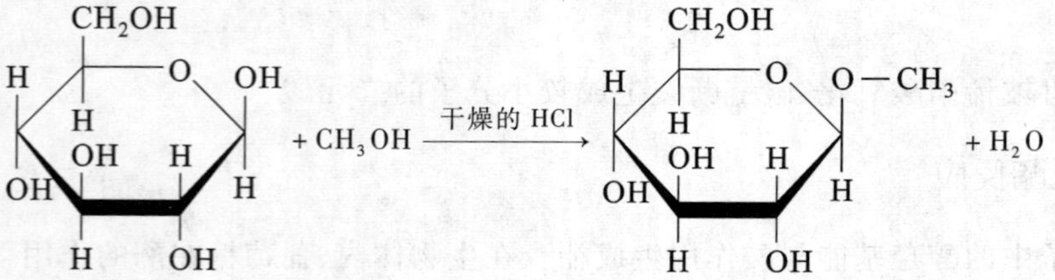

β－葡萄糖　　β－葡萄糖甲苷

糖苷由糖和非糖两部分组成，糖的部分称为糖苷基，非糖部分称为配糖基或苷元，其氧原子形成的键称为氧苷键，简称苷键。例如，葡萄糖甲苷中的葡萄糖是糖苷基，甲醇则是配糖基。

糖苷分子中无半缩醛羟基，无还原性和无变旋光现象，也不能成脎。在稀酸或酶的作用下，易水解生成相应的糖和配糖基。

苷类化合物广泛存在于自然界中，是许多中草药的有效成分，多数具有生理活性。

（五）显色反应

1．莫立许（Molisch）反应　在糖的水溶液中加入莫立许试剂（α－萘酚的乙醇溶液），然后沿试管壁慢慢加入浓硫酸，在浓硫酸和糖溶液的交界面很快出现紫色环，该反应称为莫立许反应。所有的糖都能发生此反应,反应灵敏,常用于糖类物质的鉴定。

2. 塞利凡诺夫(Seliwanoff)反应　在酮糖的溶液中,加入塞利凡诺夫试剂(间苯二酚的盐酸溶液),加热,很快出现红色,此反应称为塞利凡诺夫反应。在同样条件下,醛糖反应缓慢,现象不明显。利用此反应可以鉴别酮糖和醛糖。

课堂活动

分析葡萄糖和果糖在化学结构上的主要区别。如何用化学方法鉴别葡萄糖和果糖?

三、重要的单糖

1. 葡萄糖　葡萄糖为无色或白色结晶粉末,熔点为 146 ℃,易溶于水,难溶于乙醇,有甜味,甜度约为蔗糖的 70%。葡萄糖溶液具有右旋性,所以又称为右旋糖。葡萄糖广泛存在于花果、蜂蜜中,动物体内也含有葡萄糖。

人体血液中的葡萄糖称为血糖,正常人的血糖浓度为 3.9～6.1 $mmol \cdot L^{-1}$。葡萄糖是人体内新陈代谢所需的重要营养物质,有解毒、利尿作用,临床上用于治疗水肿、血糖过低、心肌炎等,也可用于补充体液,增加身体能量。测定尿糖含量是糖尿病辅助诊断方法之一。

2. 果糖　果糖是最甜的糖,甜度是蔗糖的 133%,以游离状态存在于水果和蜂蜜中,以结合状态存在于蔗糖中。纯净的果糖为无色晶体,熔点为 102 ℃,易溶于水、乙醇和乙醚。天然的果糖为左旋体,又称为左旋糖。在稀碱溶液中,果糖可转化为葡萄糖。

3. 核糖和脱氧核糖　核糖是核糖核酸(RNA)的重要组成部分,RNA 参与蛋白质及酶的生物合成过程。脱氧核糖是脱氧核糖核酸(DNA)的重要组成部分,DNA 存在于绝大多数活的细胞中,是遗传密码的主要物质。天然核糖是结晶性固体,熔点为 87 ℃,为左旋糖,故称为 D－(－)－核糖,比旋光度为 －21.5°。核糖的 C_2 上去掉氧后的物质称为 D－(－)－2－脱氧核糖,其比旋光度为 －60°。

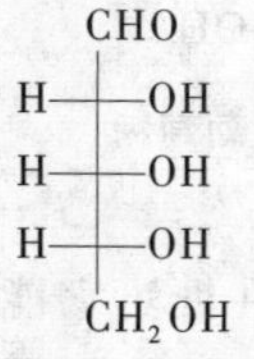

D－(－)－核糖

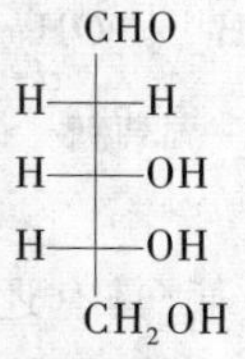

D－(－)－2－脱氧核糖

4. 半乳糖　游离的半乳糖存在于乳汁中,是琼脂、树胶和乳糖等物质的组成成分,乳糖水解可得到 D－半乳糖。半乳糖是无色结晶,溶于水和乙醇,半乳糖也是己醛糖,其水溶液也有变旋光现象,平衡时比旋光度为 ＋83.3°。

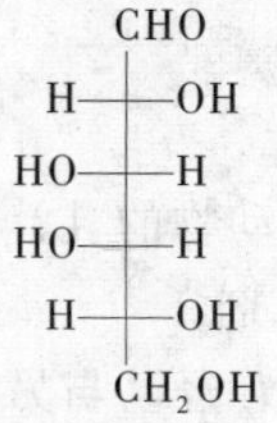

D－(＋)－半乳糖

第二节　二　　糖

水解后能生成两分子单糖的糖称为二(双)糖,二糖是最简单的低聚糖。常见的二糖有蔗糖、乳糖、麦芽糖等,它们的化学式都是 $C_{12}H_{22}O_{11}$,互为同分异构体。

二糖分为还原性二糖和非还原性二糖。两分子单糖间通过苷羟基与醇羟基脱水缩合形成的二糖,在其分子中仍有一个苷羟基,具有还原性,所以称为还原性二糖。它们和单糖一样有变旋光现象,能被弱氧化剂氧化,能形成糖苷和糖脎。

由两分子单糖的苷羟基之间脱水生成的二糖,没有苷羟基,无还原性,所以称为非还原性二糖。它们没有变旋光现象,不能被弱氧化剂氧化,不能形成糖苷和糖脎。

一、还原性二糖

常见的还原性二糖有麦芽糖和乳糖等。

1. 麦芽糖　麦芽糖是淀粉水解过程的一个中间产物。在人体内,食物在淀粉酶的作用下水解生成麦芽糖,麦芽糖再经麦芽糖酶水解生成葡萄糖。麦芽糖为白色晶体,熔点为 102 ℃,易溶于水,有甜味,可做糖果,也可做细菌的培养基。

麦芽糖是由一分子 α - D - 葡萄糖 C_1 上的苷羟基与另一分子 D - 葡萄糖 C_4 上的醇羟基脱水缩合,通过 α - 1,4 - 糖苷键连接而成的。其结构式为:

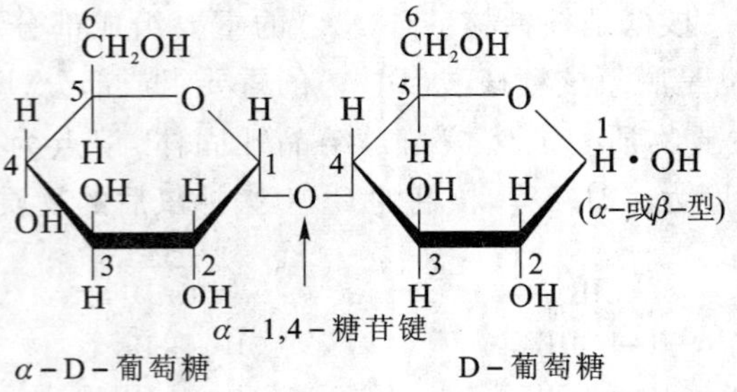

由于麦芽糖分子中有苷羟基,具有还原性,是还原性糖。它能与弱氧化剂作用,能生成糖脎和糖苷,具有变旋光现象。在酸或酶的作用下,一分子的麦芽糖能水解生成两分子的葡萄糖。

$$\underset{\text{麦芽糖}}{C_{12}H_{22}O_{11}} + H_2O \xrightarrow{H^+\text{或酶}} \underset{\text{葡萄糖}}{2C_5H_{11}O_5CHO}$$

2. 乳糖　乳糖主要存在于人和哺乳动物的乳汁中。乳糖为白色晶体,水溶性较小,微甜,吸湿性很小,在医药上用作矫味剂和填充剂。

乳糖是由一分子 β - 半乳糖 C_1 上的苷羟基与另一分子 D - 葡萄糖 C_4 上的醇羟基脱水缩合,通过 β - 1,4 - 糖苷键连接而成的。其结构式为:

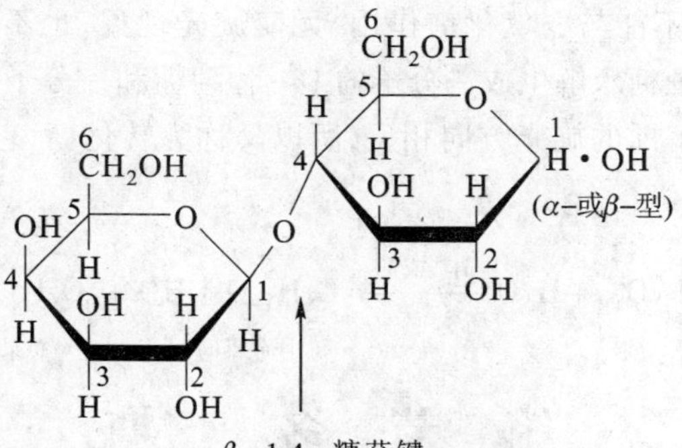

β-1,4-糖苷键

α-D-半乳糖　　　　D-葡萄糖

乳糖也是还原性糖，能与弱氧化剂作用，能生成糖脎和糖苷，有变旋光现象。在酸或酶的作用下，一分子的乳糖能水解生成一分子的半乳糖和一分子的葡萄糖。

$$\underset{\text{乳糖}}{C_{12}H_{22}O_{11}} + H_2O \xrightarrow{H^+\text{或酶}} \underset{\text{半乳糖}}{C_5H_{11}O_5CHO} + \underset{\text{葡萄糖}}{C_5H_{11}O_5CHO}$$

知识链接

乳糖不耐受症

乳糖是奶类含有的一种糖类，人类的肠道不能直接吸收乳糖，乳糖必须经乳糖酶水解为葡萄糖和半乳糖后才能被小肠吸收利用。由于先天性乳糖酶的缺乏或者其他原因造成乳糖酶活性降低，在食入奶或奶制品后，乳糖不能被分解为葡萄糖和半乳糖，未被消化的乳糖由消化道进入结肠后，被细菌发酵生成醋酸、丙酸、丁酸等短链脂肪酸和甲烷、氢气、二氧化碳等气体。由于乳酸发酵过程产酸产气，使肠内渗透压增高，于是出现腹胀、肠鸣、排气、腹痛、腹泻等一系列临床症状，称为乳糖不耐受症。

二、非还原性二糖

常见的非还原性二糖有蔗糖。

蔗糖是自然界中分布最广的一种二糖，甜菜和甘蔗中含量最多，各种植物的果实中几乎都有蔗糖。纯的蔗糖是无色晶体，熔点为 186 ℃，易溶于水，难溶于乙醇，味甜，其甜度仅次于果糖，比旋光度为 +66.7°。蔗糖是重要的调味剂，医药上常用来制造糖浆。

蔗糖是由一分子 α-D-吡喃葡萄糖 C_1 上的苷羟基与另一分子 β-D-呋喃果糖 C_2 上的苷羟基脱水缩合，通过 1,2-糖苷键连接而成的。其结构式为：

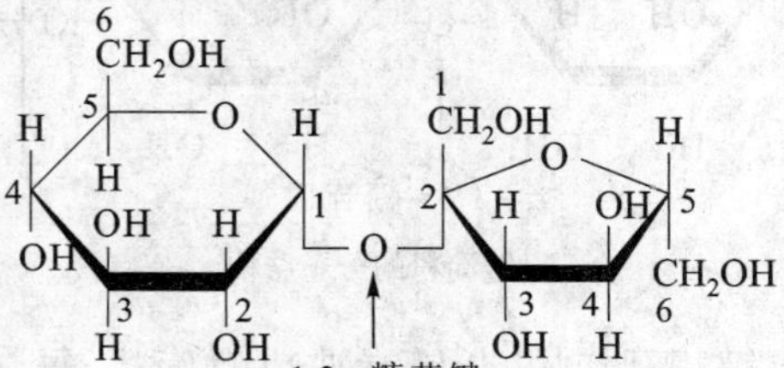

1,2-糖苷键

α-D-吡喃葡萄糖　　β-D-呋喃果糖

蔗糖是非还原性糖,不能与弱氧化剂作用,无变旋光现象,也不能形成糖苷和糖脎。在酸或酶的作用下,一分子的蔗糖水解生成一分子的D-葡萄糖和一分子的D-果糖的混合物,这种混合物具有左旋性,与水解前的旋光方向相反,所以又称为转化糖,它比蔗糖更甜。蜂蜜中含有大量的转化糖。

$$\underset{\text{蔗糖}}{C_{12}H_{22}O_{11}} + H_2O \xrightarrow{H^+\text{或酶}} \underset{\text{葡萄糖}}{C_5H_{11}O_5CHO} + \underset{\text{果糖}}{C_5H_{12}O_5CO}$$

第三节 多糖

多糖广泛存在于自然界,是由许多单糖分子脱水缩合,通过糖苷键连接而成的高分子化合物。根据水解后所得单糖是否相同分为均多糖和杂多糖,如纤维素和淀粉属于均多糖,水解产物均为葡萄糖;而黏多糖属于杂多糖,水解后可得到糖醛酸、氨基己糖和葡萄糖等。

多糖无甜味,多数难溶于水。由于在缩合过程中失去了绝大部分苷羟基,没有还原性,不能生成糖脎,也没有变旋光现象。

一、淀粉

淀粉是无臭无味的白色粉状物,大量存在于植物的种子、根和块茎中,是绿色植物光合作用的产物,是植物贮存营养物质的一种形式。淀粉是人类的主食之一,是生产葡萄糖等药物的原料,也是酿制食醋、酒的原料,在药物制剂中用作赋形剂。

淀粉是由许多α-D-葡萄糖分子间脱水缩合而形成的多糖,分为直链淀粉和支链淀粉。淀粉中直链淀粉约占20%,支链淀粉约占80%。

(一)直链淀粉

直链淀粉又称为可溶性淀粉,其构成的基本单元是α-D-吡喃葡萄糖,它由数百到数千个α-D-吡喃葡萄糖通过α-1,4-糖苷键结合成链状,是个直链多糖,相对分子质量为$1.5\times10^5\sim6.0\times10^5$,每个直链淀粉的分子中含1 000~4 000个葡萄糖单位。直链淀粉的结构式如下:

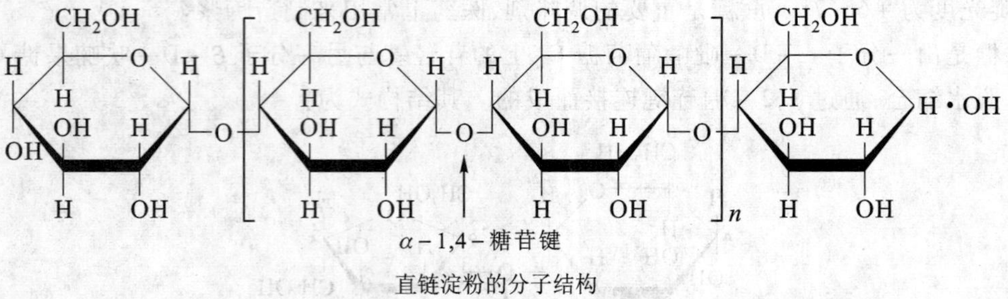

直链淀粉的分子结构

直链淀粉分子内通过氢键相互作用,长链卷曲成螺旋状,每圈约含6个葡萄糖单位,中间的空穴恰好能容纳碘分子,故遇碘生成蓝色复合物。反应非常灵敏,加热蓝色消失,冷却后蓝色复现。淀粉－碘复合物结构如图 13－1 所示。

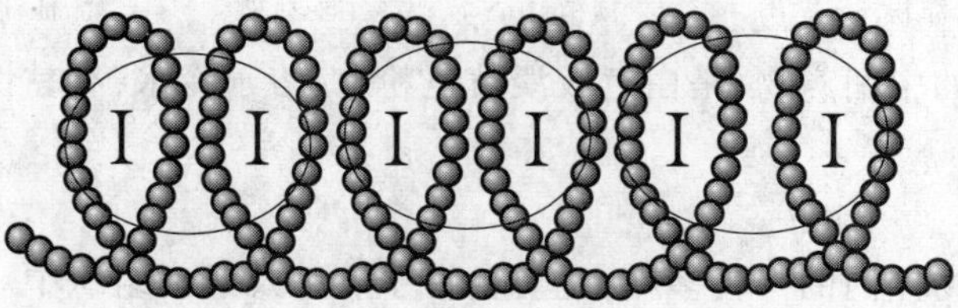

图 13－1　淀粉－碘复合物结构

（二）支链淀粉

支链淀粉又称为胶体淀粉，由数千到数万个 α－D－吡喃葡萄糖通过 α－1,4－糖苷键连接成主链，通过 α－1,6－糖苷键或其他方式连接支链。支链淀粉的结构式如下：

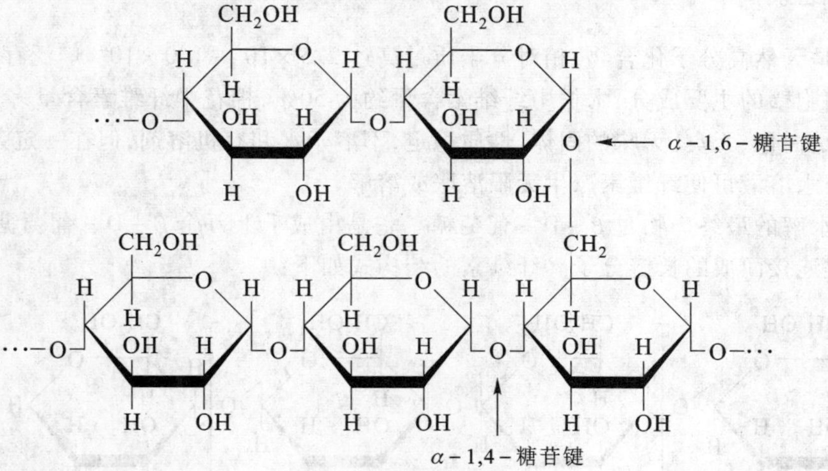

支链淀粉分子的部分结构

支链淀粉含有几百条短链，每条短链含 20～25 个 D－葡萄糖单位，其相对分子质量可达 6×10^6 左右。支链淀粉的分支状链如图 13－2 所示。

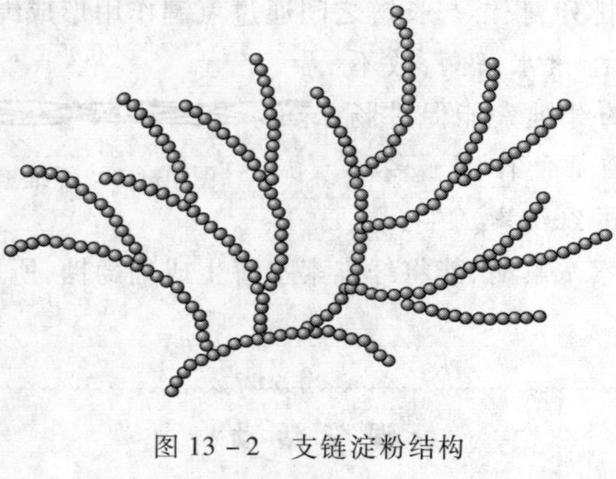

图 13－2　支链淀粉结构

支链淀粉不溶于水，在热水中形成糊状，具有很强的黏性，遇碘显紫红色。在酸或酶的作用下，淀粉可逐步水解，最后得到葡萄糖。

$$\underset{\text{淀粉}}{(C_6H_{10}O_5)_n} \longrightarrow \underset{\text{糊精}}{(C_6H_{10}O_5)_m} \longrightarrow \underset{\text{麦芽糖}}{C_{12}H_{22}O_{11}} \longrightarrow \underset{\text{葡萄糖}}{C_6H_{12}O_6}$$

糊精是淀粉水解的中间产物,是白色或淡黄色粉末,溶于冷水,有黏性,用作黏合剂。

二、糖原

糖原是贮存于动物体内的一种多糖,主要存在于肝脏及肌肉组织中。

糖原水解的最终产物是 D-葡萄糖,其结构与支链淀粉相似,其支链比淀粉的支链更多、更短,相对分子质量更大,$1.0\times10^6\sim4.0\times10^6$,含 6 000~20 000 个 D-葡萄糖单位。

糖原是白色无定形粉末,不溶于冷水,可溶于热水形成透明胶体溶液,遇碘显红色。糖原在人体代谢中主要起维持血糖浓度、供给机体能量的作用。

三、纤维素

纤维素是天然高分子化合物,相对分子质量高达 $2.5\times10^5\sim1.0\times10^6$,广泛存在于自然界中,是植物细胞壁的主要成分,木材中纤维素含量约为 50%,棉花中纤维素含量多达 95%。纯净的纤维素是白色、无臭、无味的固体,性质稳定,不溶于水和有机溶剂,但在一定条件下,某些酸、碱和盐的水溶液可使纤维素产生无限溶胀或溶解。

纤维素水解的最终产物是 β-D-葡萄糖。它是由成千上万个 β-D-葡萄糖单位经 β-1,4-糖苷键连接而成的长链分子。纤维素的结构式如下:

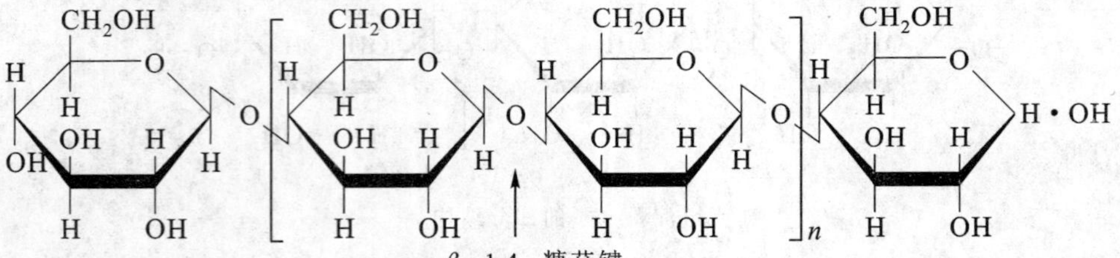

纤维素的分子结构

纤维素呈绳索状长链排列,长链与长链之间通过氢键作用形成绳索状,如图 13-3 所示。

人的胃肠不能分泌纤维素水解酶,故不能消化纤维素,但食物中的纤维素能促进肠蠕动和消化液的分泌,具有通便作用。多吃蔬菜、水果,可以提供适量的纤维素。牛、马、羊等食草动物能分泌纤维素水解酶,能将纤维素水解生成葡萄糖,所以纤维素可作为食草动物的饲料。

图 13-3 纤维素的绳索状长链结构

课堂活动

分析淀粉和纤维素在结构上的主要区别。如何用化学方法鉴别淀粉和纤维素?

四、右旋糖酐

右旋糖酐是一种人工合成的葡聚糖。常用蔗糖为原料，蔗糖在葡聚糖酶的作用下发酵，使葡萄糖分子聚合而得。右旋糖酐分子中的葡萄糖单元之间主要通过 $\alpha-1,6-$糖苷键相结合，同时也有少量通过 $\alpha-1,3-$糖苷键形成的分支。

葡聚糖的相对分子质量很大，经酸解聚成平均相对分子质量为 4.0×10^4 和 7.0×10^4 的医药用右旋糖酐，分别称为右旋糖酐 40 和右旋糖酐 70。右旋糖酐 40 有降低血液黏度、改善微循环以及抗血栓的作用。右旋糖酐 70 可作为血浆代用品，用于大量失血后补充血液容量，提高血液的胶体渗透压。

知识链接

糖与生命活动

甜甜蜜蜜，被称为幸福生活的象征。而晶莹甘美的糖，则是人类须臾不可缺少的食品。在日常生活中，糖作为一种美味剂，添加到许多食品中可使味道变得香甜；烧鱼炖肉放点糖后腥味顿除；炒青菜时加点糖后苦涩味消减；各种糕点因有了糖而令人垂涎欲滴。尤为重要的是，糖与人的生命休戚相关。糖类在体内主要以葡萄糖(血糖)或糖原的形式存在。食物中摄入或机体通过自身转化合成的葡萄糖，在机体需要能量和组织供氧充足时，才能氧化分解释放出全部能量，其最终代谢产物是二氧化碳和水。二氧化碳从肺中呼出，水分则由肾排出。当组织供氧不足时，葡萄糖氧化分解过程受阻，则通过糖酵解过程，释放出部分能量后生成乳酸。

糖是供给人体热量的最重要、最经济的来源，且最易消化和吸收，在人类膳食中，来自糖的热量占60% ~70%。糖也是构成机体的重要物质，如组成糖脂、糖蛋白、黏蛋白等，具有许多生理功能。糖与机体的代谢、生命活动过程有着密切的关系，有助于解毒作用及胃肠功能的正常。糖与蛋白质结合，形成糖蛋白，是人体内抗体(免疫物质)及某些酶和激素的重要组成成分。没有糖，人体就无法合成生命遗传物质——核糖核酸与脱氧核糖核酸。动脑筋，脑细胞做功，唯一的能量来源是血糖——葡萄糖。

糖是人体的“燃料”，无论是在有氧条件下还是在无氧条件下，可通过不同的途径进行“燃烧”，供给生命热量。1 g 糖在体内可产生 1.67 kJ 热量，从事中等劳动强度的人，一天要消耗 10 463 ~14 649 kJ 的热量。假如没有糖，生命之火便会熄灭。以脑为例，由于脑组织几乎没有糖原储备，正常情况下血糖成为脑组织唯一能量来源。因此脑组织对血糖有特殊的依赖性和敏感性，片刻不可缺少。每天血糖总量的 2/3(约116 ~145 g)被脑组织“吃”掉，其余 1/3 被红细胞和其他组织利用。只有脑细胞有了充足的血糖供应，脑功能才能大大提高，人也显得精力充沛。如血糖不足，脑细胞无充足的能量供应，便昏昏欲睡，人也显得无精打采。重者可引起脑功能障碍，出现头晕眼花、心慌气短、昏迷、痉挛，甚至死亡。此外，人的呼吸、循环、泌尿、消化功能和体温的恒定等皆需要糖来提供能量。

吃糖是否会引起糖尿病？这是人们最为关心的问题。食物中糖类（如淀粉、蔗糖、乳糖、葡萄糖等）经人体消化酶分解成葡萄糖后被吸收进入血液循环，送到全身各处。正常人体内的血糖，在神经和内分泌素及肝脏等调节下，保持着动态平衡，维持着正常的血糖浓度。如果胰岛的功能受损，胰岛素分泌不足，便会影响糖代谢，出现高血糖或尿糖，使人得糖尿病。因此，糖尿病与吃糖没有直接关系。但对糖尿病患者来说，原则上不能吃蔗糖、果糖、麦芽糖及用这些糖做的甜食，以免引起血糖升高，加重病情。这类患者可选用对血糖无影响的具有甜味的葡萄糖、双歧糖、木糖醇等作为食品的调味剂。

糖对肝有特殊的保护作用。肝是调节血糖浓度的重要器官，它通过糖原的合成、分解和糖原异生作用，维持着血糖浓度的恒定。如肝功能受损时，易出现头晕眼花、心慌无力、出虚汗等低血糖症状，此时吃点糖或喝杯糖水，症状很快就能缓解。对肝炎患者，医生常通过静脉输注葡萄糖，起到保护肝的作用；让肝病患者服用的葡醛内酯（肝泰乐），是一种葡糖醛酸内酯，可增强肝的解毒功能。但肝病患者不能过多吃蔗糖或甜食，以免引起脂肪肝。

总而言之，糖是人体生命活动必需的营养物质，没有糖，生命活动就会终止；缺糖，生命活动受阻，人体处于亚健康状态，疾病就会接踵而来。

目标检测

一、选择题

（一）单项选择题

1. 下列关于糖类的叙述正确的是（　　）

A. 都符合通式 $C_m(H_2O)_n$　B. 都有甜味

C. 都能水解　D. 糖类是多羟基醛、多羟基酮和它们的脱水缩合物

2. 单糖不具有的性质是（　　）

A. 有变旋光现象　B. 能水解　C. 能成苷　D. 能还原弱氧化剂

3. 下列关于葡萄糖的叙述不正确的是（　　）

A. 分子中含的 4 个手性碳原子　B. 分子式为 $C_6H_{12}O_6$

C. 在水溶液中只以开链式存在　D. 是多羟基醛

4. 构成麦芽糖的单糖是（　　）

A. 葡萄糖　B. 果糖　C. 苷露糖　D. 半乳糖

5. 下列物质中属于非还原糖的是（　　）

A. 果糖　B. 葡萄糖　C. 乳糖　D. 蔗糖

6. 水解后有果糖生成的糖是（　　）

A. 蔗糖　B. 麦芽糖　C. 淀粉　D. 乳糖

7. 纤维素中的苷键是（　　）

A. $\alpha-1,4-$苷键　B. $\alpha-1,6-$苷键　C. $\beta-1,4-$苷键　D. $\beta-1,6-$苷键

8. 下列物质属于还原糖的是（　　）

A. 淀粉　B. 纤维素　C. 蔗糖　D. 麦芽糖

9. 正常人的空腹血糖浓度为(　　)

A. 4.9 ~6.9 $mmol \cdot L^{-1}$　B. 3.9 ~6.1 $mmol \cdot L^{-1}$

C. 3.9 ~6.1 $mol \cdot L^{-1}$　D. 3.9 ~6.1 $g \cdot L^{-1}$

10. 果糖属于(　　)

A. 戊醛糖　B. 戊酮糖　C. 己醛糖　D. 己酮糖

11. 葡萄糖与果糖是(　　)

A. 对映异构体　B. 同分异构体　C. 顺反异构体　D. 旋光异构体

12. 糖在人体内储存的主要形式是(　　)

A. 乳糖　B. 麦芽糖　C. 蔗糖　D. 糖原

13. 临床上常用检验尿中葡萄糖的试剂是(　　)

A. 托伦试剂　B. 斐林试剂　C. 班氏试剂　D. 希夫试剂

14. 血糖通常是指血液中的(　　)

A. 葡萄糖　B. 果糖　C. 麦芽糖　D. 糖原

15. 麦芽糖和乳糖均属于(　　)

A. 单糖　B. 还原性二糖　C. 非还原性二糖　D. 多糖

16. 鉴别醛糖与酮糖最常用的试剂是(　　)

A. 托伦试剂　B. 斐林试剂　C. 塞利凡诺夫试剂　D. 莫利许试剂

17. 下列糖能与班氏试剂反应生成砖红色的是(　　)

A. 麦芽糖　B. 蔗糖　C. 纤维素　D. 淀粉

18. 淀粉水解的最终产物是(　　)

A. 葡萄糖　B. 麦芽糖　C. 乳糖　D. 蔗糖

（二）多项选择题

1. 下列既有还原性又能水解的糖是(　　)

A. 葡萄糖　B. 蔗糖　C. 麦芽糖

D. 乳糖　E. 淀粉

2. 下列能与斐林试剂发生反应的是(　　)

A. 葡萄糖　B. 果糖　C. 麦芽糖

D. 蔗糖　E. 糖原

3. 下列能水解生成两种不同单糖的是(　　)

A. 麦芽糖　B. 乳糖　C. 蔗糖

D. 淀粉　E. 纤维素

4. 下列能与塞利凡诺夫试剂反应的是(　　)

A. 葡萄糖　B. 果糖　C. 麦芽糖

D. 蔗糖　E. 纤维素

5. 下列物质能与莫利许试剂反应的是(　　)

A. 己醛　B. 麦芽糖　C. 蔗糖

D. 纤维素　E. 淀粉

6. 下列不能发生银镜反应的化合物是(　　)

A. 甲酸　B. 乙醛　C. 乙酸

D. 葡萄糖　E. 丙酮

7. 下列物质属于糖类的是(　　)

A. 淀粉　　B. 纤维素　　C. 氨基酸

D. 蛋白质　　E. 生物碱

8. 下列属于多糖的是(　　)

A. 麦芽糖　　B. 蔗糖　　C. 糖原

D. 淀粉　　E. 纤维素

二、写出下列化合物的结构式(哈沃斯透视式)

1. α-D-葡糖糖　　2. β-D-葡糖糖

3. α-D-吡喃果糖　　4. β-D-呋喃果糖

三、完成下列反应式

1. $C_5H_{11}O_5CHO + 2[Ag(NH_3)_2]OH \xrightarrow{\triangle}$

2. $C_{12}H_{22}O_{11}$(麦芽糖) $+ H_2O \xrightarrow{H^+或酶}$

3. 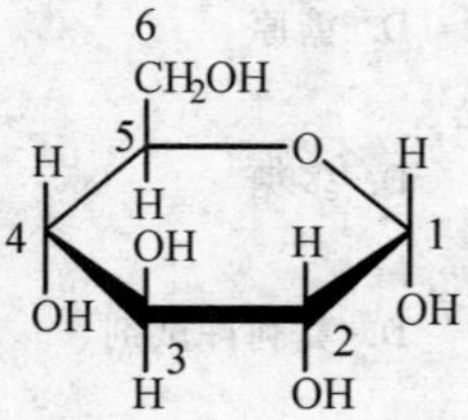

$+ H_3PO_4 \xrightarrow{酶}$

4. 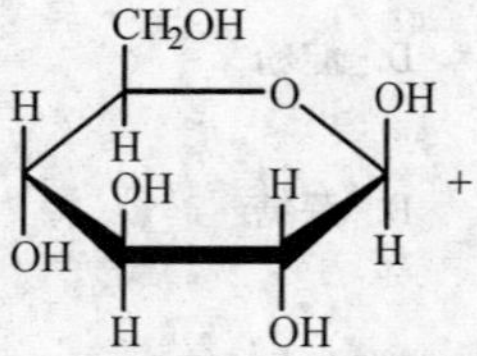

$+ CH_3OH \xrightarrow{干\ HCl}$

四、用化学方法鉴别下列各组化合物

1. 葡萄糖、果糖

2. 麦芽糖、蔗糖

3. 果糖、麦芽糖、蔗糖

4. 葡萄糖、蔗糖、淀粉

(李维斌)

第十四章　含氮有机化合物

学习要点

1. 胺和酰胺的结构、分类、命名及理化性质。
2. 生源胺类和苯丙胺类化合物。
3. 尿素的结构与性质。
4. 杂环化合物的分类和命名。
5. 重要的含氮杂环化合物及其衍生物。

含氮有机化合物是指含有碳氮键(C—N)的有机化合物,如胺、酰胺、含氮杂环化合物、生物碱、氨基酸、蛋白质和核酸等都是含氮有机化合物。蛋白质、核酸是生物细胞的重要组成部分,是生命活动的物质基础;临床上的许多药物如普鲁卡因、巴比妥类、磺胺类药物都是含氮有机化合物。本章主要介绍胺、酰胺、含氮杂环化合物和生物碱。

第一节　胺

一、胺的分类和命名

胺是氨的烃基衍生物,可看作是氨分子中的氢原子被烃基取代后的产物。

(一) 胺的分类

(1) 根据胺分子中氮原子上所连烃基数目的不同,可分为伯胺、仲胺和叔胺。

伯胺	仲胺	叔胺
$R—NH_2$	$R—NH—R'$	$R—N(R')—R''$

(2) 根据胺分子中氮原子上所连烃基的种类的不同,可分为脂肪胺和芳香胺。

脂肪胺	芳香胺
$R—NH_2$	$Ar—NH_2$

氮原子与脂肪烃基直接相连的胺称为脂肪胺,与芳环直接相连的胺称为芳香胺。

(3) 根据胺分子中氨基的数目的不同,可分为一元胺、二元胺和多元胺。

一元胺:$CH_3—CH_2—NH_2$　　　二元胺:$H_2N—CH_2—CH_2—NH_2$

例如：

	脂肪胺	芳香胺
伯胺：	CH_3-NH_2 甲胺	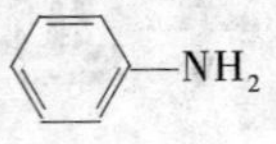 苯胺
仲胺：	$CH_3-NH-CH_2-CH_3$ 甲乙胺	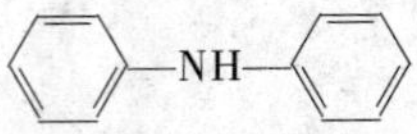 二苯胺
叔胺：	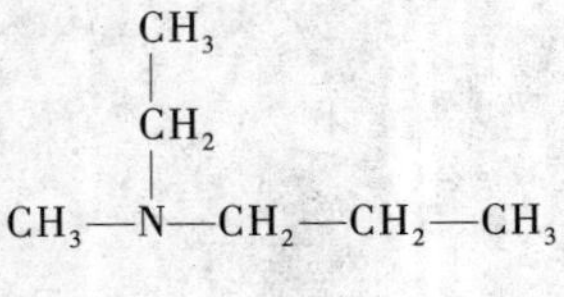 甲乙丙胺	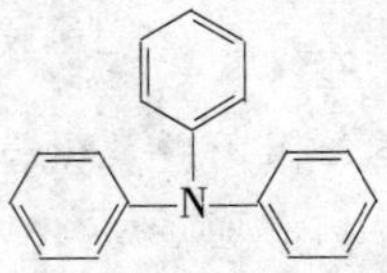 三苯胺

应注意伯胺、仲胺、叔胺与伯醇、仲醇、叔醇分类的依据不同。胺的分类是依据氮原子上所连烃基的数目，而醇的分类则依据羟基所连碳原子的类型。例如：

伯胺　　叔醇

课 堂 活 动

举例说明伯胺、仲胺、叔胺的分类与伯醇、仲醇、叔醇的分类的不同。

（二）胺的命名

1. 伯胺的命名　在胺字前加烃基的名称，称为“某胺”。例如：

CH_3-NH_2　　$CH_3-CH_2-CH_2-NH_2$　　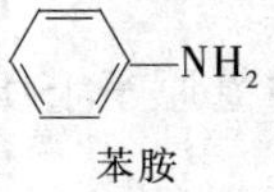

甲胺　　丙胺　　苯胺

2. 脂肪仲胺和叔胺的命名　氮原子上连的烃基相同时，用二或三标明烃基的数目，写在烃基名称前，称为“二某胺”或“三某胺”；烃基不同时，按由小到大依次写出烃基的名称。例如：

$(CH_3)_2NH$　　$(CH_3CH_2)_3N$　　$(C_6H_5)_3N$

二甲胺　　三乙胺　　三苯胺

$CH_3-NH-CH_2-CH_3$　　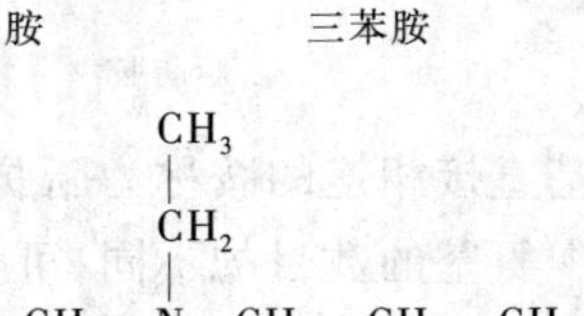

甲乙胺　　甲乙丙胺

3. 芳香仲胺和叔胺的命名　以芳香胺为母体命名，当氮原子上连有烃基时，在烃基前标上“*N*－”，以区别连接在芳环上的烃基。例如：

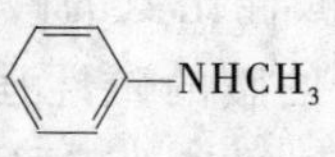
N－甲基苯胺

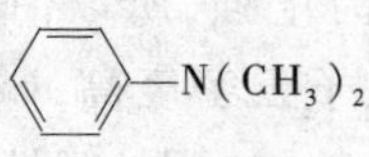
N,*N*－二甲基苯胺

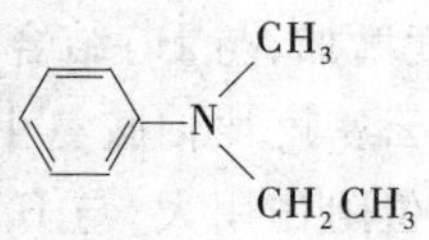
N－甲基－*N*－乙基苯胺

4. 多元胺的命名　与多元醇的命名相似。例如：

$H_2N—CH_2—CH_2—NH_2$

乙二胺

$H_2N—CH_2—CH_2—CH_2—CH_2—NH_2$

1,4－丁二胺

5. 结构复杂的胺的命名　以烃为母体，氨基作为取代基命名。例如：

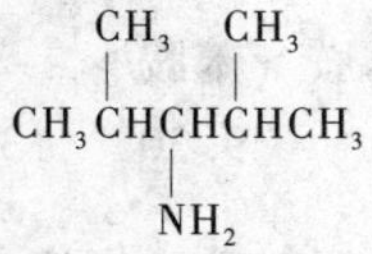
2,4－二甲基－3－氨基戊烷

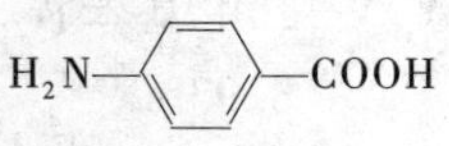
对氨基苯甲酸

二、胺的性质

脂肪胺中，甲胺、二甲胺、三甲胺和乙胺在常温下为气体，其他低级胺为易挥发的液体，高级胺为固体。低级胺有的气味与氨相似，三甲胺有鱼腥味，丁二胺和戊二胺有动物尸体腐败后的气味，高级胺为无臭固体。低级胺易溶于水，随着烃基增大，胺的溶解度减小，高级胺不溶于水。伯胺、仲胺均可形成分子间氢键，沸点较相对分子质量相近的烷烃的沸点高，但比相应的醇的沸点低。

知识链接

鱼类腥味及去腥方法

鱼类腥味产生的原因是由于鱼身上存在有机化学物质甲胺及其同系物二甲胺、三甲胺，其中尤以三甲胺为最多。鱼头最腥是由于鱼头皮中三甲胺、二甲胺、甲胺的含量最多。

三甲胺、二甲胺、甲胺均易溶于乙醇。因此，做鱼时加适量的酒能使其溶解，并随加热挥发逸去。另外，姜、葱、蒜等中均富含挥发性的有机物，具有同样作用。

芳香胺是无色液体或固体，具有特殊臭味，有剧毒，与皮肤接触或吸入蒸气都能引起中毒，使用时应特别注意。

（一）碱性

胺和氨相似，氮原子上都含有未共用的电子对，能接受水中的 H^+，使溶液呈碱性。

$$R—NH_2 + H_2O \rightleftharpoons R—NH_3^+ + OH^-$$

胺都是弱碱，不同的胺碱性强弱不同。

1. 碱性的强弱　胺的碱性的强弱与氮原子上所连接基团的结构和数目有关。

(1) 脂肪胺的碱性比氨的碱性强,并且仲胺 > 伯胺 > 叔胺。因为烷基是供电子基,使氮原子上的电子云密度增加,与 H^+ 结合的能力增强,所以伯胺的碱性比氨的碱性强,仲胺氮上连有 2 个烷基,电子云密度比伯胺氮上的电子云密度高,碱性比伯胺的碱性强,叔胺氮虽连有 3 个烷基,由于空间位阻作用大,与 H^+ 结合能力减弱,碱性比伯胺的碱性稍弱。

	二甲胺	>	甲胺	>	三甲胺	>	氨
pK_b	3.27		3.36		4.24		4.75

(2) 芳香胺的碱性比氨的碱性弱,而且脂肪胺 > 氨 > 芳香胺。因为芳香胺氮原子上的未共用电子对与芳环的 π 键形成 p-π 共轭体系,使氮原子上的电子云密度降低,与 H^+ 结合的能力减弱,故碱性比氨的碱性弱。

	氨	>	*N*,*N*-二甲基苯胺	>	*N*-甲基苯胺	>	苯胺	>	二苯胺	>	三苯胺
pK_b	4.75		8.93		9.15		9.30		13.0		近于中性

2. 铵盐的生成　胺具有弱碱性,能与强酸生成稳定的盐。例如:

$$CH_3—NH_2 + HCl \longrightarrow CH_3—NH_3^+Cl^-（或\ CH_3—NH_2\cdot HCl）$$

氯化甲铵　　　　盐酸甲胺

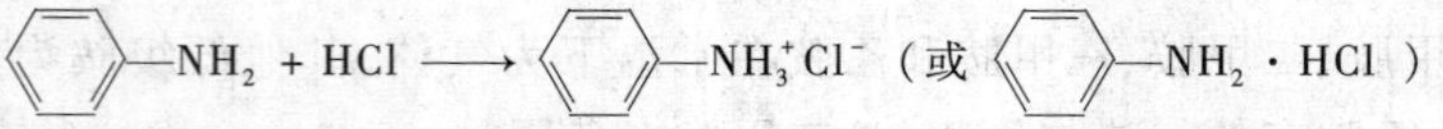

氯化苯铵　　　　盐酸苯胺

铵盐是结晶性固体,有固定的熔点,易溶于水,其水溶液与氢氧化钠等强碱作用,可游离出原来的胺。例如:

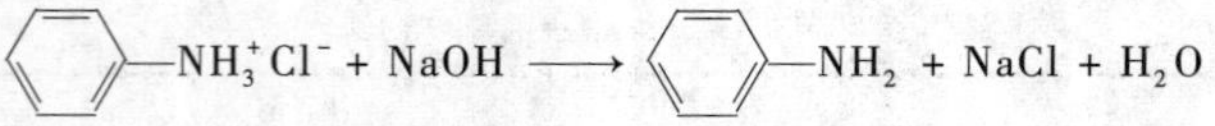

因此,可利用胺的碱性与成盐的性质,鉴别、分离、提纯胺。为了增大胺的水溶性,常把含氨基的胺类药物制成铵盐。例如,临床上使用的局部麻醉药——普鲁卡因就是以盐酸普鲁卡因的形式供注射用的。

难点解析

为什么甲胺的碱性大于氨的碱性,而苯胺的碱性却小于氨的碱性?

因为甲胺中的氮原子上连接的甲基是供电子基,使氮原子上的电子云密度增加,与 H^+ 结合的能力增强,故甲胺的碱性比氨的碱性强;因为苯胺氮原子上的未共用电子对与苯环的 π 键形成 p-π 共轭体系,使氮原子上的电子云密度降低,与 H^+ 结合的能力减弱,故苯胺碱性比氨的碱性弱。

(二) 酰化反应

胺的氮原子上的氢原子被酰基(RCO—)取代生成酰胺,此反应称为酰化反应。

伯胺、仲胺的氮原子上都连有氢原子，能发生酰化反应，而叔胺的氮原子上没有氢原子，故不能发生酰化反应。例如：

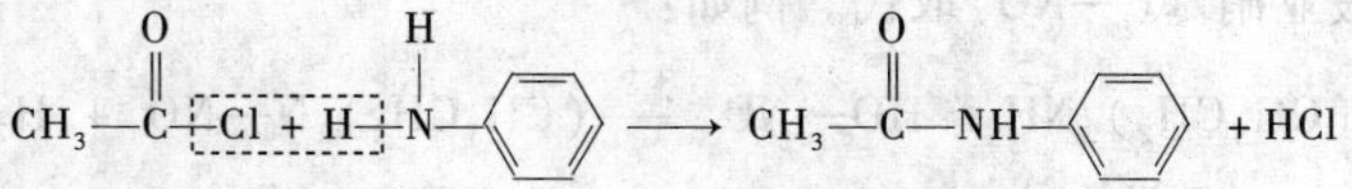

乙酰氯　　苯胺　　乙酰苯胺（退热冰）

$$CH_3CH_2NH_2 + (CH_3CO)_2O \longrightarrow CH_3CONHCH_2CH_3 + CH_3COOH$$

乙胺　　乙酸酐　　乙酰乙胺　　乙酸

大多数胺是液体，经酰化反应生成的酰胺易结晶为固体，有一定熔点且比较稳定，也易水解为原来的胺。因此酰化反应常用于胺类的分离、提纯和鉴定。另外，在有机合成上还用此反应保护芳环上活泼的氨基。

在碱性溶液中，伯胺、仲胺也可与苯磺酰氯发生苯磺酰化反应。反应产物——苯磺酰伯胺氮原子上的氢原子，受苯磺酰基的强吸电子诱导效应的影响而呈弱酸性，可与碱反应生成盐，而溶于反应体系的碱性溶液中。苯磺酰仲胺的氮原子上没有氢原子，不溶于碱性溶液。利用这些性质可以鉴别和分离三种胺，此反应称为兴斯堡（Hinsberg）反应。

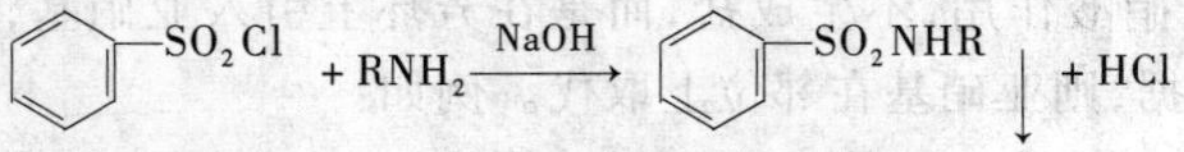

苯磺酰氯　　伯胺　　苯磺酰伯胺

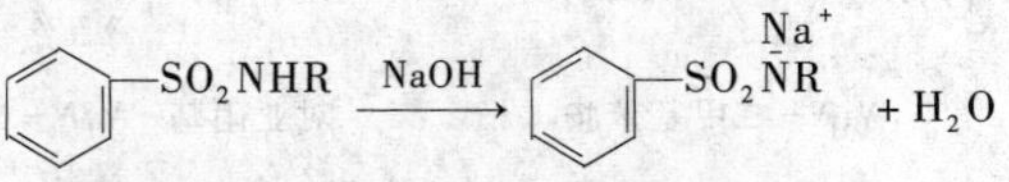

苯磺酰伯胺　　苯磺酰伯胺钠盐

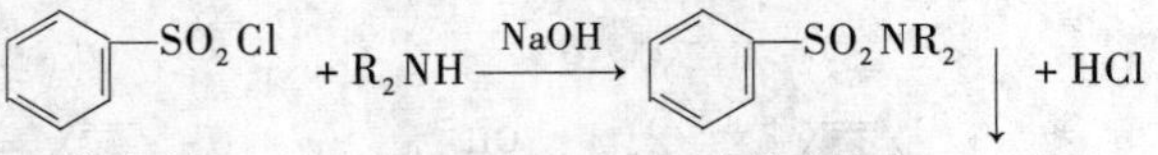

苯磺酰氯　　仲胺　　苯磺酰仲胺

（三）胺与亚硝酸的反应

伯胺、仲胺、叔胺都能与亚硝酸反应，但所得产物不相同。亚硝酸不稳定，常用亚硝酸钠与盐酸或硫酸的混合物代替。

1. 伯胺与亚硝酸的反应　脂肪伯胺与亚硝酸的反应先生成重氮盐，但重氮盐不稳定，在低温（0 ~ 5 ℃）也能立刻分解，定量地放出氮气。

$$RCH_2NH_2 \xrightarrow[0\sim5\ ℃]{NaNO_2,\ HCl} [RCH_2\overset{+}{N}\equiv NCl^-] \longrightarrow N_2\uparrow + RCH_2OH$$

脂肪胺　　脂肪重氮盐

芳香伯胺与亚硝酸反应，生成较稳定的重氮盐，在 0 ~ 5 ℃下不分解，但在室温时分解而放出氮气。

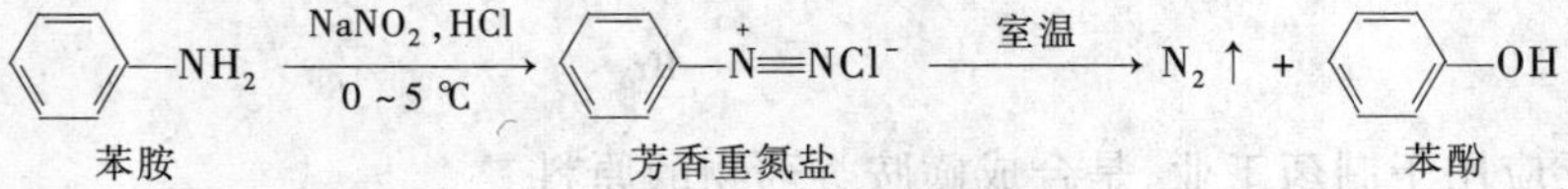

苯胺　　芳香重氮盐　　苯酚

此反应能定量放出氮气，可用于伯胺的定量测定。

2. 仲胺与亚硝酸反应　脂肪仲胺或芳香仲胺与亚硝酸反应都生成 *N*－亚硝基胺，仲胺氮原子上的氢原子被亚硝基(—NO)取代。例如：

$$(CH_3CH_2)_2NH + HO{-}NO \longrightarrow (CH_3CH_2)_2N{-}NO + H_2O$$

二乙胺　　　　　　　　　　*N*－亚硝基二乙胺

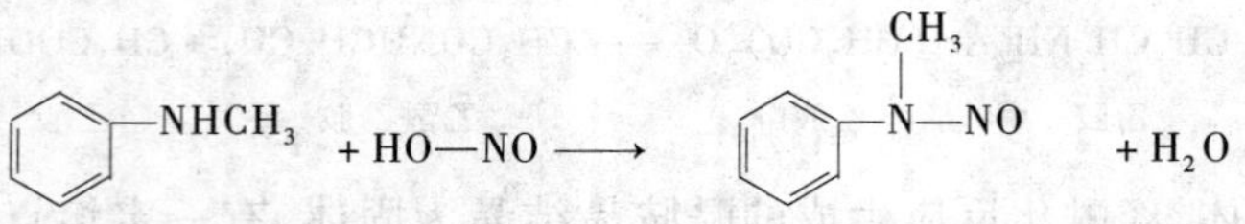

N－甲基苯胺　　　　　　　*N*－甲基－*N*－亚硝基苯胺

N－亚硝基胺通常为黄色油状液体或固体，与酸共热可分解为原来的仲胺，利用此性质可分离或提纯仲胺。*N*－亚硝基胺的毒性很强，具有致癌作用。

3. 叔胺与亚硝酸的反应　脂肪叔胺与亚硝酸反应生成不稳定的水溶性亚硝酸盐。例如：

$$(CH_3CH_2)_3N + HNO_2 \longrightarrow [(CH_3CH_2)_3NH]^+NO_2^-$$

三乙胺　　　　　　　　　　亚硝酸三乙铵

芳香族叔胺与亚硝酸作用，不生成盐，而是在芳环上引入亚硝基，生成对亚硝基芳叔胺。如对位被其他基团占据，则亚硝基在邻位上取代。例如：

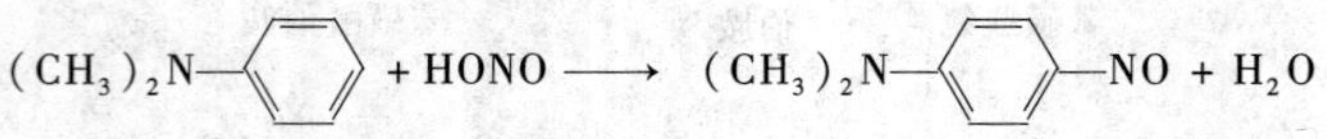

N,*N*－二甲基苯胺　　　　　对亚硝基－*N*,*N*－二甲基苯胺

亚硝基芳叔胺在碱性溶液中呈翠绿色，在酸性溶液中由于互变成醌式盐而呈橘红色。例如：

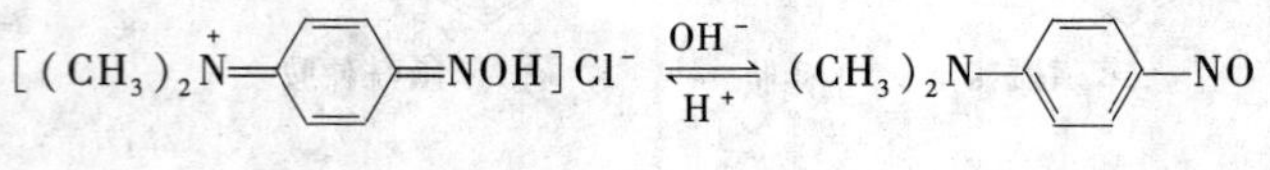

橘红色　　　　　　　　　　翠绿色

根据亚硝酸与脂肪族和芳香族伯胺、仲胺、叔胺反应现象的不同，可以鉴别不同的胺。

(四) 苯胺与溴水的反应

苯胺是最简单的芳香胺，为无色油状液体，有特殊气味，沸点为 184 ℃，微溶于水，易溶于醇、乙醚等有机溶剂。

苯胺与溴水反应，立即生成 2,4,6－三溴苯胺白色沉淀。此反应可用于苯胺的定性鉴别和定量分析。

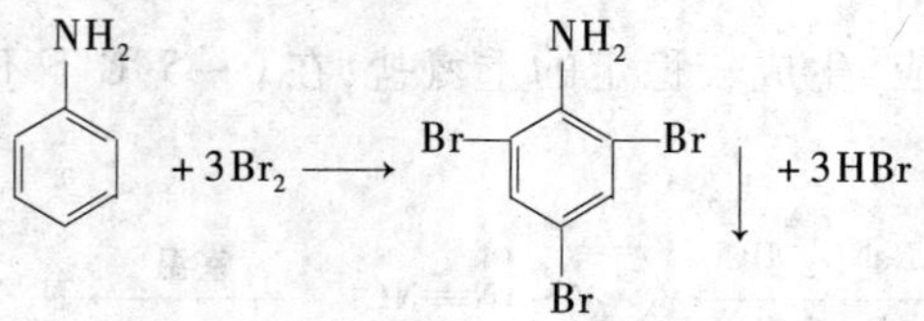

苯胺广泛应用于制药工业，是合成磺胺类药物的原料。

三、季铵盐和季铵碱

氮原子上连有 4 个烃基的化合物称为季铵类化合物，可分为季铵盐和季铵碱，其结构式为：

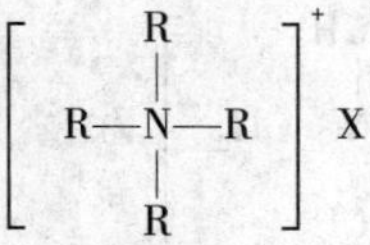

季铵盐

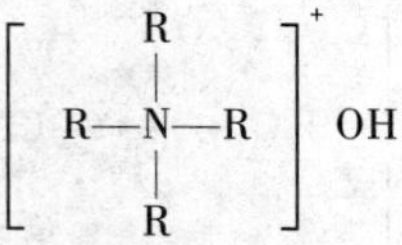

季铵碱

季铵盐可由叔胺与卤烷反应生成：

$$R_3N + R\text{—}X \longrightarrow R_4N^+X^-\text{（季铵盐）}$$

季铵碱可由季铵盐与氢氧化钠的醇溶液混合反应制得：

$$\underset{\text{季铵盐}}{R_4N^+X^-} + NaOH \xrightarrow{\text{醇}} \underset{\text{季铵碱}}{R_4N^+OH^-} + NaX$$

季铵盐、季铵碱的命名与铵盐和碱的命名相似。例如：

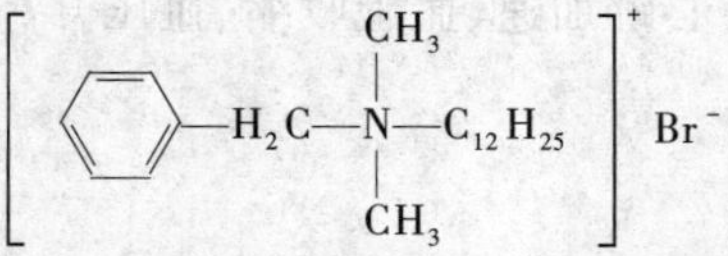

溴化二甲基十二烷基苯甲基铵（苯扎溴铵）

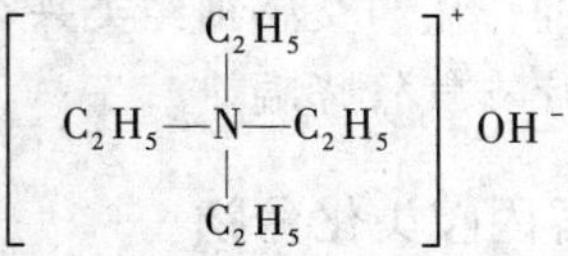

氢氧化四乙铵（季铵碱）

季铵盐和季铵碱都是离子型化合物，是白色结晶性固体，易溶于水，不溶于非极性溶剂。

课 堂 活 动

举例说明“氨”、“胺”及“铵”用法的不同。

四、生源胺类和苯丙胺类化合物

（一）生源胺类化合物

生源胺（biogenic amine）是指人体中担负神经冲动传导作用的胺类化合物。肾上腺素、去甲肾上腺素及多巴胺等胺类化合物都是对维持正常的生命活动十分重要的物质。

1. 胆碱和乙酰胆碱

（1）胆碱：因最初是在胆汁中发现的，而且有碱性，故称为胆碱，其结构简式为：

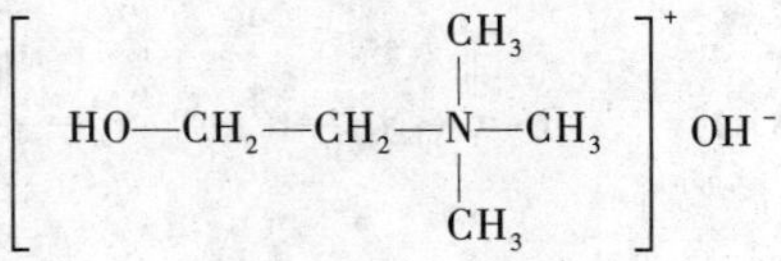

胆碱广泛分布于生物体内，通常以结合状态存在于生物体细胞中，为易吸湿的白色结晶，易溶于水和醇，不溶于乙醚、三氯甲烷。

（2）乙酰胆碱：是胆碱羟基上的氢原子被乙酰基取代的产物，它是一种重要的传递神经冲动的化学物质，亦称为神经递质，其结构简式为：

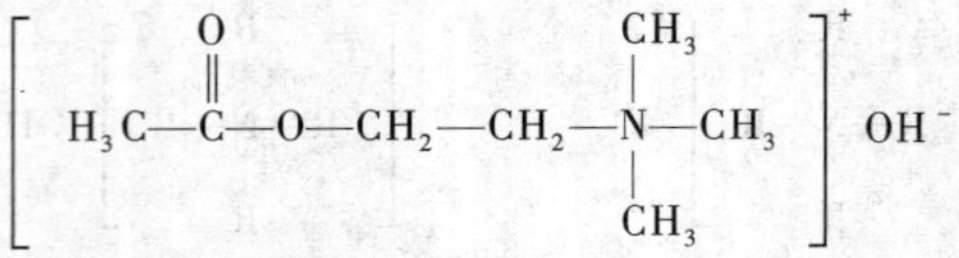

2. 肾上腺素　肾上腺素是肾上腺髓质部分所分泌的一种激素，可从肾上腺中提取，其化学结构为：

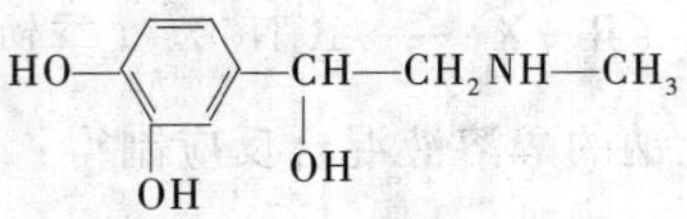

肾上腺素是白色或类白色结晶性粉末，无臭，味苦，熔点为 206 ~ 212 ℃，微溶于水，不溶于乙醇、三氯甲烷、乙醚，易氧化。肾上腺素的盐酸水溶液遇三氯化铁显翠绿色，再加氨试液即变紫色，最后成紫红色。

肾上腺素的作用与交感神经类兴奋相似，使心跳加速、血管收缩、血压升高和支气管扩张，临床上用于治疗支气管哮喘。

（二）苯异丙胺类化合物

常见的为盐酸麻黄碱，可从麻黄中提取。麻黄品种多，分布广，资源丰富，其化学结构为：

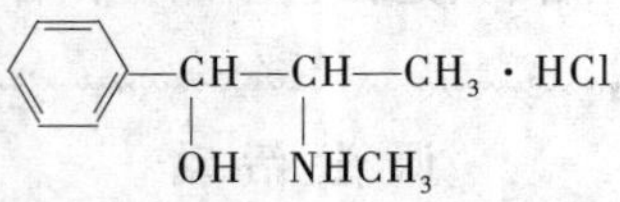

（－）－1－苯基－1－羟基－2－甲氨基丙烷盐酸盐

盐酸麻黄碱为白色针状结晶或结晶性粉末，无臭，味苦，熔点为 217 ~ 222 ℃，易溶于水，溶于乙醇，不溶于三氯甲烷和乙醚。盐酸麻黄碱的水溶液与硫酸铜试液及氢氧化钠试液作用显蓝紫色。

盐酸麻黄碱具有松弛平滑肌、收缩血管及中枢兴奋作用，用于支气管哮喘、过敏性反应、低血压等症的治疗。

第二节　酰　胺

酰胺（amides）可以看做是氨或胺分子中氮原子上的氢原子被酰基取代后的化合物，也可以看做是羧酸分子中羧基上的羟基被氨基或烃氨基取代后的化合物。

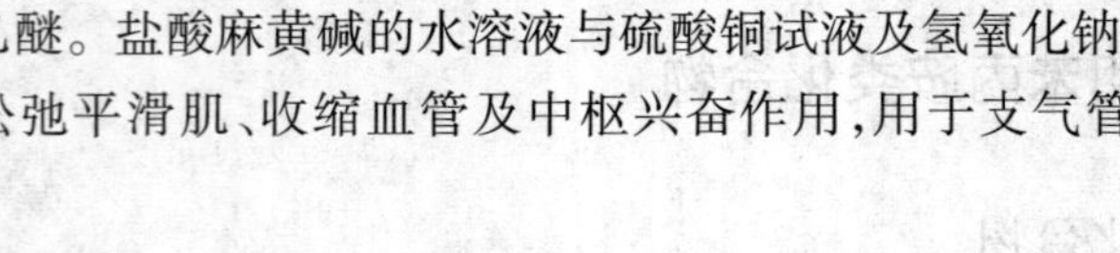

酰胺　　　　*N*－取代酰胺　　　　*N*,*N*－二取代酰胺

酰胺分子中的 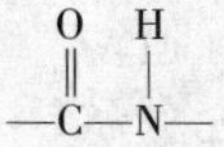 结构称为**酰胺键**(amido bond)。

一、酰胺的命名

(1) 简单酰胺可根据氨基所连的酰基命名,称为“某酰胺”。例如:

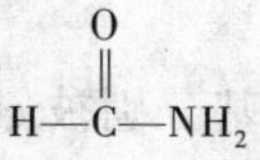

甲酰胺

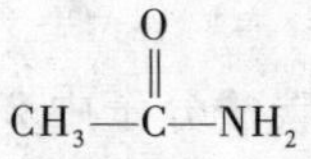

乙酰胺

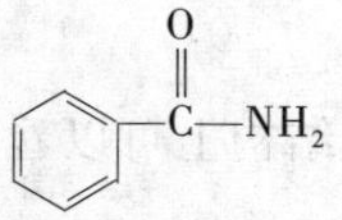

苯甲酰胺

(2) 氮原子上连有取代基的酰胺,命名时将取代基的名称写在“某酰胺”之前,并以 *N*-或 *N*,*N*-表示该取代基是与氮原子相连,亦可称为“某酰某胺”。例如:

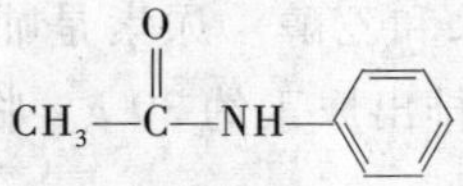

N-苯基乙酰胺(乙酰苯胺)

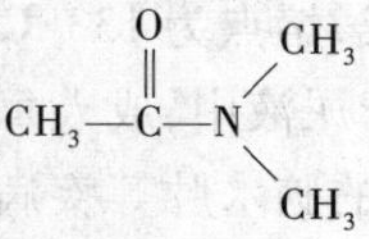

N,*N*-二甲基乙酰胺(乙酰二甲胺)

二、酰胺的性质

常温下除甲酰胺为液体外,大多数酰胺为白色结晶固体,低级酰胺易溶于水,高级酰胺不溶于水,水溶性随相对分子质量的增大而减小。

(一) 酸碱性

大多数酰胺是近中性的化合物。因为酰胺分子中氮原子的未共用电子对与羰基的碳氧双键形成了 p-π 共轭体系,使氮原子上的未共用电子对向羰基偏移,使其结合水中 H^+ 的能力减弱,其水溶液不显碱性,不能使石蕊试纸变色。

由于 p-π 共轭体系的影响,使氨基上的氢原子能表现出极弱的酸性。如果酰胺分子中的氮原子同时与 2 个酰基相连形成酰亚胺,由于受 2 个酰基的影响,则酰亚胺表现出明显的酸性,能与强碱生成盐。例如:

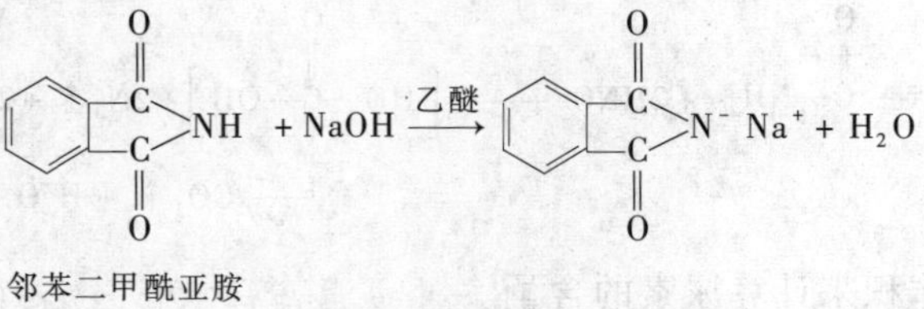

邻苯二甲酰亚胺

(二) 水解反应

酰胺在酸、碱或酶的作用下,可发生水解反应。

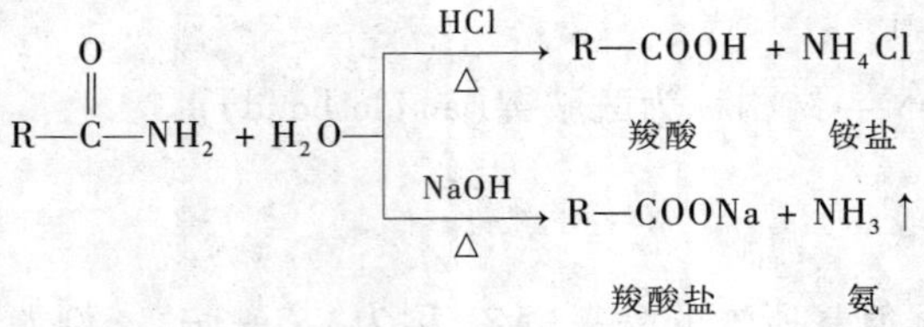

三、尿素

尿素又称为脲，在结构上可以看做是碳酸分子中 2 个羟基分别被氨基取代后的化合物，又称为碳酰二胺。

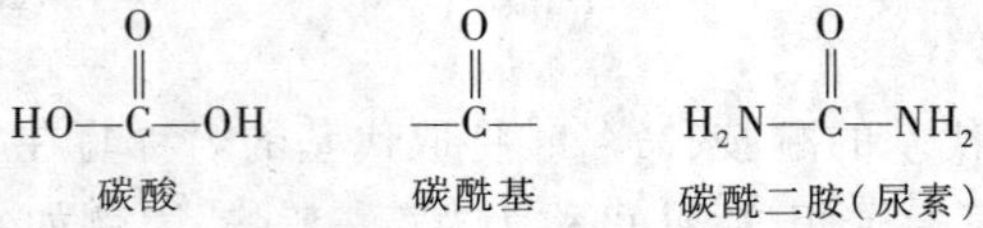

尿素为白色结晶，味咸，熔点为 133 ℃，易溶于水和乙醇。尿素是哺乳动物和人体内蛋白质代谢的最终产物，存在于尿液中，成人每天可随尿排出尿素约 30 g。临床上尿素可用于治疗急性青光眼和脑外伤引起的脑水肿等疾病。

尿素的主要化学性质如下：

1. 弱碱性　尿素具有弱碱性，但碱性很弱，其水溶液不能使石蕊变色，只能与强酸作用生成盐，与硝酸作用形成不溶于水的白色不溶性盐沉淀。

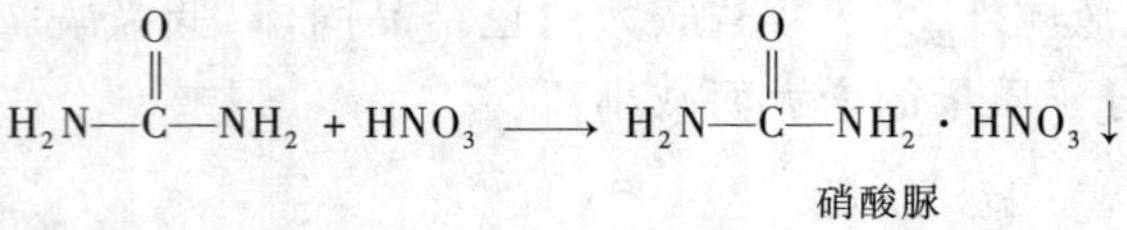

2. 水解反应　尿素在酸、碱或在酶的作用下，易发生水解反应。

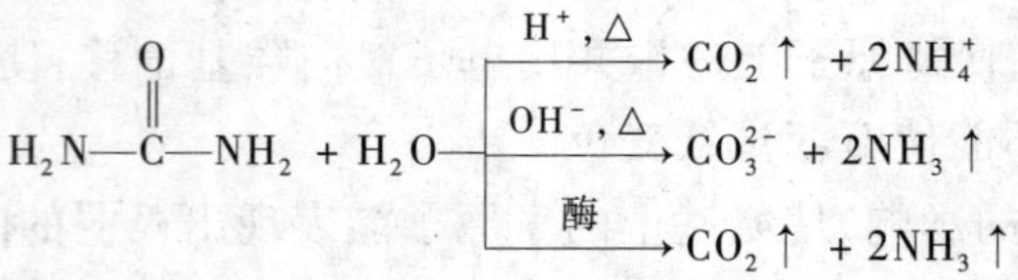

3. 与亚硝酸反应　尿素能与亚硝酸反应放出氮气，同时生成碳酸。

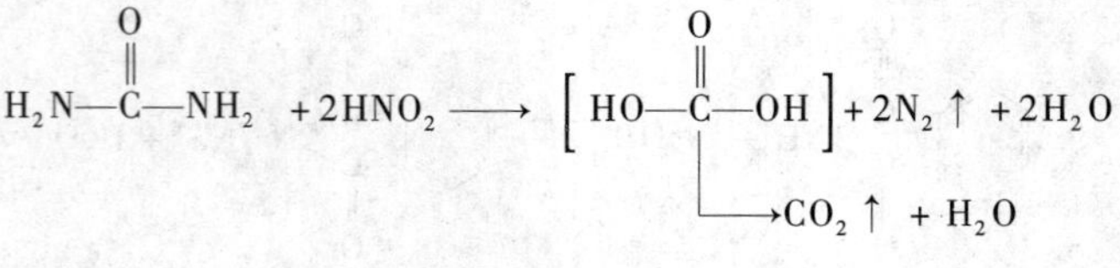

可通过测量氮气体积来计算尿素的含量。

4. 缩二脲反应　将尿素加热，两分子尿素间脱去一分子氨，生成缩二脲。

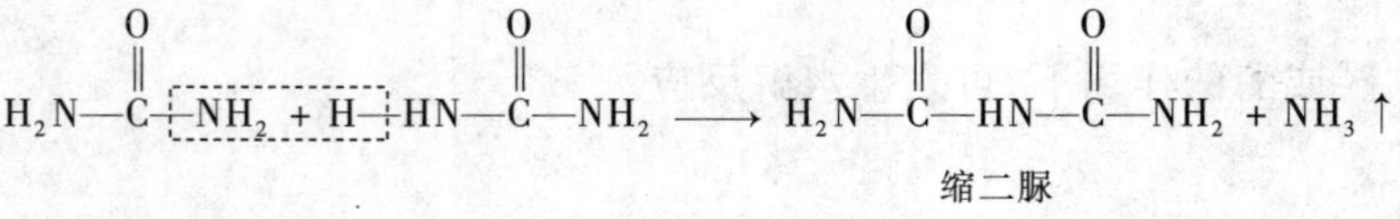

缩二脲为白色结晶，熔点为 190 ℃，难溶于水，易溶于碱液。

在缩二脲的碱性溶液中加入稀硫酸铜溶液，呈现紫红色，此颜色反应称为**缩二脲反应**(biuret reaction)。凡分子中含有 2 个或 2 个以上的 $-\overset{O}{\overset{\|}{C}}-\overset{H}{\overset{|}{N}}-$ 结构的化合物，都可以发生缩二脲反应，如多肽、蛋白质等。

第三节　含氮杂环化合物

在环状有机化合物中，构成环系的原子除碳原子外，还含有其他原子，这类化合物称为**杂环化合物**(heterocyclic compound)。构成环系的非碳原子称为杂原子，常见的杂原子有氧、硫、氮等。例如：

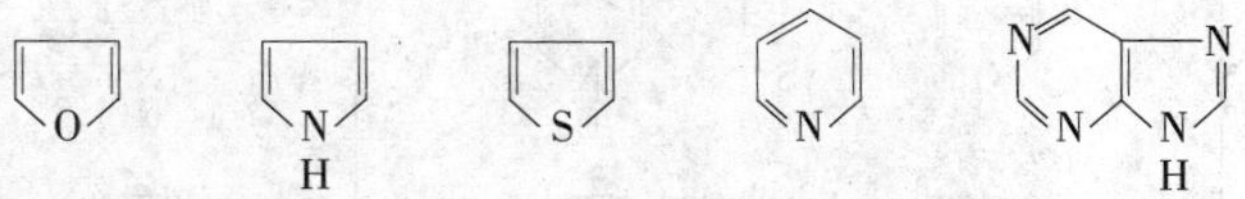

呋喃　　吡咯　　噻吩　　吡啶　　嘌呤

杂环化合物在结构上与芳香族化合物相似，具有闭合的共轭体系，也具有芳香性，是含杂原子的非苯系芳香族化合物。

杂环化合物在自然界分布非常广泛，它的种类繁多，数量庞大，是许多生物体的组成部分，大多数具有生理活性。例如，植物中的叶绿素，动物体血液中的血红素，细胞的重要组成成分——核酸中的碱基等都含有杂环的结构。本节主要讨论含氮杂环化合物。

知识链接

黄曲霉素

黄曲霉素是黄曲霉菌的代谢产物，具有很强的毒性和致癌作用，对肝的损害作用尤为明显。目前已发现的十二种黄曲霉素的结构相似。分子中都有一个二呋喃毒素结构和一个氧萘邻酮致癌结构。

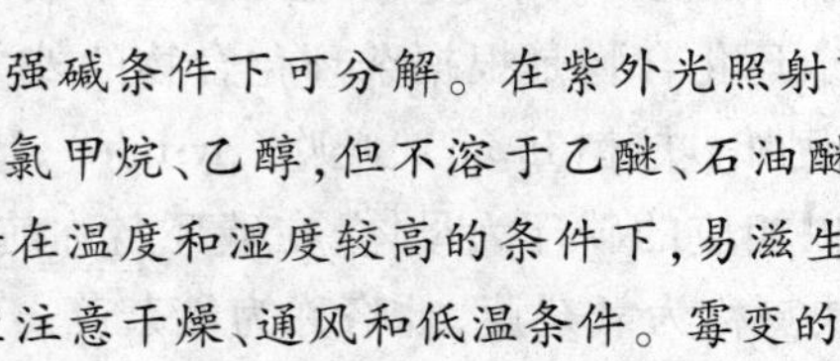

黄曲霉素B_1

黄曲霉素对热稳定，在强碱条件下可分解。在紫外光照射下产生荧光，低浓度时可被紫外光破坏。可溶于苯、三氯甲烷、乙醇，但不溶于乙醚、石油醚。粮油食品易受黄曲霉素的污染。玉米、大米、花生等在温度和湿度较高的条件下，易滋生黄曲霉菌而被黄曲霉素污染。所以贮存粮油食品时应注意干燥、通风和低温条件。霉变的粮食及其制品不可食用。

一、杂环化合物的分类和命名

（一）杂环化合物的分类

根据分子中环的数目可分为单杂环和多杂环两类。单杂环又分为五元杂环和六元杂环，多杂环又可分为桥杂环、螺杂环和稠杂环。表 14-1 列出了常见杂环化合物的基本母核结构和名称。

表 14-1　常见杂环化合物的基本母核结构和名称

分类		碳环母体	基本杂环母核的结构和名称 含 1 个杂原子的杂环母核	含 2 个杂原子的杂环母核
单杂环母核	五元杂环母核	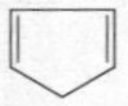 环茂二烯 cyclopentadiene	 furan 呋喃 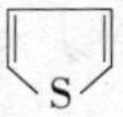 thiophene 噻吩 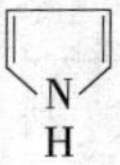 pyrrole 吡咯	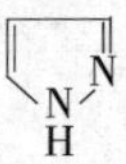 pyrazole 吡唑 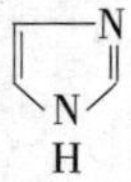 imidazole 咪唑 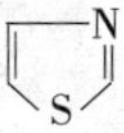 thiazole 噻唑
	六元杂环母核	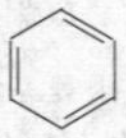 苯 benzene	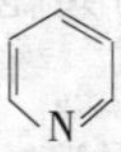 pyridine 吡啶 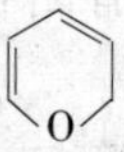 α-pyran α-吡喃 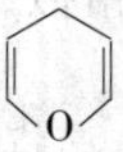 γ-pyran γ-吡喃	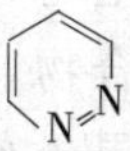 pyridazine 哒嗪 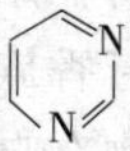 pyrimidine 嘧啶 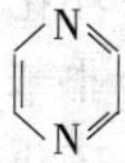 pyrazine 吡嗪
稠杂环母核		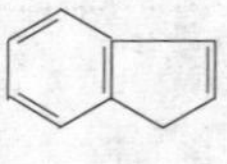 茚 indene 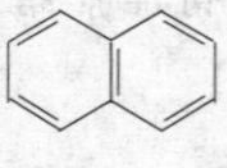 萘 naphthalene	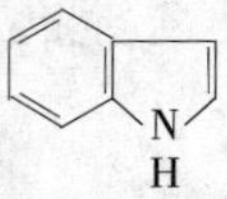 indole 吲哚 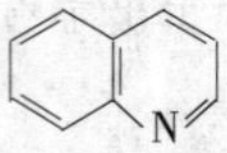 quinoline 喹啉 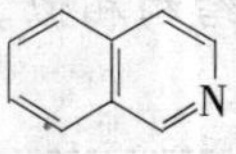 iso-quinoline 异喹啉	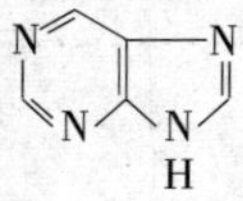 purine 嘌呤

（二）杂环化合物的命名

杂环化合物的命名比较复杂，目前采用的有系统命名法和音译法，通常采用音译法。

1. 音译法　音译法命名杂环化合物是根据杂环化合物的外文译音，用同音汉字加“口”字旁，表示是杂环化合物名称。例如，呋喃（furan）、吡咯（pyrrole）、嘌呤（purine）。

2. 系统命名法　命名时以相应的碳环为母体，在碳环名称前加上杂原子的名称，称为“某杂某”。如吡啶称为氮杂苯，呋喃称为氧杂茂，吡咯称为氮杂茂。

二、重要的含氮杂环化合物及其衍生物

（一）吡咯及其衍生物

吡咯为无色液体，存在于煤焦油和骨焦油中，沸点为 131 ℃，微溶于水，而易溶于有机溶剂。其蒸气或醇溶液遇盐酸浸湿过的松木片呈红色，以此检验吡咯及其低级同系物。

吡咯不稳定，对酸及氧化剂很敏感。吡咯比苯易发生亲电取代反应，并且反应主要发生在α位。

吡咯的许多衍生物广泛存在于自然界，如血红素、叶绿素等，它们的基本骨架都是卟吩环，都是含卟吩环的配合物，血红素中金属离子是 Fe^{2+}，叶绿素中的金属离子是 Mg^{2+}。

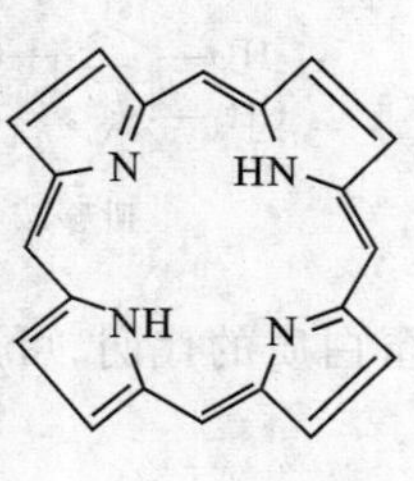

叶吩

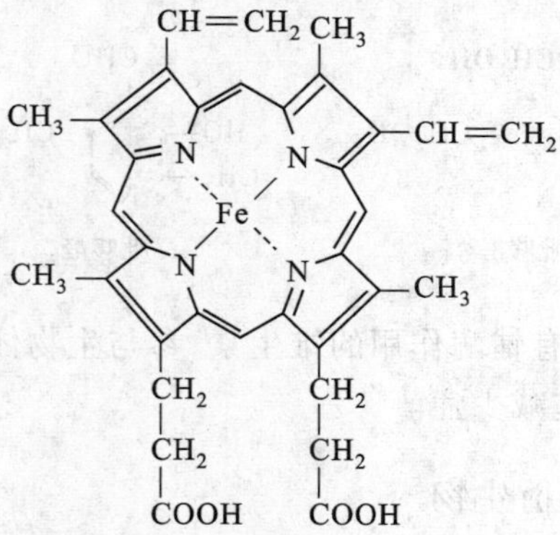

血红素

血红素与蛋白质结合为血红蛋白而存在于红细胞中，在体内起着输送氧气和二氧化碳的作用。叶绿素与蛋白质结合而存在于叶绿体中，直接参与植物的光合作用，将二氧化碳和水合成为糖类。

（二）吡啶及其衍生物

吡啶为无色有特殊臭味的液体，存在于煤焦油和骨焦油中，沸点为 115.5 ℃。吡啶能与水、乙醇、乙醚等混溶，同时又能溶解许多有机化合物及无机盐类，是一种良好的溶剂。

吡啶显弱碱性，对酸、碱及氧化剂都稳定，比苯难发生取代反应，取代反应一般发生在β位。吡啶的许多衍生物可做药物使用。

1. 烟酸及其衍生物　β-吡啶甲酸俗称为烟酸，能促进细胞的新陈代谢，并有血管扩张作用。烟酰胺是辅酶Ⅰ的组成成分，作用与烟酸类似。烟酸和烟酰胺都是白色晶体，合称为维生素 PP，是人体不可缺少的维生素，属于 B 族维生素类，临床上主要用于防治癞皮病及类似的维生素缺乏症。

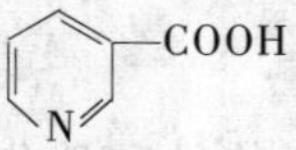

烟酸（β-吡啶甲酸）

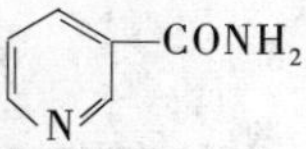

烟酰胺（β-吡啶甲酰胺）

γ-吡啶甲酸是烟酸的同分异构体，俗称为异烟酸。异烟酸与水合肼生成的异烟酰肼，简称异烟肼，是高效、低毒的抗结核药，又称为雷米封。尼可刹米又称为可拉明，为呼吸中枢兴奋药，用于中枢呼吸和循环衰竭。

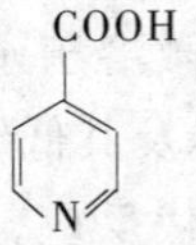

异烟酸
（γ-吡啶甲酸）

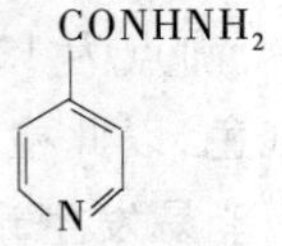

异烟酰肼
（γ-吡啶甲酰肼）

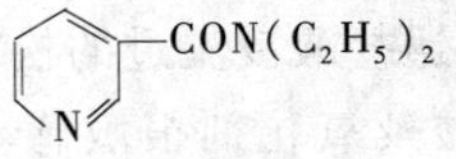

尼可刹米
（N,N-二乙基-3-吡啶甲酰胺）

2. 维生素 B_6　维生素 B_6 包括吡哆醇、吡哆醛和吡哆胺 3 种物质，都是吡啶的衍生物。

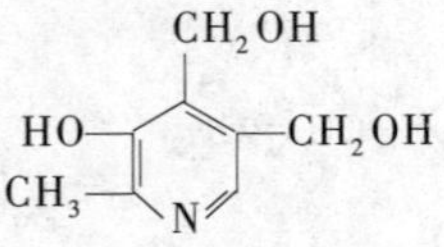

吡哆醇

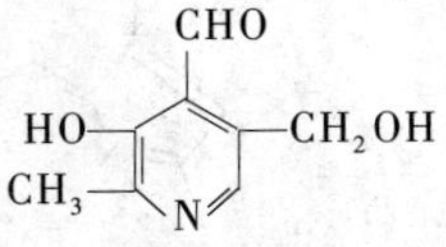

吡哆醛

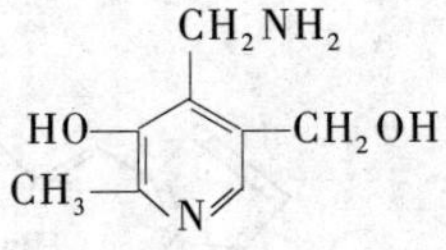

吡哆胺

维生素 B_6 是具有辅酶作用的维生素，参与生物体内蛋白质的代谢，可用于治疗妊娠呕吐，放射性呕吐和白细胞减少症。

（三）嘧啶及其衍生物

嘧啶为无色晶体，熔点为 22.5 ℃，易溶于水。嘧啶的化学性质与吡啶的化学性质相似，但碱性比吡啶的碱性弱得多，亲电取代反应也比吡啶困难，而亲核取代反应则比吡啶容易，取代基主要进入 2,4,6 位。

嘧啶的衍生物在生命科学中具有重要的作用，如嘧啶的重要衍生物胞嘧啶、尿嘧啶和胸腺嘧啶都是核酸的组成部分。

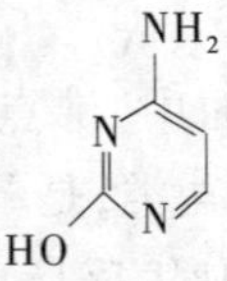

胞嘧啶

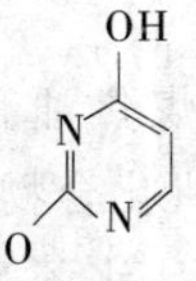

尿嘧啶

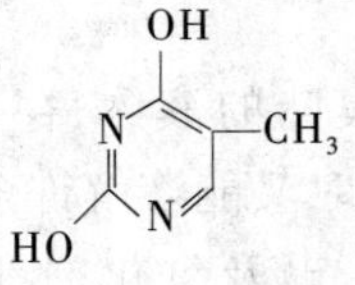

胸腺嘧啶

嘧啶的衍生物有些是重要的药物。如抗生素——磺胺嘧啶、镇静催眠药——苯巴比妥，以及维生素 B_1 等。

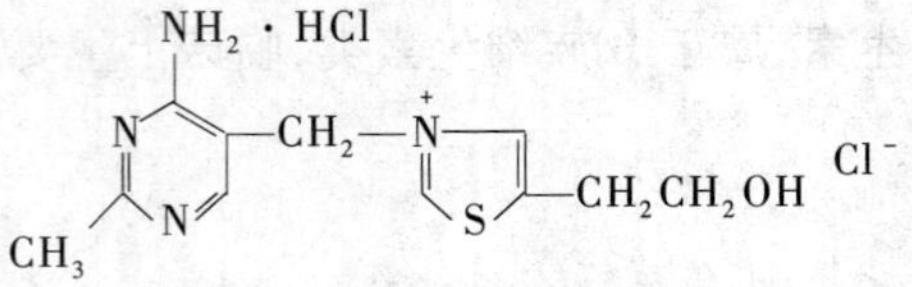

维生素 B_1

维生素 B_1 又称为硫胺素，它具有维持糖代谢、神经传导和消化功能的作用。主要用于治疗维生素 B_1 缺乏症（脚气病）、多发性神经炎和胃肠道疾病。

（四）嘌呤及其衍生物

嘌呤可看作是由嘧啶环和咪唑环稠合而成，在嘌呤分子中存在着互变异构体。

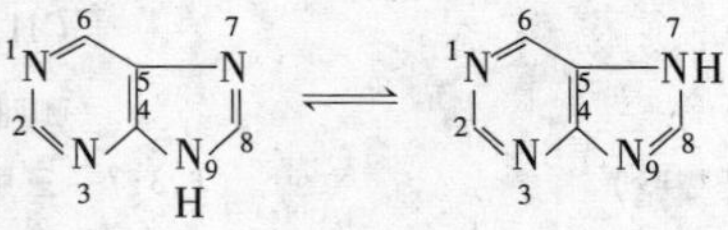

9－H－嘌呤　　7－H－嘌呤

嘌呤为无色晶体，熔点为 217 ℃，易溶于水，难溶于有机溶剂。嘌呤既有弱碱性，又有弱酸性，因此能分别与强酸或强碱反应生成盐。

嘌呤本身不存在于自然界，但其衍生物广泛存在于生物体内。嘌呤的重要衍生物有：

1. 腺嘌呤和鸟嘌呤　腺嘌呤和鸟嘌呤是构成核酸的重要组成成分，都存在着酮式和烯醇式互变异构。

腺嘌呤
（6－氨基嘌呤）

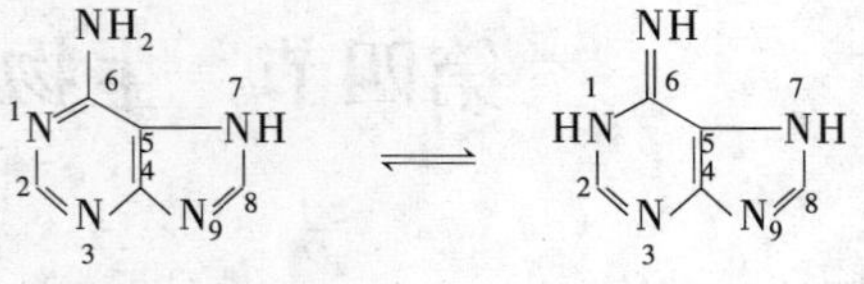

烯醇式　　酮式

鸟嘌呤
（2－氨基－6－羟基嘌呤）

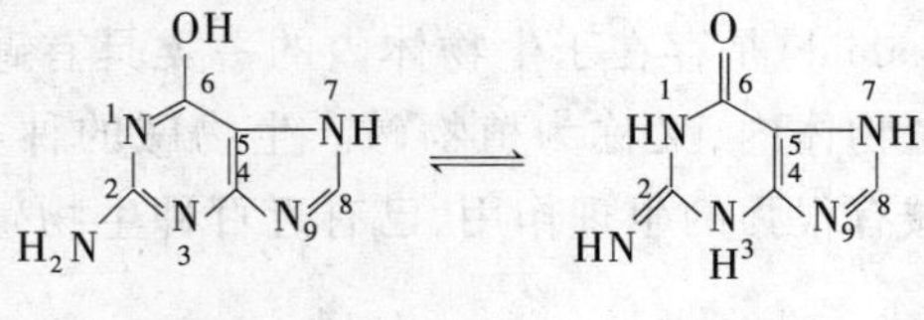

烯醇式　　酮式

腺嘌呤的盐酸盐为维生素 B_4，是白色针状结晶或结晶性粉末，有刺激白细胞增生的作用，可用于治疗白细胞减少症。

2. 尿酸　尿酸主要是鸟类和爬行动物体内核蛋白代谢的最终产物，正常人体血液和尿中只有少量存在。尿酸同样存在着酮式和烯醇式互变异构。

尿酸
（2,6,8－三羟基嘌呤）

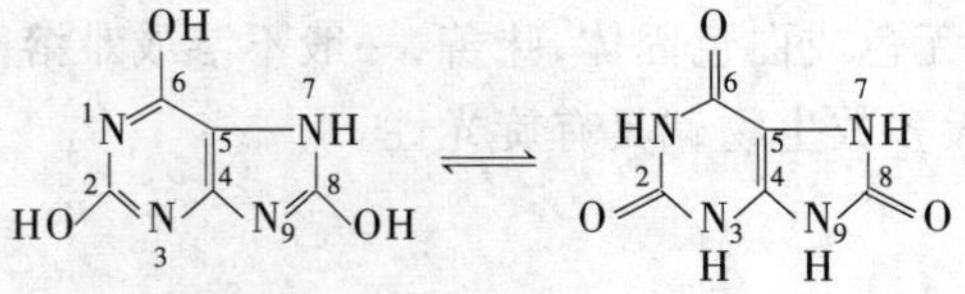

烯醇式　　酮式

尿酸为无色结晶，难溶于水，具有弱酸性，能生成盐，能与三氯氧磷作用生成 2,6,8－三氯嘌呤。

3. 咖啡碱、茶碱和可可碱　咖啡碱、茶碱和可可碱都是黄嘌呤（2,6－二羟基嘌呤）的甲基衍生物，存在于茶叶、咖啡和可可豆中，都具有药用价值。

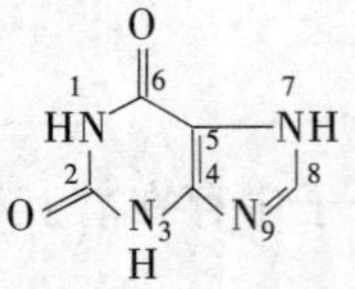

黄嘌呤
（2,6－二羟基嘌呤）

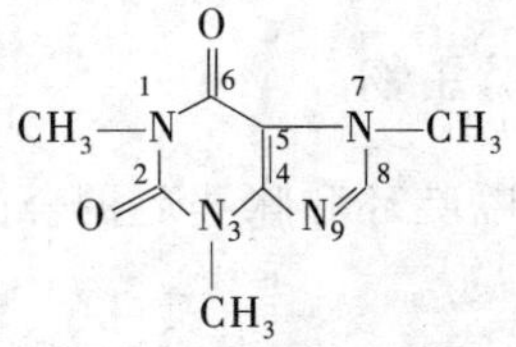

咖啡碱
（1,3,7－三甲基黄嘌呤）

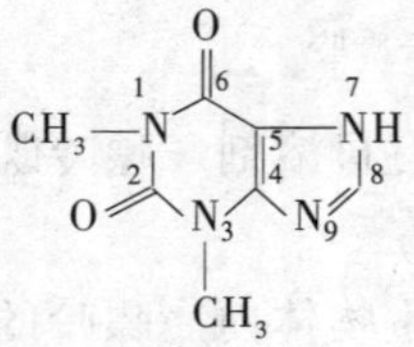

茶碱
（1,3－二甲基黄嘌呤）

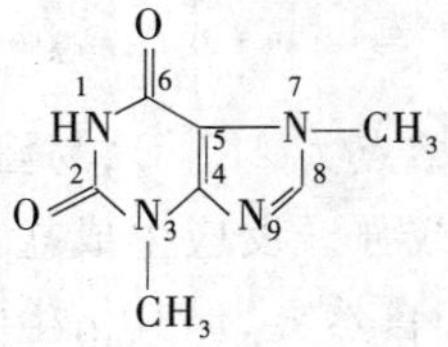

可可碱
（3,7－二甲基黄嘌呤）

第四节　生物碱简介

一、生物碱的概念

生物碱(alkaloid)是存在于生物体内的一类具有碱性和生理活性的含氮有机化合物。它们主要存在于植物体内，又称为植物碱。生物碱的种类很多，已知结构的生物碱已达两千多种。许多生物碱有很强的生理作用，已有近百种生物碱用作临床药物，如麻黄中的麻黄碱、罂粟中的吗啡等。

生物碱分子大多数是结构复杂的多环化合物，多数以含氮杂环的形式存在，也有少数是胺类化合物。

生物碱主要根据来源命名，如烟碱来源于烟草、麻黄碱来源于麻黄等。也可以采用国际通用名称的译音，如烟碱又称为**尼古丁**(nicotine)等。

二、生物碱的一般性质

生物碱多为无色或白色固体，味苦，一般不溶或难溶于水，能溶于乙醇等有机溶剂，也可以溶于稀酸溶液，大多数生物碱具有旋光性。

（一）碱性

生物碱多为含氮有机化合物，其氮原子上有未共用电子对，有一定的接受质子的能力，因此具有弱碱性，能与酸作用生成生物碱盐。生物碱盐遇碱又可转变为游离的生物碱。利用这一性质可进行生物碱的提取、分离和精制。

生物碱难溶于水，而生物碱盐易溶于水，常利用此性质来增加生物碱类药物的水溶性。如硫酸阿托品、磷酸可待因等。

（二）沉淀反应

大多数生物碱或其盐的水溶液能与一些试剂反应，生成难溶于水的盐或配合物。这些能使生物碱发生沉淀反应的试剂称为生物碱沉淀剂。常用的生物碱沉淀剂如鞣酸、苦味酸、碘化汞钾（K_2HgI_4）、磷钨酸（$H_3PO_4·12WO_3$）等。

根据沉淀反应可检查某些植物中是否含有生物碱。如生物碱与鞣酸反应生成棕黄色沉淀，与苦味酸反应生成黄色沉淀，与磷钨酸反应多数生成浅黄色或橙黄色沉淀，与碘化汞钾反应多数生成白色或浅黄色沉淀。也可利用此反应提取和精制生物碱。

（三）显色反应

生物碱能与一些试剂发生反应而显色，这些能使生物碱发生颜色反应的试剂称为生物碱显色剂。常用的显色剂有浓硫酸、甲醛－浓硫酸试剂、对二甲氨基苯甲醛的硫酸溶液、浓硝酸等。

生物碱的显色反应可用于鉴别生物碱。例如，甲醛－浓硫酸试剂与吗啡反应显紫红色，与可待因反应显蓝色；1%钒酸铵的浓硫酸溶液与马钱子碱反应显血红色，与莨菪碱反应显红色，与吗啡反应显棕色，与奎宁反应显浅橙色。

三、重要的生物碱

1. 烟碱　**烟碱**（nicotine）又称为尼古丁，存在于烟草中，其结构式为：

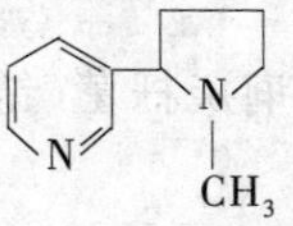

烟碱为无色油状液体，味辛辣，臭似吡啶，露置空气中逐渐变成棕色，能溶于水和一般有机溶剂，有旋光性，天然存在的烟碱为左旋体。烟碱有剧毒，少量可使中枢神经系统兴奋，血压升高，大量会抑制中枢神经，出现恶心、呕吐、头痛，使心脏麻痹以至死亡。

2. 莨菪碱　**莨菪碱**（hyoscyamine）存在于莨菪、颠茄、曼陀罗、洋金花等茄科植物的叶中，是由莨菪醇和莨菪酸形成的酯。

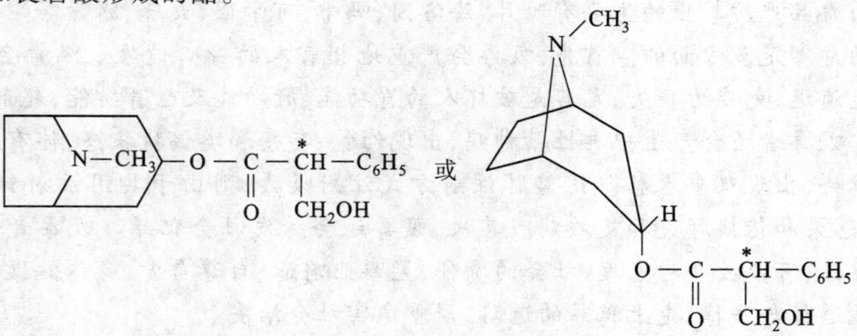

莨菪碱为左旋体，莨菪碱消旋化后即为**阿托品**（atropine，又称为颠茄碱），临床上使用其硫酸盐即硫酸阿托品，它是白色晶体粉末，易溶于水，可用于治疗平滑肌痉挛、胃及十二指肠溃疡和有机磷中毒等，在眼科可用作散瞳药。

3. 吗啡　**吗啡**(morphine)存在于罂粟科植物鸦片中,属于异喹啉类衍生物,为白色晶体,熔点为254～256 ℃,味苦,见光逐渐变暗,微溶于水,溶于三氯甲烷。吗啡是人类使用最早的一种镇痛剂,但易成瘾,不宜长期连续使用。

吗啡的酚羟基甲基化产物称为可待因(codeine),它的镇痛作用比吗啡的镇痛作用弱,虽然成瘾性比吗啡的成瘾性小,但仍不能滥用;吗啡分子中的羟基经乙酰化反应生成海洛因(heroeine),其麻醉作用和毒性都强于吗啡的麻醉作用和毒性,极易成瘾,绝对不能吸食。

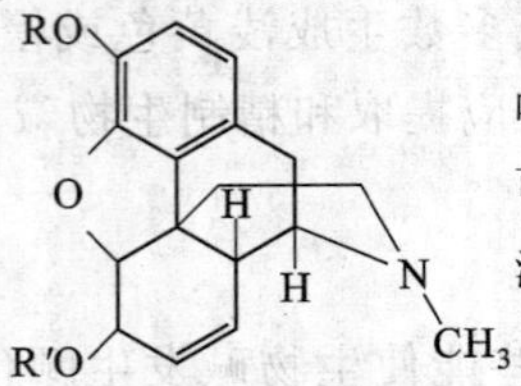

吗啡:R = R′ = H
可待因:R = CH_3,R′ = H
海洛因:R = R′ = CH_3CO

4. 小檗碱　**小檗碱**(berberine)又称为黄连素,是存在于黄连、黄柏中的一种异喹啉类生物碱,其结构为:

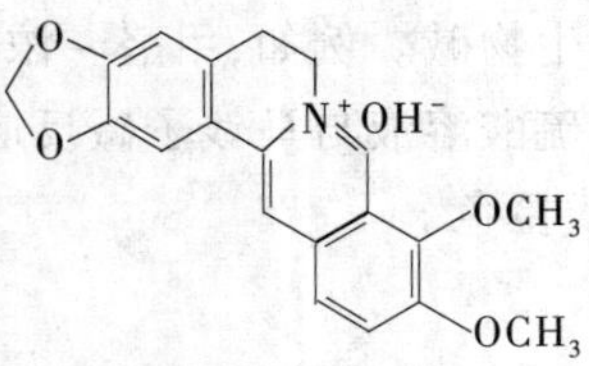

游离的小檗碱主要以季铵碱的形式存在,植物中常以盐酸盐的形式存在。小檗碱为黄色晶体,味极苦,能溶于水,难溶于有机溶剂。

小檗碱具有显著的抗菌作用,可抑制痢疾杆菌、链球菌及葡萄球菌,临床上用其盐酸盐治疗肠炎和细菌性痢疾。

知识链接

远离毒品　珍爱生命

根据《中华人民共和国刑法》第357条规定,毒品是指鸦片、海洛因、甲基苯丙胺(冰毒)、吗啡、大麻、可卡因,以及国家规定管制的其他能够使人形成瘾癖的麻醉药品和精神药品。作为毒品严厉禁止的主要有鸦片、海洛因、吗啡、可卡因、大麻、冰毒等。

吸毒的危害是多方面的。首先,吸毒会严重地损害人的身心健康。吸毒会导致人体各器官功能消退、免疫力丧失,尤其是破坏人的胃功能、肝功能及生育功能,超剂量吸食会致人死亡。吸毒者还会产生中毒性精神病,出现幻觉、妄想和类偏执状态,伴有思维紊乱,自我意识障碍,出现双重人格。用静脉注射方式注射吸毒,则由于共用注射针头和注射器,会造成感染和传播肝炎和艾滋病。其次,吸毒还会诱发社会犯罪。吸毒者一旦成瘾,为了获取毒品,可以放弃对家庭、社会的责任,置事业前途、自尊自爱、身体健康于不顾,甚至不惜违反道德与法律,走上犯罪的道路,严重危害社会治安。

我国政府一贯实行坚决的禁毒政策,强调要坚持"禁吸、禁贩、禁种"三禁并举、堵源截流、严格执法、标本兼治的方针。青年学生要认清毒品的危害,学会识别毒品,以防误吸,万不可因为好奇而沾染毒品。

目标检测

一、选择题

（一）单项选择题

1. 甲胺、二甲胺、三甲胺碱性的强弱顺序是（　　）

A. 甲胺＞二甲胺＞三甲胺　　B. 二甲胺＞甲胺＞三甲胺

C. 三甲胺＞甲胺＞二甲胺　　D. 二甲胺＞三甲胺＞甲胺

2. 下列何种胺在0℃时，能与盐酸和亚硝酸钠溶液作用生成重氮盐（　　）

A. 甲胺　　B. 二甲胺　　C. 三甲胺　　D. 苯胺

3. 下列属于三乙胺的是（　　）

A. $CH_3CH_2—NH_2$　　B. $(CH_3CH_2)_2NH$　　C. $(CH_3CH_2)_3N$　　D. $C_6H_5—NH_2$

4. 下列物质中为叔胺的是（　　）

A. $CH_3CH_2—NH_2$　　B. $(CH_3CH_2)_2NH$　　C. $(CH_3CH_2)_3N$　　D. $C_6H_5—NH_2$

5. 下列物质中能与亚硝酸反应生成 *N*－亚硝基化合物的是（　　）

A. $CH_3—NH_2$　　B. $(CH_3CH_2CH_2)_2NH$　　C. $(CH_3)_3N$　　D. $C_6H_5—NH_2$

6. 下列化合物中属于五元含氮杂环化合物的是（　　）

A. 呋喃　　B. 吡咯　　C. 噻吩　　D. 吡啶

7. 吗啡属于下列杂环化合物的衍生物的是（　　）

A. 吡咯　　B. 吡啶　　C. 喹啉　　D. 异喹啉

8. $(CH_3)_4N^+I^-$的名称是（　　）

A. 碘化四甲胺　　B. 碘化四甲铵　　C. 碘化四甲氨　　D. 碘化甲胺

9. 下列物质碱性强弱排列正确的是（　　）

A. 脂肪胺＞氨＞芳香胺　　B. 脂肪胺＞芳香胺＞氨

C. 氨＞脂肪胺＞芳香胺　　D. 芳香胺＞氨＞脂肪胺

10. 区别苯胺和苯酚可用的试剂是（　　）

A. $FeCl_3$　　B. $NaHCO_3$　　C. Br_2 水　　D. $NaHSO_3$

11. 下列属于酰胺的是（　　）

A. 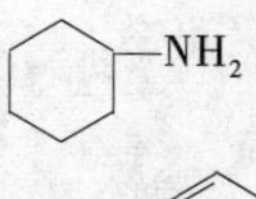
B. 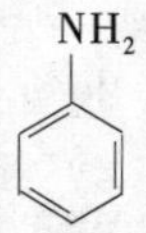
C. 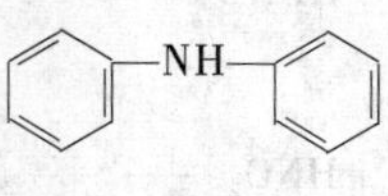
D. 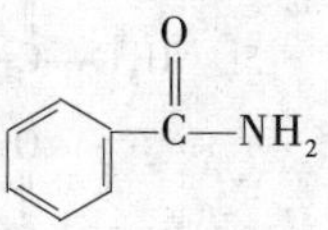

12. 麻黄碱 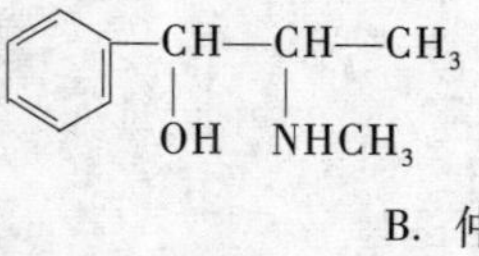 是中药麻黄的有效成分，从结构上看属于（　　）

A. 伯胺　　B. 仲胺　　C. 叔胺　　D. 季铵

（二）多项选择题

1. 下列物质遇溴水能产生白色沉淀的是（　　）

A. 苯酚　　B. 乙醇　　C. 苯胺　　D. 甲胺　　E. 丙酮

2. 下列化合物属于五元杂环的是（　　）

A. 呋喃　　B. 吡咯　　C. 噻吩　　D. 吡啶　　E. 嘧啶

3. 下列物质能发生缩二脲反应的是（　　）

A. 氨基酸　　B. 蛋白质　　C. 多肽　　D. 尿素　　E. 纤维素

4. 下列化合物属于仲胺的是(　　)

A. 苯胺　　B. *N*－甲基苯胺　　C. *N*,*N*－二甲基苯胺　　D. 二甲胺　　E. 对甲基苯胺

5. 下列化合物属于生物碱的是(　　)

A. 尼古丁　　B. 花生油　　C. 血红素　　D. 叶绿素　　E. 黄连素

二、命名或写出结构式

1. 用系统命名法命名下列化合物

(1) $CH_3-NH-CH_2-CH_2-CH_3$

(2) 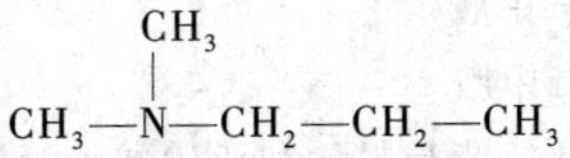

(3) 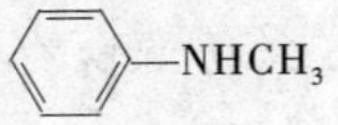

(4) $H_2N-CH_2-CH_2-CH_2-NH_2$

(5) 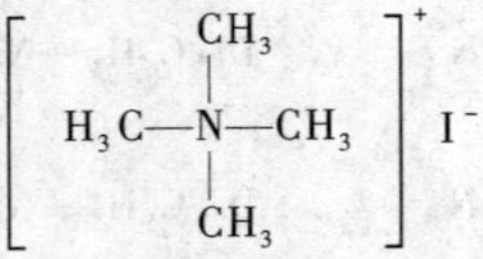

(6) 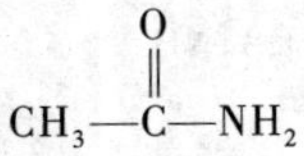

(7) 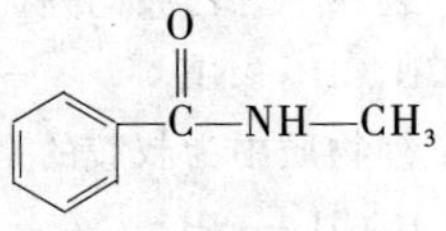

2. 写出下列化合物的结构式

(1) 呋喃　(2) 吡咯　(3) 噻吩　(4) 吡啶　(5) 嘧啶　(6) 嘌呤　(7) 尿素

三、完成下列反应式

1. $CH_3CH_2-NH_2 + HCl \longrightarrow$

2. 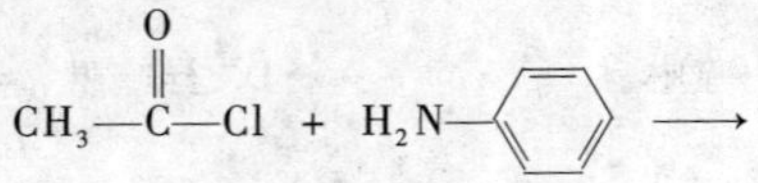

3. 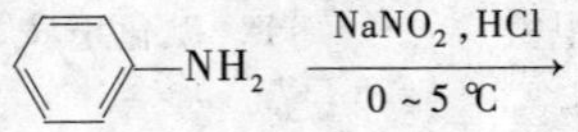

4. 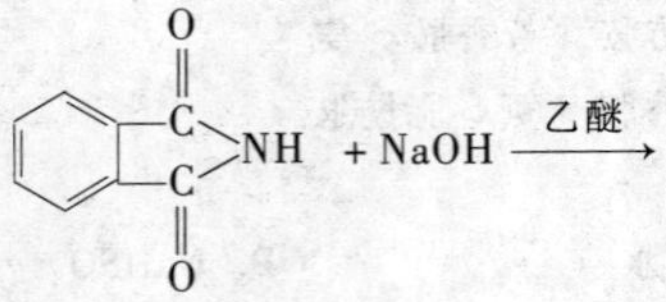

5. 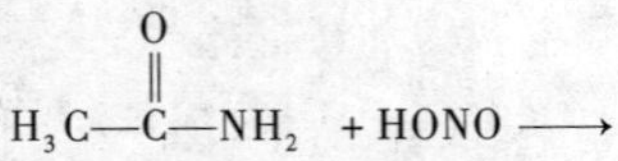

6. 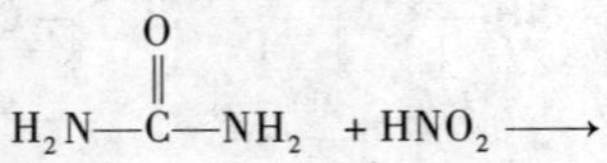

7. 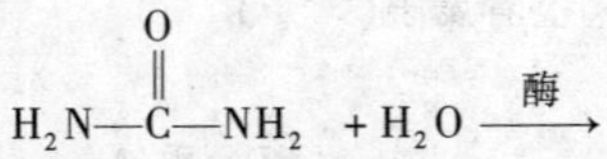

四、用化学方法鉴别下列各组化合物

1. 苯胺、*N*－甲基苯胺和 *N*,*N*－二甲基苯胺

2. 甲苯、苯胺和苯酚

3. 乙胺、乙酰胺和尿素

（戴静波）

实　验

实验一　化学实验基本操作及溶液的配制

一、实验目的

1. 熟悉化学实验基本操作。

2. 掌握溶液的配制方法

二、实验用品

1. 仪器　试管、试管夹、量筒、烧杯、滴瓶、细口瓶、台秤、酒精灯等。

2. 试剂　固体 NaOH、无水乙醇。

三、实验原理

配制溶液时，首先要了解所配制溶液的体积、组成标度的表示方法、溶质的纯度等。通过计算得出所需溶质的量，按计算量进行称取或量取后，置于适当的容器中，加溶剂溶解到一定的体积，混匀即可。

溶液的稀释只是在原溶液中加入溶剂，改变了溶液的体积，而溶质的量不变。稀释前溶质的量等于稀释后溶质的量。即：

$$c_1V_1 = c_2V_2$$

四、实验内容及操作

(一) 化学实验基本操作

1. 玻璃仪器的洗涤和干燥

(1) 玻璃仪器的洗涤：一般先用自来水冲洗，再用毛刷刷洗；若洗不干净，可用毛刷蘸少量洗涤剂刷洗；若仍洗不干净，可用洗液（由浓硫酸和饱和重铬酸钾溶液混合配成，具有很强的氧化性、酸性和去污能力）浸泡，浸泡后的洗液要小心倒回原瓶可重复使用；然后用自来水将玻璃仪器冲洗干净，再用少量蒸馏水淋洗 2 ~ 3 次。通常要求洗净的玻璃仪器内壁只附着一层均匀的水膜，不挂水珠。

(2) 玻璃仪器的干燥：不急用的玻璃仪器，洗净后可放在玻璃仪器架上在无尘处自然晾干；实验急用的玻璃仪器放在电烘箱中烘干，或用玻璃仪器气流烘干器干燥（温度在 60 ~ 70 ℃为宜）；计量玻璃仪器不能用加热的方式进行干燥。

2. 试剂的取用　实验室中，固体试剂一般装在广口瓶中，液体试剂盛放在细口瓶或滴瓶中，见光易分解的试剂盛放在棕色瓶中。试剂瓶上贴有标签，并标明试剂的名称、浓度等。从广口瓶或细口瓶中取用试剂时，先将瓶盖取下，仰放在实验台上，取完试剂后，瓶盖立即盖回原来的试剂瓶上，瓶放回原处，标签朝外。

（1）固体试剂的取用：① 取用粉末状试剂时，要用洁净的药匙取用。为避免试剂沾在试管壁或试管口，可将粉末状试剂放在对折的纸片上，试管平放，送入管底，再竖起试管。用过的药匙必须洗净用滤纸吸干后才能再使用，以免污染试剂。② 取用块状固体试剂时，要用洁净的镊子夹取。装入试管时，先把试管倾斜，将块状固体放入管口内，使其沿管壁慢慢滑下，以免碰破试管底部。

（2）液体试剂的取用：① 从滴瓶中取少量试剂时，滴管应在盛接容器的正上方，保持垂直，不能倾斜、横置或倒立，以免试剂流入胶头；滴管不能伸入盛接容器中或触及盛接容器的器壁；使用后应立即将滴管插回原瓶，切勿插错；不可用一滴瓶中滴管取其他滴瓶中试剂，以免污染试剂。② 从细口瓶中取用试剂时，先将瓶塞取下，仰放在实验台上，左手拿住盛接容器（如试管、量筒等），右手拿起试剂瓶，并注意标签对着手心，倒出所需量的试剂，倒完将试剂瓶口在盛接容器上靠一下再竖直，以免遗留在瓶口的试剂流到试剂瓶外壁。若将试剂倒入烧杯时，左手拿玻璃棒，使玻璃棒下端斜靠在烧杯内壁上，右手握住试剂瓶，将瓶口靠在玻璃棒上，使液体沿着玻璃棒流入烧杯内。

3. 加热试管中液体和固体

（1）加热试管中液体：试管中的液体一般可直接在火焰上加热（易分解的物质应放在水浴中加热）。

操作时应注意：试管中液体量不能超过总容积的 1/3；试管与桌面呈 45°，管口向上；用试管夹夹持试管的中上部；利用火焰的外焰加热；不要将试管口对着别人或自己；先加热液体的中上部，然后不时地上下移动，使液体各部分受热均匀，避免试管内液体因局部沸腾而溅出。

（2）加热试管中固体：必须使试管口稍微向下倾斜，以免凝结在试管上的水珠流到灼热的管底，使试管破裂。试管可用试管夹夹持起来加热，也可用铁夹固定在铁架上加热。先用火焰来回加热试管，然后固定在有固体物质的部位加热。

（二）溶液的配制

1. 配制 100 mL 0.1 $mol \cdot L^{-1}$ NaOH 溶液　计算配制该溶液所需固体 NaOH 的质量。取一干燥的小烧杯，用台秤称其质量后，加入固体 NaOH，迅速称出所需 NaOH 的质量。加30 mL 蒸馏水于小烧杯，使所称 NaOH 溶解，待所得溶液冷却至室温后，定量转移至 100 mL 量筒中，稀释到 100 mL，混匀即可（溶液回收）。

2. 配制 100 mL 75% 乙醇溶液　计算配制该溶液所需无水乙醇的体积。用 100 mL 量筒量取所需的无水乙醇，然后向量筒中加入蒸馏水至 100 mL，混匀即可（溶液回收）。

五、思考题

1. 为何不能用量筒量取热的溶液或作为反应容器？
2. 为什么称量固体 NaOH 时，应放入小烧杯中称量？

附:实验室规则、实验室安全守则及实验室意外事故处理

1. 实验室规则

(1) 实验前必须预习教材的有关内容,做到心中有数,有计划地进行实验。

(2) 实验中应认真操作,仔细观察,如实记录实验现象和实验数据。

(3) 废纸、火柴梗应倒在废物盘中,严禁倒入水槽内;侵蚀性液体倒入废液缸中,以防腐蚀;取用药品时应严格遵守基本操作,以免污染药品。

(4) 使用精密仪器时,必须严格按照操作规程进行操作;小心使用仪器和实验室设备,注意节约水、电和煤气。

(5) 实验后,应将玻璃仪器洗刷干净,放回原处,实验台用抹布擦净,最后检查煤气、水、电是否关闭妥当。经教师检查后方可离开实验室。

2. 实验室安全守则

(1) 一切有毒的或有恶臭的物质的实验,都应在通风橱中进行;对于易燃物质,应尽可能使其远离火源。

(2) 加热试管时,不要将试管口对着自己或别人,也不要俯视正在加热的液体,以防溅出液体造成伤害;在嗅闻气体的气味时,应用手扇闻。

(3) 浓酸、浓碱具有强腐蚀性,切勿溅在衣服、皮肤,尤其眼睛上;稀释浓硫酸时,应将浓硫酸慢慢倒入水中并不断搅拌,而不能将水向浓硫酸里倒,以免迸溅;决不允许擅自随意混合各种化学药品。

(4) 实验完毕,应洗净双手,才可离开实验室。

3. 实验室意外事故处理

(1) 起火:根据起火原因立即灭火,一般用湿布、沙土覆盖或灭火器灭火。若遇电气设备着火,必须先切断电源,再用干粉或四氯化碳灭火器灭火。

(2) 烫伤:可用高锰酸钾或苦味酸擦洗灼伤处,再涂上烫伤膏或凡士林。

(3) 受强酸、强碱腐伤:立即用大量水冲洗。强酸腐伤擦上碳酸氢钠油膏或凡士林;强碱腐伤用柠檬酸或硼酸饱和溶液洗涤,再擦上凡士林。

(4) 吸入有毒气体:如吸入氯气、氯化氢气体时,可吸入少量酒精和乙醚的混合蒸气解毒;吸入硫化氢气体感到不适时,立即到室外呼吸新鲜空气。

(傅春华)

实验二 药用氯化钠的制备

一、实验目的

1. 熟悉药用氯化钠的制备方法。
2. 掌握溶解、过滤、蒸发、浓缩、结晶、干燥等基本操作。

二、实验用品

1. 仪器　蒸发皿、烧杯、量筒、布氏漏斗、吸滤瓶、抽滤机、台秤、酒精灯等。

2. 试剂　粗食盐(已炒好)、6 mol·L^{-1} HCl、饱和 H_2S、2 mol·L^{-1} NaOH、饱和 Na_2CO_3、25% $BaCl_2$、pH 试纸等。

三、实验原理

粗食盐中所含主要杂质为 K^+、Mg^{2+}、Ca^{2+}、Fe^{3+}、重金属离子、SO_4^{2-}、Br^-、I^- 等,以及泥沙和有机杂质。将粗食盐在火上煅炒,使有机物炭化,再用水溶解成饱和溶液。不溶性杂质可采取过滤法除去,可溶性杂质可根据其性质借助于化学方法除去。如:

$$Ba^{2+} + SO_4^{2-} \rightleftharpoons BaSO_4\downarrow$$

$$Fe^{3+} + 3OH^- \rightleftharpoons Fe^{3+}(OH)_3\downarrow$$

$$Ca^{2+} + CO_3^{2-} \rightleftharpoons CaCO_3\downarrow$$

$$Ba^{2+} + CO_3^{2-} \rightleftharpoons BaCO_3\downarrow$$

$$2Mg^{2+} + CO_3^{2-} + 2OH^- \rightleftharpoons Mg_2(OH)_2CO_3\downarrow$$

氯化钠产率的计算公式:　$\omega_{NaCl} = \dfrac{m_{精}}{m_{粗}} \times 100\%$

四、实验内容及操作

1. 称取 10 g 粗食盐于 100 mL 的烧杯中,加蒸馏水约 30 mL,加热搅拌使其溶解。

2. 将溶液加热至近沸,边搅拌边滴加 25% $BaCl_2$ 溶液至沉淀完全,继续加热煮沸数分钟,停止加热及搅拌,待沉淀沉降后,沿烧杯壁滴加数滴 $BaCl_2$ 溶液,检验 SO_4^{2-} 是否沉淀完全。如有白色沉淀生成,则需补加 $BaCl_2$ 溶液至沉淀完全;如没有白色沉淀生成,可用布氏漏斗抽滤,沉淀弃去。

3. 将滤液移至另一干净的 100 mL 的烧杯中,加入饱和 H_2S 溶液数滴,若无沉淀,不必再多加 H_2S 溶液。然后边搅拌边滴加饱和 Na_2CO_3 溶液至沉淀完全,再滴加 2 mol·L^{-1} NaOH 溶液,调节 pH 为 10~11。加热煮沸数分钟,停止加热及搅拌,待沉淀沉降后,检验是否沉淀完全。沉淀完全后用布氏漏斗抽滤,沉淀弃去。

4. 将滤液移至干净的蒸发皿,滴加 6 mol·L^{-1} 盐酸溶液,调节 pH 为 3~4。不断搅拌下加热蒸发,浓缩至糊状稠液,使 NaCl 完全析出,停止加热。冷却后用布氏漏斗抽滤,尽量将 NaCl 晶体抽干,再用少量蒸馏水洗涤 NaCl 晶体 2~3 次,抽干,母液弃去。

5. 将 NaCl 晶体移至另一洁净的已称重的蒸发皿中,加热烘干,冷至室温,称重,计算产率。

五、思考题

1. 在加入沉淀剂将 SO_4^{2-}、Ca^{2+}、Mg^{2+} 等离子转化为沉淀以除去时,如何检查这些离子是否沉淀完全?

2. 在操作过程中如何能提高产率？

（王　青）

实验三　缓冲溶液的配制与性质

一、实验目的

1. 掌握缓冲溶液配制的原理及操作技术。
2. 熟悉缓冲溶液的缓冲作用。
3. 学会刻度吸管、洗耳球等仪器的使用。

二、实验用品

1. 仪器　刻度吸量管(10 mL 或 20 mL)、试管、滴瓶、胶头滴管、洗耳球等。

2. 试剂　0.1 $mol \cdot L^{-1}$ Na_2HPO_4、0.1 $mol \cdot L^{-1}$ KH_2PO_4、0.1 $mol \cdot L^{-1}$ NaOH、0.1 $mol \cdot L^{-1}$ HCl、0.1 $mol \cdot L^{-1}$ NaCl 以及万能指示剂。

三、实验原理

缓冲溶液具有抵抗外来少量酸、碱或稀释的干扰，而保持其本身 pH 基本不变的能力。缓冲溶液由共轭酸碱对组成，其中共轭酸是抗碱成分，共轭碱是抗酸成分，缓冲溶液的 pH 可通过以下公式计算：

$$pH = pK_a + \lg \frac{[A^-]}{[HA]}$$

或

$$pH = pK_a + \lg \frac{c_{A^-} V_{A^-}}{c_{HA} V_{HA}}$$

当缓冲系确定后，缓冲溶液的 pH 大小由$\frac{[A^-]}{[HA]}$决定。因此限量稀释时几乎不影响其酸碱度。

当缓冲比一定时，缓冲溶液的总浓度(共轭酸和共轭碱的浓度之和)越大，溶液中抗酸、抗碱成分越多，缓冲能力越大；反之，总浓度越小，缓冲能力越小。

当缓冲溶液的总浓度一定时，缓冲比等于 1 时，缓冲能力最大。缓冲比越接近 1，缓冲能力越大；缓冲比越偏离 1，缓冲能力越小。

配制一定 pH 缓冲溶液的原则是：缓冲系共轭酸的 pK_a 尽可能与所配缓冲溶液的 pH 相等或接近；缓冲溶液的总浓度宜选在 0.05 ~ 0.5 $mol \cdot L^{-1}$，缓冲溶液的缓冲比等于 1。

由于缓冲溶液中抗酸、抗碱成分的存在，加入少量酸或碱其 pH 几乎不变。当加入的酸或碱的量超过缓冲溶液的缓冲能力时，将引起溶液 pH 的急剧改变，失去缓冲作用。

四、实验内容及操作

（一）缓冲溶液的配制

取 3 个滴瓶，按（1）（2）（3）编号，然后用刻度吸量管按下表中所示的量，分别吸取 0.1 $mol\cdot L^{-1}$ Na_2HPO_4 及 0.1 $mol\cdot L^{-1}$ KH_2PO_4 加入滴瓶中，混匀，并计算所配制缓冲溶液的 pH，记入实验报告中。

试管号	(1)	(2)	(3)
$V(Na_2HPO_4)/mL$	9.5	12.4	1.2
$V(KH_2PO_4)/mL$	0.5	7.6	8.8
pH			

（二）缓冲溶液的稀释

取 4 支试管，编号，按下表中要求加入缓冲溶液、蒸馏水、万能指示剂。把所观察到的现象记入报告中，并解释产生各种现象的原因。

试管号	缓冲溶液(2)/mL	蒸馏水/mL	万能指示剂/滴	颜色
1		5	1	
2	5		1	
3	4	1	1	
4	1	4	1	

（三）缓冲溶液的抗酸、抗碱作用

取 10 支试管，按下表中所列顺序编号，分别加试样、万能指示剂，记下颜色。然后再逐滴加入酸或碱，观察颜色变化，记录各溶液颜色刚好变成红色或紫色时，加入酸或碱的滴数。把所观察到的现象记入报告中，并解释产生各种现象的原因。

试管号	加试样	万能指示剂/滴	颜色	逐滴加酸或碱	颜色变红或紫时，加酸或碱的滴数
1	蒸馏水 2 mL	1		HCl	
2	蒸馏水 2 mL	1		NaOH	
3	缓冲(1)2 mL	1		HCl	
4	缓冲(1)2 mL	1		NaOH	
5	缓冲(2)2 mL	1		HCl	
6	缓冲(2)2 mL	1		NaOH	
7	缓冲(3)2 mL	1		HCl	
8	缓冲(3)2 mL	1		NaOH	
9	NaCl 溶液 2 mL	1		HCl	
10	NaCl 溶液 2 mL	1		NaOH	

五、思考题

1. 如果同等程度地增加共轭酸和共轭碱的浓度，是否可以改变溶液的 pH？为什么？
2. 缓冲溶液的缓冲能力大小与什么有关？

附：万能指示剂配制及颜色与 pH 的关系

准确称取甲基红 65 mg、百里酚蓝 25 mg、酚酞 250 mg、溴百里酚蓝 400 mg，溶于 400 mL 乙醇中，稀释后用 0.01 $mol\cdot L^{-1}$ NaOH 溶液中和为黄绿色，最后加水至 1 000 mL 即可。

pH	2	3	4	5	6	7	8	9	10	11	12	13
颜色			红	橙	黄	黄绿	青绿	蓝	紫			

（欧英富）

实验四　常压蒸馏和沸点的测定

一、实验目的

1. 掌握常压蒸馏的原理和操作方法。
2. 了解测定沸点的意义。
3. 初步掌握沸点测定的操作技术。

二、实验用品

1. 仪器　蒸馏烧瓶、水浴锅、铁架台（2 个）、冷凝管、温度计、烧杯、弯形接液管、接收瓶、沸石及酒精灯。
2. 试剂　75% 乙醇溶液。

三、实验原理

蒸馏（distillation）是指液体加热至沸腾变为蒸气，再将蒸气冷凝变为纯净液体的操作。蒸馏可分为常压蒸馏、减压蒸馏等类型。应用蒸馏可以提纯有机物，用于不挥发性物质和挥发性物质的分离，还可用于沸点不同的物质的分离。常压蒸馏又称为普通蒸馏，可以把两种或两种以上沸点相差较大（一般相差在 30 ℃以上）的液体分离开来；减压蒸馏适用于高沸点的或高温下易受热分解的有机物的分离提纯。常压蒸馏的装置见实验图 4－1。

沸点的测定通常在物质的蒸馏过程中进行。沸点是指液体的蒸气压与液面上所受的外界压力相等时的温度。沸点是有机化合物的一个重要物理常数，随外界的压力改变而改变。纯净物在一定压力下具有恒定的沸点，不纯的液体没有固定的沸点，在蒸馏过程中会逐渐变化。因此，可以通过沸点的测定来检验物质的纯度。

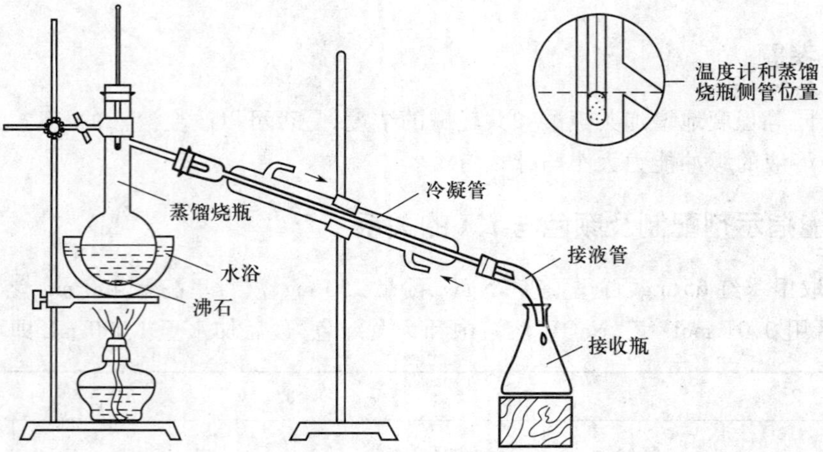

实验图 4－1　常压蒸馏和沸点测定装置

四、实验内容及操作

1. 蒸馏装置及安装　常压蒸馏仪器主要包括蒸馏烧瓶、温度计、冷凝管、接液管和接收瓶等组成。

实验开始前，首先要选择规格合适的仪器，按照“先下后上、由左到右”的安装原则，从热源（酒精灯等）处开始，依次安放铁架台、水浴锅（或铁圈、石棉网）、蒸馏烧瓶和温度计，蒸馏烧瓶用铁夹垂直夹好。转动冷凝管使之和蒸馏烧瓶相连，再连接弯形接液管和接收瓶。整个装置做到“正看一个面，侧看一条线”。

注意事项：

（1）蒸馏装置连接要紧密，不漏气。

（2）所测物质的体积一般在蒸馏烧瓶容积的 1/3 ~ 2/3，太多易导致暴沸，使液体冲进冷凝管。

（3）蒸馏时先开启冷凝水，再加热。蒸馏完毕蒸馏烧瓶内要留 3 ~ 4 mL，切勿蒸干。

（4）若被蒸馏的液体沸点低，可用长颈型蒸馏烧瓶，易挥发、易燃液体不能直接加热，要用水浴。

（5）为了避免蒸馏过程中的过热现象和保证沸腾的平稳状态，常加沸石，或一端封口的毛细管，称为止暴剂或助沸剂。止暴剂应在蒸馏前沿蒸馏瓶壁滑下，防止将瓶底弄破，不能在蒸馏进行中加入止暴剂，已用过的止暴剂不能重复使用。

2. 蒸馏

（1）加料：仪器装好后，取下温度计，通过玻璃漏斗或沿着瓶壁倒入 30 mL 75% 乙醇于蒸馏瓶中（注意不能使液体从支管流出），加入几粒沸石。装好温度计，调整温度计的位置，通常是使温度计水银球的上沿与蒸馏烧瓶支管的下沿在同一水平线上。检查仪器的各部分连接是否紧密。

（2）加热：接通冷凝水，加热（注意观察蒸馏瓶里的现象和温度上升的情况）。一段时间后，液体沸腾，蒸气逐渐上升，调节火焰，使蒸馏速度缓慢而均匀，一般控制馏出液滴以每秒钟

1 ~ 2 滴为宜。

(3) 沸点观察及馏出液收集：蒸馏前准备 2 个锥形瓶作为接收瓶，温度稳定前的馏分，常为沸点较低的液体，称为"前馏分"，收集，弃去。待温度趋于稳定时，蒸出的物质就是较纯的物质，取另一洁净干燥的接收瓶，记下此时温度计的读数。待收集约 20 mL 乙醇(若是纯物质则蒸至最后一滴)时，停止蒸馏，记下此时温度计的读数。前后 2 次读数即为乙醇的沸点范围。

(4) 仪器拆除：蒸馏完毕，先停止加热，稍冷后停止通水。仪器拆除的顺序和安装时相反，先拆除接收瓶，再依次拆下接液管、冷凝管和蒸馏瓶等。

实验说明：乙醇的沸点 78.5 ℃，凡数据在 77 ~ 79 ℃即符合要求。

五、思考题

1. 什么是沸点？

2. 什么是蒸馏？蒸馏有何意义？

3. 蒸馏时加入沸石的作用是什么？如果蒸馏前忘记加沸石，能否立即将沸石加至将近沸腾的液体中？

4. 如果某液体具有恒定的沸点，能否认为它是纯净物？

5. 在分馏时通常用水浴或油浴加热，它比直接用火加热有什么优点？

(黄春花)

实验五 醇、酚及醛、酮的性质

一、实验目的

1. 验证醇、酚、醛、酮的主要化学性质。

2. 掌握醇、酚、醛、酮等物质的化学鉴别方法；掌握同类物质中不同结构的化合物的化学鉴别方法。

3. 学会配制托伦试剂和斐林试剂。

二、实验用品

1. 仪器 试管、试管架、酒精灯、镊子、小刀、滤纸、量筒、烧杯、滴管、表面皿及石棉网。

2. 试剂 乙醇($\varphi_B = 0.95$)、无水乙醇、正丁醇、仲丁醇、叔丁醇、甘油、苯酚晶体、0.2 $mol \cdot L^{-1}$ 苯酚溶液、0.2 $mol \cdot L^{-1}$ 邻苯二酚溶液、0.2 $mol \cdot L^{-1}$ 苯甲醇溶液、甲醛溶液(福尔马林)、乙醛、苯甲醛、丙酮、金属钠、酚酞试液、蓝色石蕊试纸、3 $mol \cdot L^{-1}$ 硫酸溶液、浓盐酸、0.17 $mol \cdot L^{-1}$ 重铬酸钾溶液、卢卡斯试剂、1.25 $mol \cdot L^{-1}$ NaOH 溶液、2.5 $mol \cdot L^{-1}$ NaOH 溶液、0.3 $mol \cdot L^{-1}$ 硫酸铜溶液、饱和 $NaHCO_3$ 溶液、饱和溴水、0.06 $mol \cdot L^{-1}$ 三氯化铁溶液、0.03 $mol \cdot L^{-1}$ 高锰酸钾溶液、2,4 - 二硝基苯肼、碘溶液、0.05 $mol \cdot L^{-1}$ 硝酸银溶液、0.5 $mol \cdot L^{-1}$ 稀氨溶液、斐林试剂甲、斐林试剂乙、品红亚硫酸试剂，以及 0.05 $mol \cdot L^{-1}$ 亚硝酰铁氰化钠溶液。

三、实验原理

1. 醇　醇的化学性质主要是由醇羟基(—OH)所决定的。由于 O—H 键的强极性,醇表现出一定的弱酸性,可与活泼金属反应生成醇钠和氢气,醇钠水解生成氢氧化钠;α－C 上有氢原子的醇能被强氧化剂氧化,叔醇因无 α－H 而无此反应;醇可与含氧无机酸反应生成无机酸酯;与浓硫酸共热可发生分子内或分子间脱水反应;可与氢卤酸反应生成卤代烃,不同结构的醇与氢卤酸的反应活性不同,叔醇的活性最高,伯醇的活性最低;具有邻二醇结构的多元醇可与新配制的氢氧化铜反应,生成深蓝色溶液。

2. 酚　由于 p－π 共轭体系的形成,因而酚的酸性强于醇的酸性,但弱于碳酸的酸性,酚能溶于 NaOH 溶液,而不能溶于碳酸氢钠;受酚羟基的影响,苯环的亲电取代活性增强,酚羟基邻、对位上的氢原子易被取代;酚及具有烯醇结构的化合物能与三氯化铁发生显色反应。

3. 醛和酮　醛和酮结构上的相似性使其在性质上表现出许多相似之处,例如,它们都能发生加成反应、卤代反应及还原反应等,同一个 α－C 上有 3 个氢原子的醛或酮,能被氧化成这类醛或酮的醇都能发生碘仿反应。另外,由于醛、酮结构上的差异,又使其表现出一些特殊性质,如醛能被托伦试剂、斐林试剂等弱氧化剂氧化,能与品红亚硫酸试剂发生颜色反应;丙酮与亚硝酰铁氰化钠的氢氧化钠溶液共热显红色。

四、实验内容及操作

(一) 醇的化学性质

1. 醇钠的生成和水解　取 2 支干燥试管,编号,分别加入 1 mL 无水乙醇和 1 mL 正丁醇,再加入 1 粒黄豆粒大小洁净的金属钠,观察反应现象并注意其反应速率的差异。

待金属钠完全反应后,将 1 号试管中的溶液倒在表面皿上,使剩余的乙醇挥发掉(必要时可用水浴加热表面皿),残留在表面皿上的固体为乙醇钠,取乙醇钠于试管中,加适量水,使其溶解,然后再滴加 1 滴酚酞试液。观察现象并解释原因。

2. 醇的氧化　取 4 支试管,编号,各加入 2 滴 0.17 $mol \cdot L^{-1}$ 的 $K_2Cr_2O_7$ 溶液和 1 滴 3 $mol \cdot L^{-1}$ 的 H_2SO_4,然后在 4 支试管中分别加入 10 滴正丁醇、异丁醇和叔丁醇、蒸馏水(作为对照),振荡均匀。观察现象并解释原因。

3. 伯、仲、叔醇的鉴别　取 3 支干燥试管,编号,分别加入 5 滴正丁醇、异丁醇、叔丁醇,在 50～60 ℃的水浴中加热片刻,然后向每支试管中各加入卢卡斯试剂 10 滴,塞好管口,振荡后静置,观察是否有浑浊产生,并记录产生浑浊所需的时间。

4. 甘油与新制的氢氧化铜的反应　取 1 支试管,加入 2.5 $mol \cdot L^{-1}$ NaOH 溶液和 0.3 $mol \cdot L^{-1}$ $CuSO_4$ 溶液各 2 mL,制得 $Cu(OH)_2$ 沉淀。用滴管移去上清液,将该沉淀均分于 2 支试管中,向其中 1 支试管中加入甘油 15 滴,另 1 支试管中加乙醇 15 滴,振荡,观察现象并解释原因。

(二) 酚的性质

1. 酚的弱酸性　取蓝色石蕊试纸 1 小片,放在点滴板上,用少许蒸馏水湿润,在试纸上滴加 1 滴 0.2 $mol \cdot L^{-1}$ 苯酚溶液,观察试纸颜色的变化并解释原因。

另取2支试管各加苯酚晶体少许，再加1 mL水，振荡。观察现象并解释原因。然后，向其中的1支试管中加2.5 $mol \cdot L^{-1}$ NaOH溶液数滴，振荡，观察现象并解释原因，再向此溶液中加入3 $mol \cdot L^{-1}$硫酸溶液3滴，振荡均匀，观察现象并解释原因；向另1支试管中加入饱和碳酸氢钠溶液1 mL，振荡，观察现象并解释原因。

2. 酚与溴水的反应　取1支试管，加入1 mL饱和溴水，再加2滴0.2 $mol \cdot L^{-1}$苯酚溶液，振荡。观察现象并解释原因。

3. 酚与三氯化铁的反应　取3支试管，分别加入0.2 $mol \cdot L^{-1}$苯酚溶液、0.2 $mol \cdot L^{-1}$邻苯二酚溶液、0.2 $mol \cdot L^{-1}$苯甲醇溶液各10滴，再向每支试管中各加0.06 $mol \cdot L^{-1}$三氯化铁溶液1滴，振荡。观察现象并解释原因。

（三）醛、酮的性质

1. 与2,4-二硝基苯肼的反应　取4支试管，分别加入福尔马林、乙醛、丙酮、苯甲醛各3滴，再向每支试管中各加5滴2,4-二硝基苯肼溶液，充分振荡。观察现象并解释原因。

2. 碘仿反应　取4支试管，分别加入福尔马林、乙醛、丙酮、无水乙醇各5滴，再各加10滴碘溶液，然后向每支试管中滴加1.25 $mol \cdot L^{-1}$ NaOH溶液至碘的颜色刚好退去，观察现象并解释原因（注意：若现象不明显，可将试管置于50～60 ℃的水浴中加热2～3 min再观察）。

3. 银镜反应　取大试管1支，加入2 mL 0.05 $mol \cdot L^{-1}$硝酸银溶液，再加入1滴1.25 $mol \cdot L^{-1}$ NaOH溶液，然后边振荡边逐滴加入0.5 $mol \cdot L^{-1}$氨水，直至生成的褐色沉淀恰好溶解生成无色透明溶液为止（切勿过量），该溶液即为托伦试剂。将刚配制的托伦试剂分装于4支洁净的试管中，分别加入3滴福尔马林、乙醛、丙酮、苯甲醛，振荡均匀，然后将试管置于约60 ℃的水浴中加热（不要振荡）。观察现象并解释原因。

4. 与斐林试剂的反应　取试管4支，向其中分别加入斐林试剂甲和乙各10滴，混合均匀，即得深蓝色溶液（即斐林试剂）。向以上4支试管中，再分别加入福尔马林、乙醛、苯甲醛、丙酮各2滴，振荡均匀，置于80 ℃水浴中加热2～3 min。观察现象并解释原因。

5. 与希夫试剂的反应　取3支试管，分别加入希夫试剂各10滴，再向3支试管中分别加福尔马林、乙醛、丙酮各3滴。观察现象并解释原因。

6. 丙酮的检验　取2支试管，各加入1 mL 0.05 $mol \cdot L^{-1}$ $Na_2[Fe(CN)_5NO]$和NaOH溶液5滴，向其中的1支试管中加入乙醛5滴，另1试管中加入丙酮5滴。观察现象并解释原因。

五、说明

1. 配制托伦试剂时加入1滴氢氧化钠，是为了增强溶液的碱性以加速醛的氧化；另外，在配制托伦试剂时，应注意氨水不要过量。否则，一方面会生成易爆炸的雷酸银，导致危险；另一方面会降低试剂的灵敏性。托伦试剂久置后，会析出黑色的氮化银（Ag_3N）沉淀，该物质受震动易分解而发生爆炸，因此托伦试剂要在使用前临时配制，不能贮存备用。

2. 用于做银镜反应的试管一定要洁净，否则，会因产生的单质银难以附着于试管壁上而造成实验效果不理想。另外，实验完毕后，应立即加入少量硝酸洗去银镜，以免反应液久置后产生雷酸银，造成危险。

六、思考题

1. 如何用一种试剂将伯醇、仲醇、叔醇鉴别开？应用此反应的条件是什么？

2. 乙醇与钠反应时，为什么要用无水乙醇？

3. 现有5瓶失去标签的有机化合物，它们可能是乙醇、福尔马林、乙醛、丙酮、苯甲醇或苯甲醛，请用化学方法将其一一鉴别开来，贴上标签。

4. 进行银镜反应时应注意哪些问题？

（官　波）

实验六　羧酸和取代羧酸的性质

一、实验目的

1. 验证羧酸和取代羧酸的主要化学性质，理解物质结构与性质的关系。

2. 了解脱羧反应和酯化反应的基本操作。

3. 了解甲酸和草酸的特殊反应。

二、实验用品

1. 仪器　试管（大、小）、试管夹、药匙、带塞导管、铁架台、铁夹、酒精灯、100 mL烧杯、250 mL烧杯、50 mL锥形瓶、温度计、量筒及石棉网等。

2. 试剂　甲酸、醋酸、草酸、苯甲酸、1 $mol \cdot L^{-1}$ NaOH溶液、无水碳酸钠、乳酸、酒石酸、水杨酸、三氯乙酸、2 $mol \cdot L^{-1}$醋酸溶液、2 $mol \cdot L^{-1}$氯乙酸溶液、2 $mol \cdot L^{-1}$三氯乙酸溶液、2.5 $mol \cdot L^{-1}$ NaOH溶液、0.05 $mol \cdot L^{-1}$ $AgNO_3$溶液、0.5 $mol \cdot L^{-1}$ $NH_3 \cdot H_2O$溶液、0.03 $mol \cdot L^{-1}$ $KMnO_4$溶液、3 $mol \cdot L^{-1}$ H_2SO_4溶液、澄清的石灰水、甲醇、浓硫酸、乙酰水杨酸、0.1 $mol \cdot L^{-1}$ $FeCl_3$溶液及pH试纸。

三、实验原理

1. 羧酸分子中含有羧基，具有酸性，能与碱或碳酸钠反应。

2. 羧酸的酸性强弱受烃基的结构和烃基上其他取代基的影响，供电子基（+I效应）使羧基的酸性减弱；吸电子基（-I效应）使羧基酸性增强。

3. 甲酸和草酸的特殊结构，使它们具有还原性，能使高锰酸钾溶液退色；甲酸还能与托伦试剂发生反应。

4. 草酸是二元羧酸，加热易脱羧生成二氧化碳和甲酸，甲酸受热可进一步分解产生一氧化碳和水。

5. 羧酸和醇在酸催化作用下可发生酯化反应，生成羧酸酯，酯类具有特殊的气味，且不溶于水。

四、实验内容及操作

1. 羧酸的酸性

（1）酸性比较：取 3 支试管分别加入甲酸、醋酸、草酸各少许，再加 1 mL 水，振荡。用 pH 试纸测其近似 pH，解释 3 种羧酸酸性强弱顺序。

（2）与碱反应：在 1 支试管中加入少许苯甲酸晶体，再加 1 mL 水，振荡。在所得的浑浊液中滴加 1 $mol \cdot L^{-1}$ NaOH 溶液至澄清，观察现象并写出化学反应式。

（3）与碳酸盐反应：在 1 支试管中加入少量无水碳酸钠，再滴加醋酸数滴，观察现象并写出化学反应式。

2. 取代羧酸的酸性

（1）在 3 支试管中分别加入乳酸、酒石酸、三氯醋酸各少许，再各加 1 mL 水，振荡，观察是否溶解。并用 pH 试纸测其 pH，解释酸性强弱顺序。

（2）在另外 3 支试管中分别加入 2 $mol \cdot L^{-1}$醋酸、2 $mol \cdot L^{-1}$氯乙酸、2 $mol \cdot L^{-1}$三氯乙酸溶液各 10 滴，用 pH 试纸检验酸性，解释酸性强弱顺序。

3. 甲酸和草酸的还原性

（1）在 2 支试管中分别加入甲酸和草酸各少许，再各加入 0.03 $mol \cdot L^{-1}$ $KMnO_4$ 溶液 0.5 mL和 3 $mol \cdot L^{-1}$ H_2SO_4 溶液 0.5 mL，振荡后加热至沸。观察现象并加以解释。

（2）在 1 支洁净试管中加入 2～3 滴甲酸，用 2.5 $mol \cdot L^{-1}$ NaOH 溶液中和至碱性。然后加入 1 mL 新制备的托伦试剂，摇匀后放入 80 ℃的水浴中加热数分钟，观察有无银镜生成，解释发生的现象。

4. 脱酸反应　在 1 支干燥的大试管中放入约 3 g 草酸，用带有导管的塞子塞紧，试管口稍微向下倾斜固定在铁架台上。另取一只小烧杯加入约 20 mL 澄清的石灰水，将导管插入石灰水中，小心加热试管，观察烧杯中石灰水的变化。解释发生的现象并写出化学反应式。

5. 酯化反应　在干燥的小锥形瓶中溶解 0.5 g 水杨酸于 5 mL 甲醇中，加入 10 滴浓硫酸，摇匀后放在水浴中温热 5 min，然后将锥形瓶中的混合物倒入盛有 10 mL 水的小烧杯中，充分振荡，静置几分钟后观察生成物的外观并闻气味。解释发生的现象并写出化学反应式。

6. 与三氯化铁的反应　取 2 支试管，分别加入 0.1 $mol \cdot L^{-1}$ $FeCl_3$ 溶液 1～2 滴，各加水 1 mL。然后在第 1 支试管中加入少许水杨酸晶体，第 2 支试管中加入少许乙酰水杨酸晶体，振荡。加热第 2 支试管。观察现象并加以解释。

五、思考题

1. 如何鉴别甲酸、乙酸和草酸？

2. 酯化反应为何要加硫酸？为什么酯的碱性水解比酸性水解效果好？

（李杰红）

实验七　糖类化合物的性质

一、实验目的

1. 验证糖类的主要化学性质。

2. 进行糖类物质的鉴别。

二、实验用品

1. 仪器　烧杯、试管、试管夹、酒精灯、水浴锅、白瓷点滴板、滴管及玻璃棒。

2. 试剂　$0.2\ mol \cdot L^{-1}$ 葡萄糖溶液、$0.2\ mol \cdot L^{-1}$ 果糖溶液、$0.2\ mol \cdot L^{-1}$ 蔗糖溶液、$0.2\ mol \cdot L^{-1}$ 麦芽糖溶液、$20\ g \cdot L^{-1}$ 淀粉溶液、$10\ g \cdot L^{-1}$ $AgNO_3$ 溶液、$0.2\ mol \cdot L^{-1}$ $NH_3 \cdot H_2O$、浓 HCl、浓 H_2SO_4、$1\ mol \cdot L^{-1}$ Na_2CO_3 溶液、$50\ g \cdot L^{-1}$ NaOH 溶液、斐林试剂甲和乙、班氏试剂、莫立许试剂、塞利凡诺夫试剂、苯肼试剂、碘试液、醋酸钠溶液和石蕊试纸。

三、实验原理

1. 葡萄糖、果糖、麦芽糖等还原性糖，能被托伦试剂、斐林试剂和班氏试剂等弱氧化剂氧化。而蔗糖、淀粉为非还原性糖，不能被上述弱氧化剂氧化。

2. 单糖可与苯肼反应生成苯腙，在过量的苯肼存在下可进一步反应而生成糖脎。糖脎是不溶于水的黄色结晶，不同糖脎的熔点、晶形各不相同，此反应可用于鉴别糖类。

3. 莫立许反应　所有的糖都能发生莫立许反应，出现紫色环，此反应灵敏，常用于糖类物质的鉴定。

4. 塞利凡诺夫反应　在酮糖的溶液中，加入塞利凡诺夫试剂，加热，很快出现红色。在同样条件下，醛糖没有明显变化，利用此反应可以鉴别酮糖和醛糖。

5. 蔗糖和淀粉的水解　在酸或酶的作用下，蔗糖水解生成 D－葡萄糖和 D－果糖，淀粉在一定条件下可逐步水解，最后得到 D－葡萄糖。

四、实验内容及操作

（一）糖的还原性

1. 与托伦试剂的反应　在小烧杯中，加入 $10\ g \cdot L^{-1}$ $AgNO_3$ 溶液 10 mL，加 $50\ g \cdot L^{-1}$ NaOH 溶液 2 滴，滴加 $0.2\ mol \cdot L^{-1}$ $NH_3 \cdot H_2O$ 使沉淀恰好消失，即得托伦试剂。取干净的试管 5 支，编号，各加托伦试剂 2 mL，再分别滴入 $0.2\ mol \cdot L^{-1}$ 葡萄糖、$0.2\ mol \cdot L^{-1}$ 果糖、$0.2\ mol \cdot L^{-1}$ 蔗糖、$0.2\ mol \cdot L^{-1}$ 麦芽糖、$20\ g \cdot L^{-1}$ 淀粉溶液各 5 滴，摇匀，置于 60 ℃ 的水浴中加热数分钟。观察并解释发生的变化。

2. 与斐林试剂的反应　取斐林试剂甲和乙各 3 mL，混合均匀后分装于 5 支试管，编号，放在水浴中温热。再分别滴入上述 5 种糖溶液各 5 滴，摇匀，置于水浴中加热 2～3 min。观察并解释发生的变化。

3. 与班氏试剂的反应 取试管5支,编号,各加班氏试剂1 mL,用小火加热至沸,再分别加入上述的5种糖溶液各5滴,摇匀,置于水浴中加热2~3 min。观察并解释发生的变化。

（二）生成糖脎的反应

取试管4支,编号,分别加入0.2 mol·L^{-1}葡萄糖、0.2 mol·L^{-1}果糖、0.2 mol·L^{-1}麦芽糖和0.2 mol·L^{-1}蔗糖溶液各10滴,再加苯肼试剂10滴,混匀,在沸水浴中加热,并不断振摇,观察并解释发生的变化。从形成糖脎的试管中各取出1滴放在载玻片上,用低倍显微镜观察糖脎的形状。

（三）糖的颜色反应

1. 莫立许反应 取试管5支,编号,分别加入0.2 mol·L^{-1}葡萄糖、0.2 mol·L^{-1}果糖、0.2 mol·L^{-1}蔗糖、0.2 mol·L^{-1}麦芽糖、20 g·L^{-1}淀粉溶液各1 mL,再各加2滴莫立许试剂,摇匀。把试管倾斜成45°,沿管壁慢慢加入浓硫酸10~15滴,使浓硫酸和糖液之间有明显的分层,观察两层之间的颜色变化。数分钟内如无紫色环出现,可在水浴中温热(切勿振摇)。观察变化并解释现象。

2. 塞利凡诺夫反应 取试管5支,编号,各加塞利凡诺夫试剂1 mL,再分别加入上述糖溶液各5滴,摇匀,置于沸水浴中加热2 min。观察并解释发生的变化。

3. 淀粉和碘的显色反应 在试管中加入10滴20 g·L^{-1}淀粉溶液和2滴碘试液,观察并解释发生的变化。

（四）蔗糖和淀粉的水解

1. 蔗糖的水解 取试管2支,各加入0.2 mol·L^{-1}蔗糖溶液1 mL,然后于第1支试管中加入3滴浓盐酸,第2支试管中加入3滴蒸馏水,摇匀后将2支试管同时放入沸水中加热5~10 min,取出冷却后,在第1支试管中加入1 mol·L^{-1} Na_2CO_3溶液中和至弱碱性(加到没有气泡发生为止,或用石蕊试纸检查)。然后将2支试管各加入班氏试剂10滴,摇匀,再置于沸水中加热2~3 min。观察并比较2支试管结果。

2. 淀粉的水解 取1支试管加入5 mL 20 g·L^{-1}淀粉溶液和5滴浓盐酸,摇匀,置于沸水浴中加热,每隔5 min用胶头滴管吸取少许水解液滴入点滴板凹穴内,滴入1滴碘试液,如果呈蓝色,则继续加热直至水解液遇碘不显色为止。取出试管,倾出1 mL水解液于另1支试管中,向该试管中滴入1 mol·L^{-1} Na_2CO_3溶液中和至无气泡产生,再加班氏试剂1 mL,小火加热几分钟后。观察并解释发生的变化。

五、思考题

1. 从实验中如何区别还原性糖和非还原性糖?

2. 淀粉的水解要加热直至水解液遇碘不显色为止,为什么?

3. 淀粉水解后要用Na_2CO_3中和至碱性后再加班氏试剂,为什么?

（李维斌）

实验八　含氮有机化合物的性质

一、实验目的

1. 验证胺类的主要化学性质。

2. 进行伯胺、仲胺和叔胺鉴别。

3. 进行尿素性质的实验操作。

二、实验用品

1. 仪器　烧杯、试管、试管夹、酒精灯、水浴锅、滴管和玻璃棒。

2. 试剂　苯胺、N－甲基苯胺、N,N－二甲基苯胺、尿素、4 $mol\cdot L^{-1}$尿素溶液、乙酐、苯磺酰氯、浓 HCl、$NaNO_2$ 晶体、浓 HNO_3、2 $mol\cdot L^{-1}$ NaOH 溶液、β－萘酚碱性溶液、饱和溴水、0.5 $mol\cdot L^{-1}$ $CuSO_4$溶液、碘化钾淀粉试纸及红色石蕊试纸。

三、实验原理

1. 苯胺有弱碱性，能与强酸作用生成盐而溶解，其水溶液与氢氧化钠等强碱作用，可游离出原来的胺。

2. 伯胺和仲胺的氮原子上都有氢原子，能发生酰化反应，而叔胺的氮原子上没有氢原子，故不能发生酰化反应。

在碱性溶液中，伯胺、仲胺也可与苯磺酰氯发生苯磺酰化反应，叔胺的氮原子上没有氢原子，不能发生反应。

3. 亚硝酸与芳香伯胺反应，生成较稳定的重氮盐。亚硝酸与芳香仲胺反应生成 N－亚硝基胺，与芳香叔胺反应，在对位引入亚硝基生成对亚硝基芳叔胺。亚硝基化合物在强酸条件下反应的产物呈橘红色，如加碱至碱性，即从橘红色转变为翠绿色。

4. 苯胺与溴水反应，立即生成 2,4,6－三溴苯胺白色沉淀。此反应可用于苯胺的定性鉴别和定量分析。

5. 尿素具有弱碱性，能与硝酸作用形成不溶于水的白色不溶性盐沉淀。尿素在酸、碱催化下加热或在酶的作用下发生水解反应。将尿素加热，两分子尿素间脱去一分子氨，生成缩二脲。在缩二脲的碱性溶液中加入稀硫酸铜溶液，呈现紫红色，即发生缩二脲反应。

四、实验内容及操作

1. 胺的碱性　取试管 1 支加入 1 mL 水和 3 滴苯胺，振摇，观察是否溶解。然后滴加浓盐酸2～3滴，振摇，观察是否溶解，再滴加 2 $mol\cdot L^{-1}$ NaOH 溶液。观察并解释发生的变化。

2. 胺的酰化反应

(1) 取干燥试管 1 支，加入 10 滴苯胺，逐滴加入乙酐 10 滴，边加边振摇，并将试管放入冷水中冷却，然后加入 5 mL 水，振摇。观察并解释发生的现象。

（2）取试管3支，分别加入苯胺、N－甲基苯胺、N,N－二甲基苯胺各3滴，各加入2 $mol \cdot L^{-1}$ NaOH溶液5 mL、苯磺酰氯3滴。塞住管口，用力振摇，并在水浴中加热，直到苯磺酰氯气味消失，冷却，观察并解释发生的变化。然后各滴加浓盐酸酸化，观察并解释现象。

3. 胺与亚硝酸的反应　取大试管3支并编号，分别加入苯胺、N－甲基苯胺、N,N－二甲基苯胺各5滴，然后各加入浓盐酸1 mL和水2 mL，另取试管3支，各加入0.4 g $NaNO_2$ 晶体和水2 mL，振摇使其溶解。把所有试管放在冰水浴中冷却到0～5 ℃。

1号试管：往其中慢慢滴加亚硝酸钠溶液，不断振摇，从试管中取出反应液滴加在碘化钾淀粉试纸上，直到出现蓝色，停止加亚硝酸钠。加入数滴β－萘酚碱性溶液，析出橙红色沉淀。

2号试管：往其中慢慢滴加入亚硝酸钠溶液，有黄色固体或黄色油状物析出，加碱至碱性而不变色。

3号试管：往其中慢慢滴加入亚硝酸钠溶液，有黄色固体生成，加碱至碱性，固体变绿色。解释上述一系列变化，并得出相应的结论。

4. 苯胺与溴水的反应　取试管1支，加入2 mL水和苯胺1滴，振摇使溶解，然后逐滴加入饱和溴水。观察并解释发生的现象。

5. 尿素的性质

（1）尿素的弱碱性：取试管1支，加入4 $mol \cdot L^{-1}$尿素溶液5滴，然后加入5滴浓硝酸。观察发生的现象，解释并写出反应式。

（2）尿素的水解反应：取试管1支，加入2 $mol \cdot L^{-1}$ NaOH溶液10滴，4 $mol \cdot L^{-1}$尿素溶液5滴，在试管口放一张湿润的红色石蕊试纸，加热试管，观察发生的现象，解释并写出反应式。

（3）缩二脲反应：取干燥试管1支，加入尿素约1 g，在酒精灯上加热至熔化，放出氨气，继续加热至试管内物质变为白色固体为止。冷却，加入2 mL水和2 $mol \cdot L^{-1}$ NaOH溶液10滴，振摇使固体溶解，然后加入0.5 $mol \cdot L^{-1}$ $CuSO_4$ 溶液3滴，振摇。观察并记录颜色变化。

五、思考题

1. 怎样鉴别伯胺、仲胺和叔胺？
2. 如何区别苯胺和苯酚？
3. 哪些物质能发生缩二脲反应？

（戴静波）

实验九　茶叶中咖啡因的提取

一、实验目的

1. 学会回流、抽滤、升华等基本操作。
2. 掌握从茶叶中提取咖啡因的操作。

二、实验用品

1. 仪器　回流装置、抽滤装置、蒸馏装置、蒸发皿、玻璃漏斗、滤纸及酒精灯。

2. 试剂　95%乙醇、生石灰、茶叶。

三、实验原理

茶叶中含有多种生物碱，其中咖啡因(又称为咖啡碱)的含量较多，约为1%～5%，还含有茶碱、可可碱等，此外还含有鞣酸、色素、纤维素、蛋白质等。咖啡因、茶碱、可可碱都属于嘌呤的衍生物。

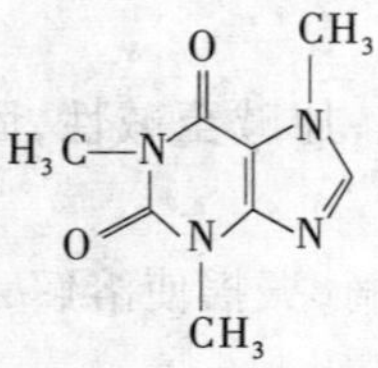

咖啡碱

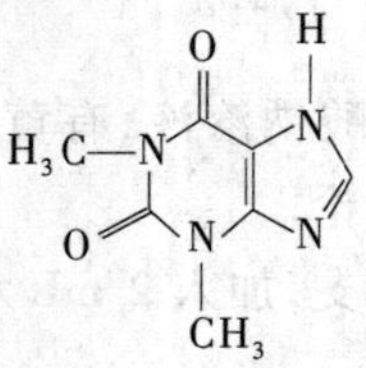

茶碱

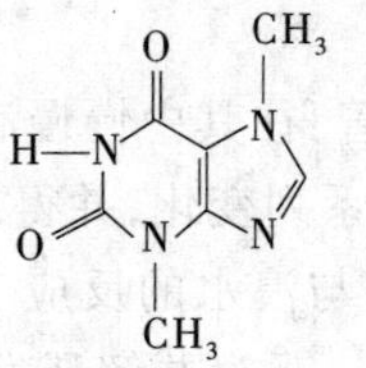

可可碱

咖啡因是弱碱性化合物，易溶于三氯甲烷、水、乙醇及苯。鞣酸易溶于水和乙醇，但不能溶于苯。虽然咖啡因在三氯甲烷和苯中有较大的溶解度，且杂质在这两种溶剂中的溶解度较小，但因三氯甲烷和苯都有一定的毒性，所以，一般不用三氯甲烷和苯作为萃取剂。

含结晶水的咖啡因为无色针状结晶，100 ℃时即可失去结晶水，并开始升华，120 ℃时升华已相当显著，到178 ℃时则会很快升华。无水咖啡因的熔点为234.5 ℃。根据以上性质，本实验选用安全廉价的95%乙醇作为萃取剂，然后利用咖啡因易升华的性质来进行提纯。

四、实验内容及操作

1. 萃取　称取研碎的茶叶8 g，放入250 mL圆底烧瓶中，加入95%乙醇60 mL，安装回流装置，如实验图9－1，加热回流约1 h，停止加热。

2. 浓缩　将上述萃取液，冷却后抽滤，如实验图9－2，将滤液倒入100 mL圆底烧瓶中，加入沸石，进行蒸馏，如实验图4－1，回收大部分乙醇，当烧瓶中剩下5～10 mL残液时，立即停止加热。

3. 提纯　将蒸馏烧瓶中的残液倒入蒸发皿中，烧瓶用少量乙醇洗涤，洗涤液也倒入蒸发皿中，拌入4～5 g生石灰粉末，在蒸汽浴上蒸掉乙醇，最后将蒸发皿移至石棉网上，改成升华装置，如实验图9－3，用酒精灯小火均匀地、慢慢地加热，使咖啡因升华。当滤纸孔上有咖啡因的针状晶体出现时，停止加热，收集咖啡因。

五、说明

1. 回流冷凝装置　许多有机化学反应需使反应混合物保持较长时间的沸腾才能完成，为防止反应物蒸气的逸出，常用回流冷凝装置，使蒸气在冷凝管冷凝后，反流回反应容器中。圆底烧瓶的大小以被回流溶液的体积占烧瓶容量的1/3～2/3为宜；回流前应在烧瓶中放入几粒沸石，通水后加热；回流结束时，先停止加热，当烧瓶内的液体不再沸腾时，关闭冷凝水，按由上

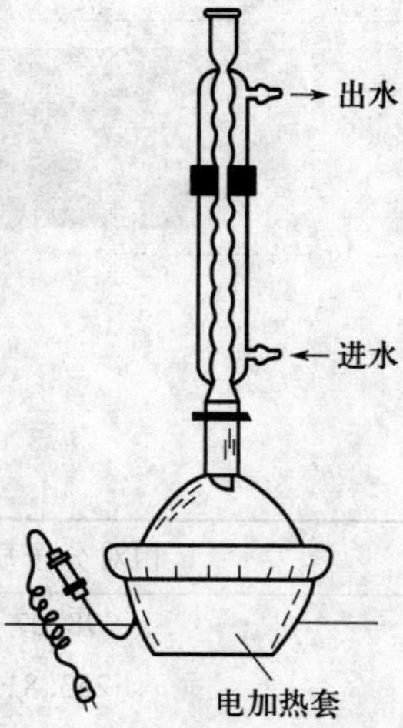

实验图 9-1 回流装置

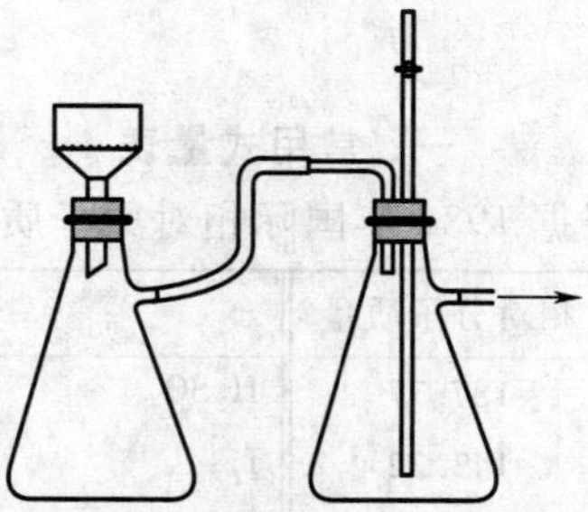
实验图 9-2 抽滤装置

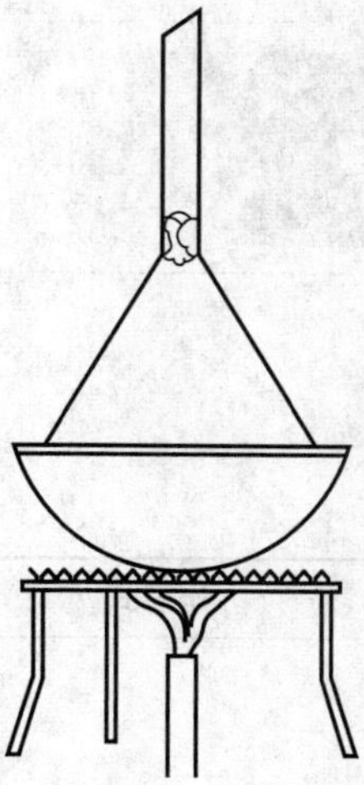
实验图 9-3 升华装置

到下、从右到左的顺序拆除仪器。

2. 抽滤装置　滤纸的大小以能盖住布氏漏斗的所有小孔为宜；过滤时，首先用溶剂将滤纸湿润，开动抽气泵，使滤纸紧贴在漏斗上；然后小心地将要过滤的混合物倒入漏斗中，使固体均匀地分布在整个滤纸上，直到无液体流下为止，为了尽量将液体滤净，可用玻璃瓶塞挤压被过滤的固体。

3. 加生石灰的作用　是除去部分酸性杂质和吸收少量的水分，加入生石灰后需不停地翻炒，以防暴溅而影响产量。

4. 升华装置的组装　取一张剪有许多小孔的滤纸，盖在蒸发皿上，再用直径与蒸发皿大小相近的漏斗罩上，漏斗的颈部塞上一点疏松的棉花即可。

5. 升华时应注意的问题　升华前必须把要精制的物质充分干燥。在升华过程中，必须严格控制加热的温度，温度太低不利于升华，但温度太高，又会使被升华的物质炭化，把一些有害物质带出来而影响产品的纯度。

六、思考题

1. 蒸馏结束后，要向剩余的残液中加入适量的生石灰，其作用是什么？
2. 咖啡因的提纯通常用什么方法？应注意哪些问题？

（石宝珏）

附　录

一、常用式量表

（根据 1981 年国际相对原子质量）

分子式	相对分子质量	分子式	相对分子质量
AgBr	187.77	H_2SO_4	98.07
AgCl	143.32	I_2	253.81
AgI	234.77	$KAl(SO_4)_2 \cdot 12H_2O$	474.38
$AgNO_3$	169.87	KBr	119.00
Al_2O_3	101.96	$KBrO_3$	167.00
As_2O_3	197.84	KCl	74.55
$BaCl_2 \cdot 2H_2O$	244.27	$KClO_4$	138.55
BaO	153.33	KSCN	97.18
$Ba(OH)_2 \cdot 8H_2O$	315.47	K_2CO_3	138.21
$BaSO_4$	233.39	K_2CrO_4	194.19
$CaCO_3$	100.09	$K_2Cr_2O_7$	294.18
CaO	56.08	KH_2PO_4	136.09
$Ca(OH)_2$	74.09	$KHSO_4$	136.16
CO_2	44.01	KI	166.00
CuO	79.55	KIO_3	214.00
Cu_2O	143.09	$KIO_3 \cdot HIO_3$	389.91
$CuSO_4 \cdot 5H_2O$	249.68	$KMnO_4$	158.03
FeO	71.85	KNO_2	85.10
Fe_2O_3	159.69	KOH	56.11
$FeSO_4 \cdot 7H_2O$	278.01	K_2PtCl_6	486.00
$FeSO_4 \cdot (NH_4)_2SO_4 \cdot 6H_2O$	392.13	$KHC_4H_4O_6$（酒石酸氢钾）	188.18
H_3BO_3	61.83	$KHC_8H_4O_4$（邻苯二钾酸氢钾）	204.44
HCl	36.46		
$HClO_4$	100.47	$K(SbO)C_4H_4O_6 \cdot 1/2H_2O$	333.94
$HC_2H_3O_2$	60.05	$MgCO_3$	84.31
$H_2C_2O_4 \cdot 2H_2O$	126.07	$MgCl_2$	95.21
HNO_3	63.02	$MgSO_4 \cdot 7H_2O$	246.47
H_2O	18.02	$MgNH_4PO_4 \cdot 6H_2O$	245.41
H_2O_2	34.01	MgO	40.30
H_3PO_4	98.00	$Mg(OH)_2$	58.32

续表

分子式	相对分子质量	分子式	相对分子质量
$Na_2P_2O_7$	222.55	$Na_2S_2O_3\cdot 5H_2O$	248.17
$Na_2B_4O_7\cdot 10H_2O$	381.37	NH_3	17.03
$Na_2C_2O_4$	134.00	NH_4Cl	53.49
$NaC_7H_5O_2$(苯甲酸钠)	144.41	NH_4OH	35.05
$Na_3C_6H_5O_7\cdot 2H_2O$(枸橼酸钠)	294.12	$(NH_4)_3PO_4\cdot 12MoO_3$	1 876.35
		$(NH_4)_2SO_4$	132.13
NaBr	102.89	$PbCrO_4$	323.19
NaCl	58.44	PbO_2	239.20
Na_2CO_3	105.99	$PbSO_4$	303.26
$NaHCO_3$	84.01	P_2O_5	141.94
$Na_2HPO_4\cdot 12H_2O$	358.14	SiO_2	60.08
$NaNO_2$	69.00	SO_2	64.06
Na_2O	61.98	SO_3	80.06
NaOH	40.00	ZnO	81.38
$Na_2S_2O_3$	158.10		

二、国际单位制的基本单位

物理量的名称	单位名称	单位符号
长度(L)	米(meter)	m
质量(m)	千克(kilogram)	kg
时间(t)	秒(second)	s
电流(I)	安[培](Ampere)	A
热力学温度(T)	开[尔文](Kelvin)	K
物质的量(n)	摩[尔](mole)	mol
发光强度(Iv,I)	坎[德拉](candela)	cd

三、弱酸和弱碱在水中的解离常数(298.15 K)

名称	分子式	解离常数(K)	pK
砷酸	H_3AsO_4	$K_1=5.8\times10^{-3}$	2.24
		$K_2=1.1\times10^{-7}$	6.96
		$K_3=3.2\times10^{-12}$	11.50
亚砷酸	H_3AsO_3	6.0×10^{-10}	9.23
醋酸	CH_3COOH	1.76×10^{-5}	4.75
甲酸	HCOOH	1.80×10^{-4}	3.75
碳酸	H_2CO_3	$K_1=4.3\times10^{-7}$	6.37
		$K_2=5.61\times10^{-11}$	10.25
铬酸	H_2CrO_4	$K_1=1.8\times10^{-1}$	0.74
		$K_2=3.20\times10^{-7}$	6.49

续表

名称	分子式	解离常数(K)	pK
氢氟酸	HF	3.53×10^{-4}	3.45
氢氰酸	HCN	4.93×10^{-10}	9.31
氢硫酸	H_2S	$K_1=9.5\times10^{-8}$	7.02
		$K_2=1.3\times10^{-14}$	13.90
过氧化氢	H_2O_2	2.4×10^{-12}	11.62
次溴酸	HBrO	2.06×10^{-9}	8.69
次氯酸	HClO	3.0×10^{-8}	7.53
次碘酸	HIO	2.3×10^{-11}	10.64
碘酸	HIO_3	1.69×10^{-1}	0.77
高碘酸	HIO_4	2.3×10^{-2}	1.64
亚硝酸	HNO_2	7.1×10^{-4}	3.16
磷酸	H_3PO_4	$K_1=7.52\times10^{-3}$	2.12
		$K_2=6.23\times10^{-8}$	7.21
		$K_3=4.4\times10^{-13}$	12.36
硫酸	H_2SO_4	$K_2=1.02\times10^{-2}$	1.91
亚硫酸	H_2SO_3	$K_1=1.23\times10^{-2}$	1.91
		$K_2=6.6\times10^{-8}$	7.18
草酸	$H_2C_2O_4$	$K_1=5.9\times10^{-2}$	1.23
		$K_2=6.4\times10^{-5}$	4.19
酒石酸	$H_2C_4H_4O_6$	$K_1=9.2\times10^{-4}$	3.04
		$K_2=4.31\times10^{-5}$	4.37
柠檬酸	$H_3C_6H_5O_7$	$K_1=7.44\times10^{-4}$	3.13
		$K_2=1.73\times10^{-5}$	4.76
		$K_3=4.0\times10^{-7}$	6.40
苯甲酸	C_6H_5COOH	6.46×10^{-5}	4.19
苯酚	C_6H_5OH	1.1×10^{-10}	9.95
稀氨溶液(氨水)	$NH_3\cdot H_2O$	1.76×10^{-5}	4.75
氢氧化钙	$Ca(OH)_2$	$K_1=3.74\times10^{-3}$	2.43
		$K_2=4.0\times10^{-2}$	1.40
氢氧化铅	$Pb(OH)_2$	9.6×10^{-4}	3.02
氢氧化银	AgOH	1.1×10^{-4}	3.96
氢氧化锌	$Zn(OH)_2$	9.6×10^{-4}	3.02
羟胺	NH_2OH	9.1×10^{-9}	8.04
苯胺	$C_6H_5NH_2$	4.6×10^{-10}	9.34
乙二胺	$H_2NCH_2CH_2NH_2$	$K_1=8.5\times10^{-5}$	4.07
		$K_2=7.1\times10^{-8}$	7.15

目标检测参考答案

第二章 溶　　液

一、选择题

（一）单项选择题

1. D　2. B　3. C　4. B　5. D　6. C　7. D　8. A　9. A　10. A　11. D　12. B　13. A　14. B　15. A

（二）多项选择题

1. ABDE　2. BCD　3. AB　4. BCD　5. CD　6. BE　7. DE　8. ACE

二、简答题（略）

三、实例分析

1. 75%

2. 9.0 g · L^{-1}；0.154 mol · L^{-1}

3. 14.3 mL

4. 325 mL

5. 8.73 g

6. 339 mOsm · L^{-1}；297.6 mOsm · L^{-1}

第三章 化学反应速率和化学平衡

一、选择题

（一）单项选择题

1. C　2. B　3. D　4. A　5. A　6. C　7. D　8. B　9. C　10. C

（二）多项选择题

1. ABCD　2. ABE　3. BCD　4. ABDE

二、简答题（略）

第四章 电解质溶液

一、选择题

（一）单项选择题

1. A　2. A　3. D　4. A　5. B　6. D　7. C　8. A　9. D　10. B　11. C　12. B　13. D　14. C　15. B　16. A

（二）多项选择题

1. BD　2. AB　3. AC　4. CE　5. ABD

二、简答题（略）

三、实例分析

1. （1）11　（2）10.63　（3）3.89　（4）4.97

2. 76.48 g
3. 7.21
4. 7.40

第五章 物质结构

一、选择题

（一）单项选择题

1. C 2. B 3. C 4. A 5. A 6. D 7. C 8. C 9. A 10. B 11. C 12. B 13. D 14. C 15. C

（二）多项选择题

1. ABCDE 2. ABD 3. BDE 4. ABE 5. ABC 6. CD 7. ADE 8. ACDE

二、简答题（略）

第六章 常见元素及其化合物

一、选择题

（一）单项选择题

1. B 2. D 3. D 4. A 5. B 6. C 7. B 8. A 9. A 10. C 11. B 12. C 13. B 14. D 15. C 16. D

（二）多项选择题

1. ACD 2. ABDE 3. AB 4. ABCDE 5. ABCD 6. BCD

二、简答题（略）

第七章 有机化合物概述

一、选择题

（一）单项选择题

1. B 2. C 3. B 4. D 5. A 6. A 7. A 8. C 9. D 10. B

（二）多项选择题

1. ACDE 2. ABC 3. BCDE 4. AB

二、判断下列化合物分别属于哪一类有机物

1. 酚
2. 炔烃
3. 羧酸
4. 卤代烃
5. 醛
6. 烷烃

三、简答题（略）

第八章 烃

一、选择题

（一）单项选择题

1. A 2. A 3. B 4. B 5. C 6. C 7. B 8. B 9. B 10. A 11. B 12. D

（二）多项选择题

1. BCD　　2. BCE　　3. AB　　4. ABE

二、命名或写出结构式(略)

三、完成下列反应式(略)

四、用化学方法鉴别下列各组化合物(略)

第九章　醇、酚、醚

一、选择题

（一）单项选择题

1. D　2. B　3. D　4. D　5. C　6. A　7. D　8. C　9. A　10. D

（二）多项选择题

1. ACE　　2. ABDE　　3. ABD　　4. BD　　5. AC

二、命名或写出结构式(略)

三、完成下列反应式(略)

四、用化学方法鉴别下列各组化合物(略)

第十章　醛、酮、醌

一、选择题

（一）单项选择题

1. B　2. D　3. C　4. D　5. C　6. B　7. B　8. D　9. D　10. C

（二）多项选择题

1. BC　　2. ACD　　3. BCD　　4. ADE　　5. ABC

二、命名或写出结构式(略)

三、完成下列反应式(略)

四、用化学方法鉴别下列各组化合物(略)

第十一章　羧酸和取代羧酸

一、选择题

（一）单项选择题

1. B　2. A　3. A　4. C　5. B　6. A　7. B　8. D　9. D　10. D　11. A　12. C

（二）多项选择题

1. CE　　2. BCD　　3. ACDE　　4. BCD

二、命名或写出结构式(略)

三、完成下列反应式(略)

第十二章　脂　　类

一、选择题

（一）单项选择题

1. D　2. A　3. B　4. B　5. C　6. D　7. B　8. C

（二）多项选择题

1. ABE　　2. ABCE　　3. ABD　　4. ACD

二、命名或写出结构式(略)

第十三章 糖 类

一、选择题

(一) 单项选择题

1. D 2. B 3. C 4. A 5. D 6. A 7. C 8. D 9. B 10. D 11. B 12. D 13. C 14. A 15. B 16. C 17. A 18. A

(二) 多项选择题

1. CD 2. ABC 3. BC 4. BD 5. BCDE 6. CE 7. AB 8. CDE

二、写出下列化合物的结构式(哈沃斯透视式)(略)

三、完成下列反应式(略)

四、用化学方法鉴别下列各组化合物(略)

第十四章 含氮有机化合物

一、选择题

(一) 单项选择题

1. B 2. D 3. C 4. C 5. B 6. B 7. D 8. B 9. A 10. A 11. D 12. B

(二) 多项选择题

1. AC 2. ABC 3. BC 4. BD 5. AE

二、命名或写出结构式(略)

三、完成下列反应式(略)

四、用化学方法鉴别下列各组化合物(略)

参考文献

[1] 席晓岚．基础化学．2版．北京:科学出版社,2011
[2] 杨艳杰．化学．2版．北京:人民卫生出版社,2010
[3] 陆阳,李勤耕．有机化学．北京:科学出版社,2010
[4] 贾云宏．有机化学．2版．北京:科学出版社,2011
[5] 李军,沙乖凤,杨家林．有机化学．武汉:华中科技大学出版社,2012
[6] 傅春华,黄月君．基础化学．2版．北京:人民卫生出版社,2013
[7] 马祥志．医护化学．北京:中国医药科技出版社,2009
[8] 牛秀明．无机化学．2版．北京:人民卫生出版社,2013
[9] 牛彦辉．化学．北京:人民卫生出版社,2004
[10] 吉卯祉,彭松,张惠珍．有机化学．北京:科学出版社, 2005
[11] 黄刚．医用化学基础．北京: 高等教育出版社,2005
[12] 王宁．有机化学．北京:高等教育出版社,2005

郑重声明

高等教育出版社依法对本书享有专有出版权。任何未经许可的复制、销售行为均违反《中华人民共和国著作权法》，其行为人将承担相应的民事责任和行政责任；构成犯罪的，将被依法追究刑事责任。为了维护市场秩序，保护读者的合法权益，避免读者误用盗版书造成不良后果，我社将配合行政执法部门和司法机关对违法犯罪的单位和个人进行严厉打击。社会各界人士如发现上述侵权行为，希望及时举报，本社将奖励举报有功人员。

反盗版举报电话 （010）58581897 58582371 58581879
反盗版举报传真 （010）82086060
反盗版举报邮箱 dd@hep.com.cn
通信地址 北京市西城区德外大街 4 号 高等教育出版社法务部
邮政编码 100120